（典藏版）

百部国学传世经典

中华国学经典盛宴／获取先贤核心智慧

本草纲目

【明】李时珍／著
史靖妍／主编

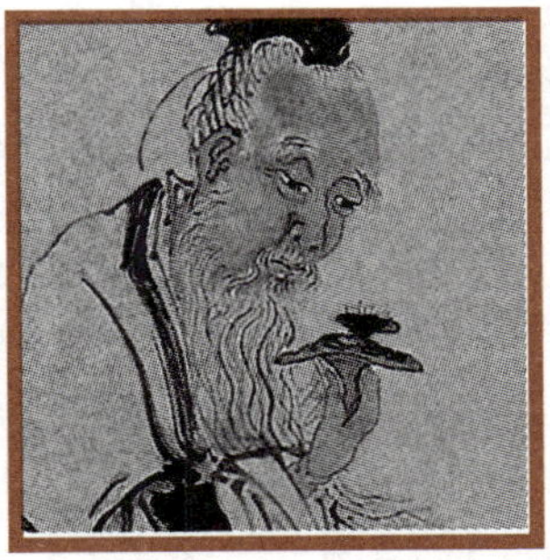

漓江出版社

图书在版编目（CIP）数据

本草纲目 / (明)李时珍著；史靖妍主编. --桂林：
漓江出版社，2017.7
(百部国学传世经典)
ISBN 978-7-5407-8176-7
Ⅰ. ①本… Ⅱ. ①李… ②史… Ⅲ. ①《本草纲目》
Ⅳ. ①R281.3
中国版本图书馆 CIP 数据核字(2017)第 173923 号

本草纲目

作　　者　【明】李时珍　著
主　　编　史靖妍

策划统筹　陈植武　林晓鸿
责任编辑　林晓鸿
助理编辑　秦　灵

出 版 人　刘迪才
出版发行　漓江出版社
社　　址　广西桂林市南环路 22 号
邮　　编　541002
电子信箱　http://www.lijiangbook.com
印　　制　北京飞达印刷有限责任公司
开　　本　710 mm×1000 mm　1/16
印　　张　30
字　　数　586 千字
版　　次　2017 年 8 月第 1 版
印　　次　2018 年 5 月第 2 次印刷
书　　号　ISBN 978-7-5407-8176-7
定　　价　45.00 元

前言

中华民族有着数千年的文明历史，创造了光辉灿烂的古代文化，其中中国传统国学是我国辉煌灿烂的文化典籍的核心部分，它博大精深、源远流长，显示出中华文化的深厚根基，给人类留下了丰富的精神财富。它是我们炎黄子孙的文化精髓，它塑造了我们中华民族的民族精神，是培育民族精神的重要资源。它开启心智，滋润生命，陶冶人格，塑造灵魂。

开卷有益，忙碌的人们闲暇之时，应该用传统国学来陶冶自己的情操，开阔自己的心胸，提高自己的人文修养，用先人的哲思来涤荡自己忙碌的心灵。我们应该坚持阅读的爱好，在潮流文化的强大攻势下，让传统文化永驻我们的心田。“复兴国学，从根本上讲，是复兴中华民族的自尊心、自信心。”我们要甄选传世经典著作中最经典的部分来读，要以开放的胸襟和燃烧的激情去承接古人的经典大论与哲思华章，以自豪而不狂妄、执着而不僵化的精神风貌来直面当今社会的竞争与挑战。

为了弘扬中国传统文化，帮助读者深刻了解我们的历史与文化，用经典历史文学知识陶冶情操、提高文化修养，同时使国学得到承传，得以弘扬光大，我们精心编排了本书。为了便于读者理解和领会古代先贤的思想与精神，我们在文章中选取了与正文相契合的插画，将插画与正文有机地结合在一起，可大大增加读者的阅读趣味。

本书选取了国学经典著作中很多优秀的作品及资料，博采各类经典作品的长处，并有所创新，以使得本书风格迥异、卓然超群，相信会给读者带来全新感受。

由于时间仓促，书中难免有不尽之处，恳请读者朋友们提出宝贵意见，在此深表谢意。

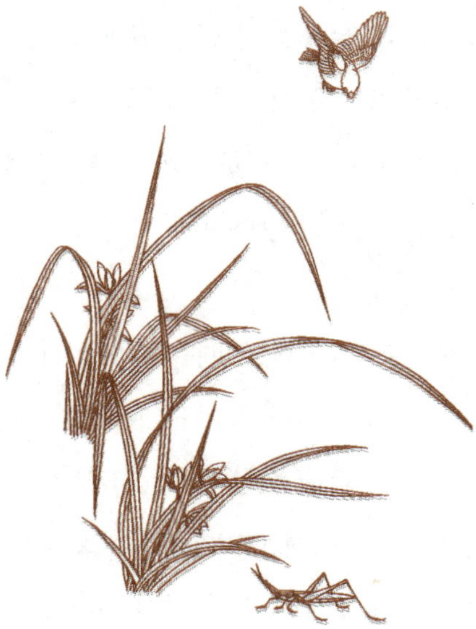

目录

草部

火部

谷部

木部

果部

鳞部

兽部

禽部

虫部

介部

菜部

水部

人部

金石部

草部

甘草

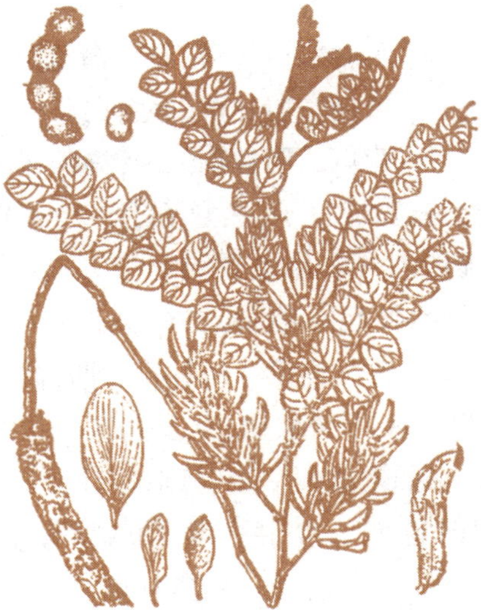
甘草

释名

亦名蜜甘、蜜草、美草、草、灵通、国老。

性味

（根）甘、平、无毒。

主治

1. 伤寒咽痛（少阴症）。用甘草二两，蜜水炙过，加水二升，煮成一升半。每服五合，一天服两次。此方名“甘草汤”。

2. 肺热喉痛（有炙热）。用炒甘草二两，桔梗（淘米水浸一夜）一两，加入阿胶半斤。每服五钱，水煎服。

3. 肺痿（头昏眩，吐涎沫，小便频数，但不咳嗽）。用炙甘草四两，炮干姜二两，水三升，煮成一半，分几次服。此方名“甘草干姜汤”。

4. 肺痿久嗽（恶寒发烧，骨节不适，嗽唾不止）。用炙甘草三两，研细。每日取一钱，童便三合调下。

5. 小儿热嗽。用甘草二两,在猪胆汁中浸五天,取出炙后研细,和蜜做成丸子,如绿豆大。每服十丸,饭后服,薄荷汤送下。此方名“凉隔丸”。

6. 婴儿初生便闭。用甘草、枳壳各一钱,水半碗煎服。

7. 小儿撮口风。用甘草二钱半,煎服,令吐痰涎。再以乳汁点儿口中。

8. 婴儿慢肝风(目涩、畏光、肿闭,甚至流血),用甘草一指长,猪胆汁炙过,研细。以米汁调少许灌下。

9. 儿童遗尿。用大甘草头煎汤,每夜临睡前服之。

10. 小儿尿中带血。用甘草一两二钱,加水六合,煎成二合。一岁儿一天服尽。

11. 小儿干瘦。用甘草三两,炙焦,研细,和蜜成丸,如绿豆大。每服五丸,温水送下。一天服二次。

12. 赤白痢。甘草一尺长,炙后劈破,以淡浆水一升半,煎至八合服下。

13. 舌肿塞口(不治有生命危险)。用甘草煎成浓汤,热嗽,随时吐出涎汁。

14. 口疮。用甘草二寸,白矾一块(如粟米大),同放口中细嚼,汁咽下。

15. 背疽。用甘草三两,捣碎,加大麦粉九两,共研细。滴入好醋少许和开水少许,做成饼子,热敷疽上。冷了再换。未成脓者可内消,已成脓者早熟破。体虚的人可加服黄芪粥。又方:甘草一两,微炙,捣碎,浸入一升水中,经过一夜,搅水使起泡,把泡撇掉,只饮甘草水。

16. 各种痈疽。用甘草三两,微炙,切细,浸入一半酒中;另取黑铅一片,熔汁投酒中,不久取出,反复九次。令病人饮此酒至醉,痈疽自渐愈。又方:甘草二斤,捶碎,水浸一夜,揉取浓汁,慢火熬成膏,收存罐中。每服一至二匙。此方名“国老膏”。消肿去毒,功效显著。

17. 初起乳痈。用炙甘草二钱,新汲水煎服。外咂乳头,免致阻塞。

18. 痘疮。用炙甘草、栝楼根等分,煎水服。

19. 阴部垂痈(生于肛门前后,初发如松子大,渐如莲子,渐红肿如桃子。成脓破口,便难治好)。用甘草一两,溪水一碗,以小火慢慢蘸水炙之。自早至午,至水尽为度。劈开检视,甘草中心已有水润即可。取出细锉,再放入两碗酒中煎成一碗。温服。两剂之后,病热好转,但须经二十天,肿痛才会消尽。

20. 阴部温痒。用甘草煎汤,一天洗三至五次。

21. 冻疮发裂。先用甘草汤洗过,然后用黄连、黄芩共研为末,加水银粉、麻油调敷。

22. 汤火疮伤。用甘草煎蜜涂搽。

黄芪

释名

亦名戴糁、戴椹、草、百本、王孙。（“芪”原作为“耆”）

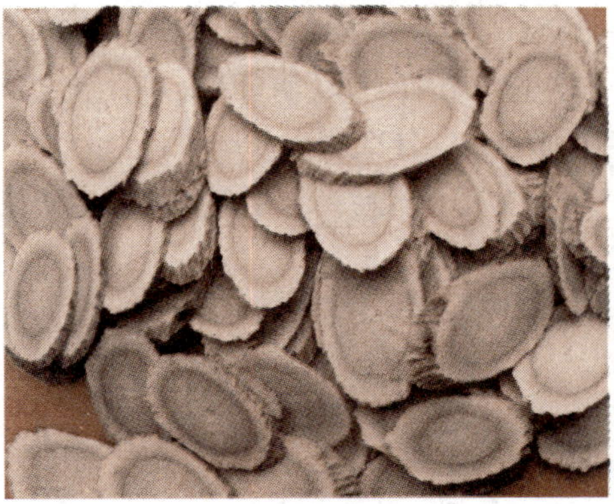

黄芪

性味

（根）甘、微温、无毒。

主治

1. 小便不通。用黄芪二钱，加水二碗，煎成一碗，温服。小儿减半。

2. 酒疸黄疾（醉后感寒，身上发赤、黑、黄斑）。用黄芪二两，木兰一两，共研细。每服少许。一天服三次，酒送下。

3. 白浊。用盐炒黄芪半两，茯苓一两，共研细。每服一钱。

4. 萎黄焦渴（每与痈疽发作，先后伴随）。用黄芪六两，一半生焙，一半加盐水在饭上蒸熟；另用甘草一两，也是一半生用，一半炙黄。二药共研细。每服二钱，一天两次。也可以煎服。此方名“黄芪六一汤”。

5. 老人便秘。用黄芪、陈皮各半两，研细。另用大麻子一合，捣烂，加水揉出浆汁，煎至半干，调入白蜜一匙，再煮过，把黄芪、陈皮末加入调匀服下。两服可通便。可以常服。

6. 血淋。用黄芪、黄连，等分为末，加面糊做成丸子，如绿豆大。每服三十丸。

7. 少淋。用黄芪、人参，等分为末。另用萝卜四五片，加蜜二两，稍稍炙过后，蘸药末吃下，以盐水送服。

8. 吐血。用黄芪二钱半，紫背浮萍五钱，共研为末。每服一钱，姜蜜水送下。

9. 咳脓咳血，咽干（这是虚热，不可吃凉药）。用黄芪四两，甘草一两，共研为末。每服二钱，热水送下。

10. 肺痈。用黄芪二两研细，每取二钱煎汤服。一天可服三至四次。

11. 甲疽（趾甲边红肉突出成疽）。用黄芪二两，茹一两，醋浸一宿，加入猪油五合，微火煎成二合。去渣，取脂涂疮上。一天三次。

12. 胎动不安（腹痛，下黄汁）。用黄芪、芎各一两，糯米一合，水一升，一起煮到半升。分次服下。

13. 阴汗湿痒。用黄芪酒炒后研细，切熟猪心蘸着吃，有效。

人参

释名

亦名黄参、血参、人衔、鬼盖、神草、土精、地精、海腴、皱面还丹。

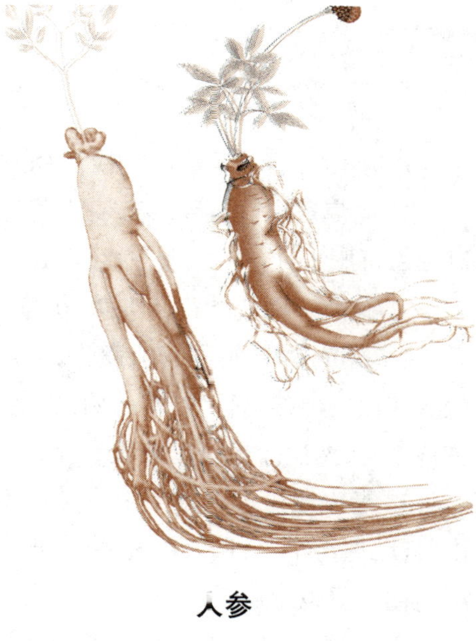

人参

性味

（根）甘、微寒、无毒。

主治

1. 阴亏阳绝之症（昏眩、自汗、痰鸣、脉大）。用人参十两切细，加水二十碗浸透，以桑柴火缓煎成膏。每服一至三碗。持续服至病愈。此方名“人参膏”。

2. 胸中痞坚，胁下逆气抢心。用人参、白术、干姜、甘草各三两，加水八升，煎至三升。每服一升,一天服三次。此方名"治中汤"(理中汤)。

3. 脾胃气虚,不思饮食。用人参一钱,白术二钱,茯苓一钱,炙甘草五分,姜三片,枣一枚,加水二杯,煎至一杯,饭前温服。此方名"四君子汤"(按:各药分量在此方中不再折扣)。

4. 开胃化痰。用人参二两(焙),半夏五钱(姜汁浸后焙干),共研为末,和面揉成丸子,如绿豆大。每服三十至五十丸,姜汤送下。饭后服。一天服三次。药中加陈皮五钱亦可。

5. 胃寒气满,饥不能食。用人参二钱,生附子半钱,生姜二钱,加水七合煎成二合,调入鸡蛋清一个,空心服下。

6. 胃虚恶习,或呕吐有痰。用人参一两,加水二碗,煎成一碗,再加竹沥一杯,姜汁三匙。温服。此方最宜老人。

7. 反胃(饮食入口即吐,病人衰弱无力)。用人参三两,切片,加水一升,煮成四合,热服。同时用人参汁加鸡蛋白、薤白(即头)煮粟米粥吃。

8. 妊妇腹痛吐酸,不能饮食。用人参、炮干姜,等分为末。加生地黄汁,做成丸子,如梧子大。每服五十丸,米汤送下。

9. 阳虚气喘,自汗盗汗,气短头晕。用人参五钱,熟附子一两,分为四帖。每帖以生姜十片,加水二碗,煎成一碗,温服。

10. 喘急欲绝。用人参末煎汤,每服一茶匙。一天服五至六次。

11. 产后发喘。用人参末一两,另有苏木二两,加水二碗,煎成一碗后,调参末内服。有特效。

12. 产后诸虚、发热、自汗。用人参、当归,等分为末;另以水三升,加猪腰子一个(切片),糯米半合,葱白二个,煮米至熟。取汁一碗,将人参、当归药末调入煎汤,饭前温服。

13. 产后大便不能,出血很多。用人参、麻子仁、枳壳(麦麸炒过),共研细,加蜜成丸,如梧子大。每服五十丸,米汤送下。

14. 横生倒产。用人参末、乳香末各一钱,丹砂五分,共研细,加鸡蛋白一个,生姜汁三匙,搅匀后冷服。有特效。

15. 怔忡自汗,心气不足。用人参、当归各半两,和阉猪腰子一对(切片)同煎,空心服。药渣焙干为末,以山药末作糊和药成丸,如绿豆大。每服五十丸,枣汤送下。药中亦可加乳香二钱。

16. 肺虚久咳。用人参二两,鹿角胶(炙过)一两,共研为末,每服三钱。薄荷豉汤(加葱)送下。

17. 喘嗽咳血,脉弱无力。用人参末三钱,鸡蛋白调匀,清晨服下,服后即去枕仰卧。病不久者，一服可愈。久病者两服有效。以乌鸡蛋的蛋白调药，效果更佳。

18. 咳嗽吐血。用人参、黄芪、面粉各一两，百合五钱，共研为末，滴水做成丸子，如梧子大。每服五十丸。饭前服，茅根汤送下。又方：人参、乳香、丹砂，等分为末，加乌梅肉和成丸子，如弹子大，每天服一丸，开水送下。

19. 吐血下血，血如泉涌。用人参五钱（焙），侧柏叶（先蒸后焙）、荆芥穗（烧存性）各五钱，共研为末。每取二钱加入面粉二钱中，以水调成稀糊吃下。

20. 鼻血不止。用人参、嫩柳枝，等分为末。每服一钱，日服三次。无柳枝可用莲子心代。

21. 阴虚尿血。用人参（焙）、黄芪（盐水炙），等分为末；另用红皮萝卜一枚，切成四片蜜炙，炙过再炙，以用尽二两蜂蜜为止。每服以萝卜一片蘸药末吃，盐开水送下。

22. 消渴。用人参末，蛋白调匀。每服一钱。一天服三至四次。又方：人参、栝楼根等分，生研为末，炼蜜和丸，如梧子大。每服百丸，饭前以麦门冬煎汤送下。一天服两次。此方名“玉壶丸”。又方：人参一两，甘草二两（雄猪胆汁浸后加炙），脑子半钱，共研为末，调蜜做成丸子，如芡子大。每次嚼一丸，冷开水送下。又方：人参一两，葛粉二两，共研为末。同时，在猪汤一升中，加药三钱，蜜二两，慢火熬成膏子。每夜含咽一匙。三次见效。

23. 痢久晕厥，六脉沉香。用人参、附子各一两半，每次取半两，加生姜十片，丁香十五粒，粳米一撮，在水二碗中煎至一碗半，空心温服。

24. 噤口痢。用人参、莲肉各三钱，水煎成浓汤，一口一口细吞之。或加姜汁炒过黄连三钱同煎亦可。

25. 老人虚痢不止，不能饮食。用人参一两，鹿角一两，鹿角（去皮，炒过）五钱，共研为末，每服一茶匙，米汤调下。一天服三次。

26. 伤寒坏症（伤寒症或其他时疫，病久体弱，脉沉伏，不省人事）。用人参一两，加水二杯，煎至一杯，以井水浸冷后服下。不久，鼻梁出汗，即药有效。此方名“夺命散”（即“复脉汤”）。

27. 伤寒厥逆（身有微热，烦躁，六脉沉细）。用人参半两，水煮，调牛胆南星末二钱，热服。

28. 筋骨风痛。用人参四两，酒泡三天，取出晒干，与土茯苓一斤，山慈姑一两，共研为末，炼蜜和药为丸，如梧子大。每服一百丸，饭前服，米汤送下。

29. 小儿风抽筋。用人参、蛤粉、丹砂，等分为末，加母猪血和成丸子，如绿豆大。每服五十丸，金银汤送下。一天服两次。

30. 小儿惊后眼斜。用人参、阿胶、糯米(炒成珠)各一钱,加水一碗,煎至七成,温服。一天服两次。

31. 蜈蚣、蜂虿螫伤。用人参末涂敷。

荠 苨

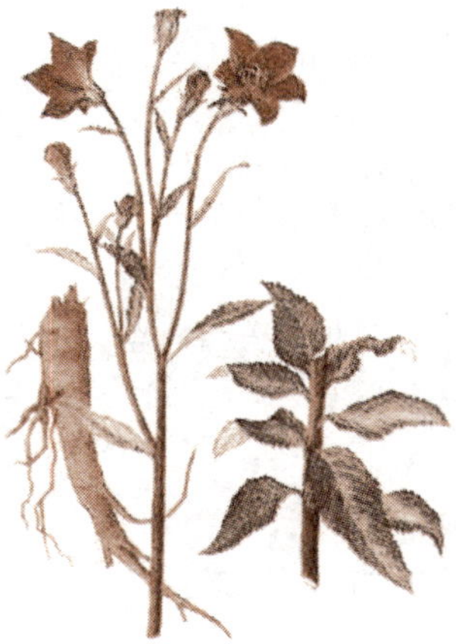

荠苨

释名

读如齐尼。亦名杏参、杏叶沙参、甜桔梗、白面根。苗名隐忍。

性味

(根)甘、寒、无毒。

主治

1. 强中、消渴(男子出精后,阴茎仍然坚挺,称为"强中";如同时有多饮多便现象,即属"消渴",能发痈疽)。用猪肾一个,黑大豆一升,加水一斗半,煮成一半。去渣留汁,再加荠苨、石膏各三两,人参、茯苓、磁石、知母、葛根、黄芩、栝楼根、甘草各二两,同煮汁至三升。分三次服。此方名"石子荠汤"。又方:荠苨、大豆、茯苓、磁石、栝楼根、熟地黄、地骨皮、玄参、石斛、鹿茸各一两,人参、沉香各半两,共研细,加煮烂的猪肚子,捣匀成丸,如梧子大。每服七十丸,空心服,盐水送下。此方名"荠苨丸"。

2. 疔疮肿毒。用生荠根捣汁内服,外用药渣敷疮。三次可愈。

3. 脸上黑泡。用荠苨、肉桂各一两,研细。每服一茶匙,醋汤送下。

4. 中钩吻毒(钩吻的叶子类似一种芹类,误采食后有生命危险)。用荠苨八两,加水六升,煮成三升。每服五合,一天服五次。

桔梗

释名

亦名白药、梗草、荠。

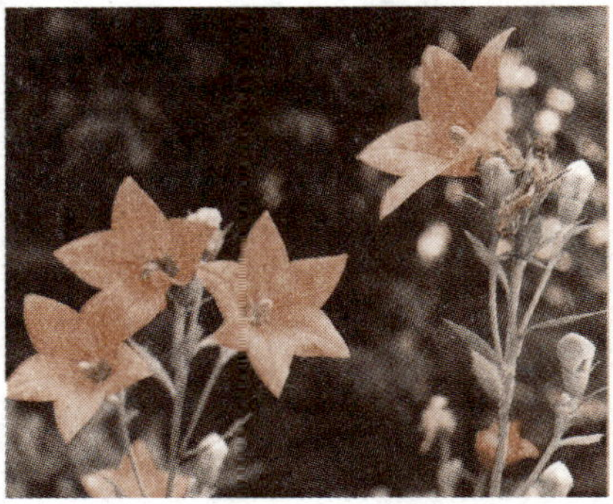

桔梗

性味

（根）辛、微温、有小毒。李时珍认为："当以苦、辛、平为。"

主治

1. 胸胀不痛。用桔梗、枳壳等分，煎水二杯，成一杯，温服。

2. 伤寒腹胀（阴阳不和）。用桔梗、半夏、陈皮各三钱，生姜五片，煎水二杯，成一杯服。此方名"桔梗半夏汤"。

3. 痰嗽喘急。用桔梗一两半，研细，用童便半升，煎成四合，去渣后温服。

4. 肺痈咳嗽（胸满振寒，脉数咽干，先吐臭痰，后吐臭脓）。用桔梗一两，甘草二两，加水三升，煮成一升，温服。吐出脓血时，是病渐愈之象。此方名"桔梗汤"。

5. 喉痹。用桔梗二两，水三升，煎成一升。一次服下。

6. 咽痛。先服甘草汤，如不愈，再服桔梗汤。

7. 口舌生疮。治法同上。

8. 虫牙肿痛。用桔梗、薏苡，等分为末，内服。

9. 骨槽风（牙龈肿痛）。用桔梗研细，与枣肉调成丸子，如皂角子大。裹棉内，上下牙咬住。常用荆芥煎汤漱口。

10. 牙疳。用桔梗、茴香等分，略烧后研细敷患处。

11. 眼睛痛,眼发黑。用桔梗一斤,黑牵牛头三两,共研细,加蜜成丸,如梧子大。每服四十丸,温水送下。一天服二次。此方称“桔梗丸”。

12. 鼻血不止。用桔梗研细,加水调匀。每服一茶匙,一天服四次。药中加生犀牛角屑亦可。

13. 吐血下血。治法同上。

14. 打伤淤血。用桔梗末,每服少许,米汤送下。

15. 中蛊下血(下血如鸡肝色,大量排出,病热很险)。用桔梗研细,每服一茶匙,酒送下。一天服三次。初时须强灌。约七天之后,血止。可吃猪肝汤补身体。药中也可加犀角,用量与桔梗等分。

16. 怀孕中恶(心腹突然大痛)。用桔梗一两,锉细,加生姜三片。水一杯煎服。

长松

释名

亦名仙茆。生古松下,根色如荠,味似人参。

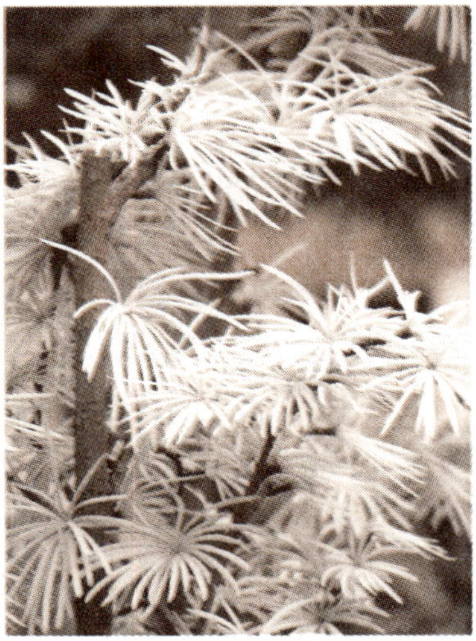

长松

性味

(根)甘、温、无毒。

主治

长松一两五钱,熟地黄八钱,生地黄、黄芪(蜜炙)、陈皮各七钱,当归、厚朴、黄芪各五钱,白芍药(煨)、人参、枳壳各四钱,苍术(米泔制)、半夏(制)、天门冬、麦门冬、砂仁、黄连各三钱,木香、蜀椒、胡桃仁各二钱,小红枣肉八个,老米一撮,灯心(五寸长)一百二十根。以上为一料,分成十剂收存。另取米五升,造酒一碗,煮一份药。经过一段时间后饮药酒。

黄精

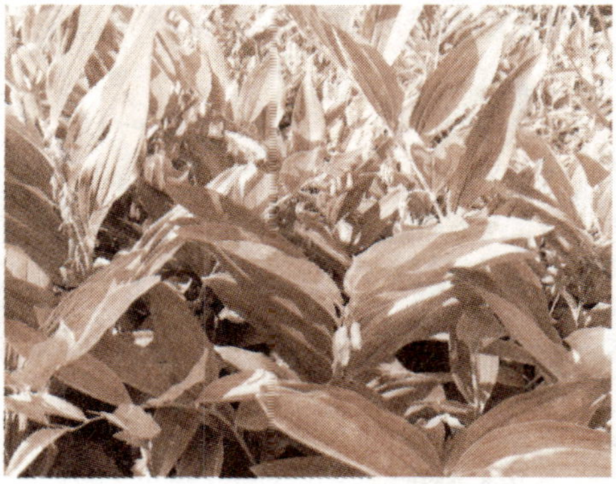

黄精

释名

亦名黄芝、戊己芝、菟竹、鹿竹、仙人余粮、救穷草、米铺、野生姜、重楼、鸡格、龙御、垂珠。

性味

(根)甘、平、无毒。

主治

1. 补肝明目。用黄精二斤,蔓菁子一斤,共同九蒸九晒,研为细末。每服二钱,米汤送下。常服有延年益寿的作用。

2. 大风癞疮(风邪入血,日久成癞,鼻坏色败)。用黄精去皮,洗净,取二斤晒干,放在米饭上蒸到饭熟时,把药保存好,经常服食。

3. 脾胃虚弱,体倦乏力。用黄精、枸杞子等分,捣碎作饼,晒干研细,炼蜜调药成丸,如梧子大。每服五十丸,开水送下。

萎蕤

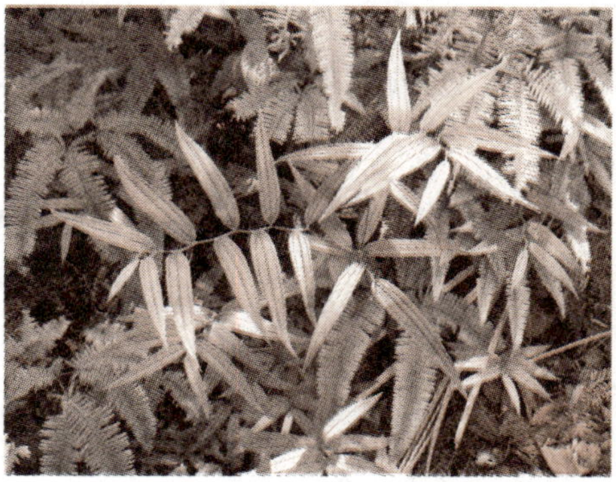
萎蕤

释名

亦名女萎、葳蕤、萎、委萎、萎香、荧、玉竹、地节。

性味

（根）甘、平、无毒。

主治

1. 眼红兼有涩、痛。用萎蕤、赤芍、当归、黄连等分，煎汤熏洗。

2. 眼见黑花，红痛昏暗。用萎蕤（焙）四两，每取二钱，略加薄荷、生姜、蜂蜜，同煎汤。睡前温服，一天服一次。此方名“甘露汤”。

3. 小便淋。用萎蕤一两，芭蕉根四两，滑石二钱，水煎，分三次服。

4. 小便涩，发热口干。用萎蕤五两，煎水服。

5. 后虚肿。用萎蕤、葵子龙胆、茯苓、前胡，等分为末。每服一钱，水煎服。

知母

释名

亦名连母、货母、地参、水参(水须、水浚)、荨、藩、苦心、心草。

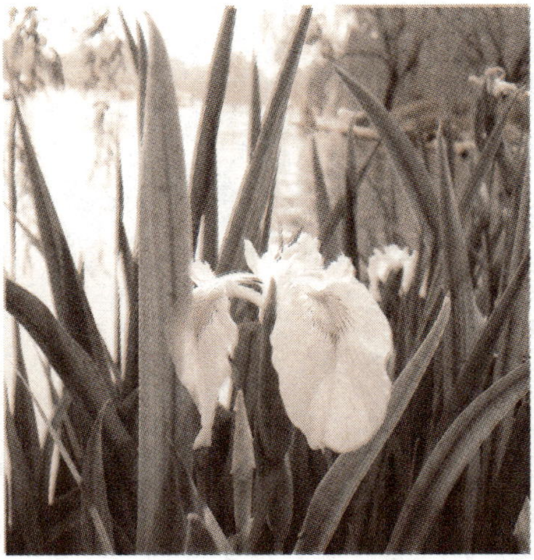

知母

性味

(根)苦、寒、无毒。

主治

1. 痰嗽。用知母、贝母各一两,研细。巴豆三十枚,去油,研匀。每夜,切生姜三片,二面蘸上药末,放在口里细嚼咽下,随即睡觉。次日必泻,痰嗽渐止。体弱者,不用巴豆。

2. 久嗽气急。用知母五钱(去毛切片,隔纸炒过),杏仁五钱(姜水泡,去皮尖,焙过),同煎服。另以萝卜子、杏仁,等分为末,加米糊做成丸子。每服五十丸,姜汤送下,以绝病根。

3. 妊娠不足月,腹痛欲产。用知母二两,研细,和蜜做成丸子,如梧子大。每服二十丸,米粥送下。

4. 紫癜风疾。用醋磨知母涂搽。

5. 甲疽。用知母,烧存性,研末敷患处。

肉苁蓉

释名

亦名肉松容、黑司命。

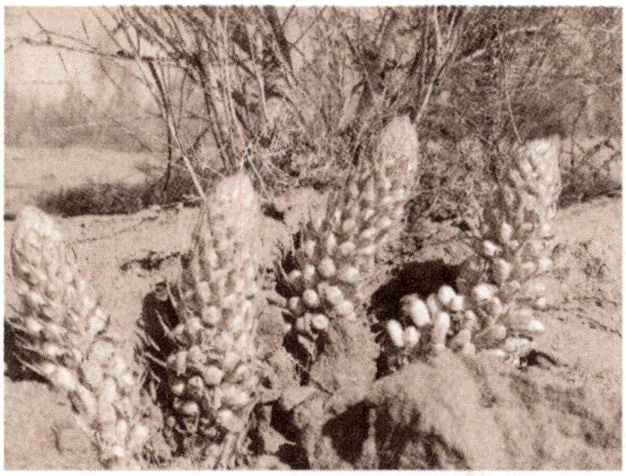

肉苁蓉

性味

甘、微温、无毒。

主治

1. 劳伤，精败面黑。用肉苁蓉四两，水煮烂，切薄研细，炖羊肉吃。

2. 肾虚白浊。用肉苁蓉、鹿茸、山药、白茯苓，等分为末，加米糊做成丸子，如梧子大，每服三十丸，枣汤送下。

3. 汗多便秘(年老或体虚的病人)。用肉苁蓉(酒浸，焙过)二两，沉香末一两，共研为末。加麻子杜汁糊成丸子，如梧子大。每服七八丸。白开水送下。

4. 消中易饥(按：患此病者常多食，但身体很消瘦)。用肉苁蓉、山萸、五味子等分，共研为末，加蜜做成丸子，如梧子大。每服二十丸，盐酒送下。

5. 破伤风(口噤，身强直)。用肉苁蓉切片晒干，烧成烟熏伤处，累效。

赤 箭(天麻)

释 名

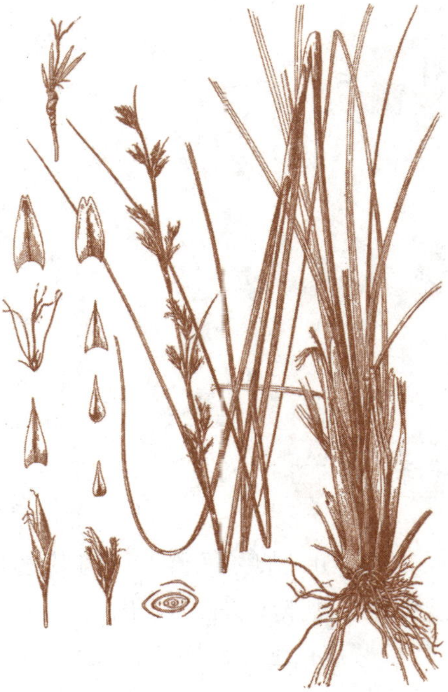

赤箭

亦名赤箭芝、独摇芝、定风草、离母、合离草、神草、鬼督邮。

赤箭以“其茎如箭杆”,赤色而得名(《神农本草经》)。

性 味

辛、温、无毒。

主 治

诸风湿痹、四肢拘挛、瘫痪不遂、眩晕头痛等症。李时珍说:“天麻乃肝经气分之药。……眼黑头眩,风虚内作,非天麻不能治。天麻乃定风草,故为治风之神药。今有久服天麻药,遍身发出红丹者,是其祛风之验也。”凡欲消风化痰、清利头目、宽胸利膈以及治疗头晕、多睡、肢节痛、偏头风、鼻痈、面肿等症,都要服天麻丸。配方及服法:天麻半两,芎二两,共研为末,炼蜜做成丸子,如芡子大。每次嚼服一丸,饭后服,茶或酒送下。

(附)还筒子(天麻子):定风补虚,功同天麻。

术(白术)

释名

亦名山蓟、杨、蓟、马蓟、山姜、山连、吃力伽。

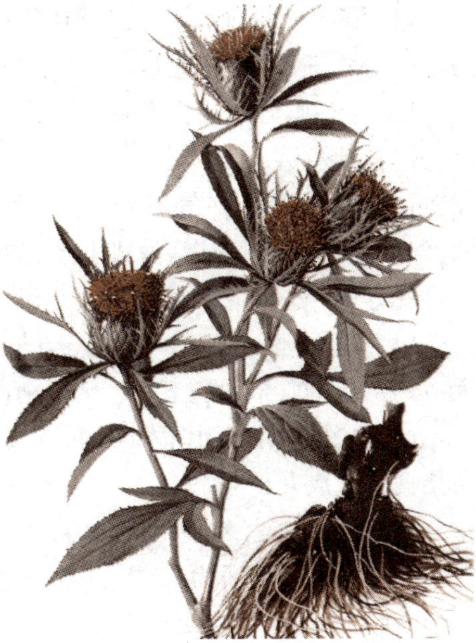
术

性味

甘、温、无毒。

主治

1. 胸膈烦闷。用白术研细，每取一茶匙，白水送下。

2. 五饮(一、留饮，水在胸部；二、癖饮，水在两胁下；三、痰饮，水在胃中；四、溢饮，水在五脏间；五、流饮，水在肠间。这些都是因为饮食胃寒，或饮茶过多所致)。用白术一斤，干姜(炮)半斤，桂心一斤，共研为末，和蜜成丸，如梧子大。每服二三十丸，温水送下。此方名“倍术丸”。

3. 四肢肿满。用白术三两，每服半两用口嚼碎，加大枣三枚，煎服。一天服三、四次。

4. 中风口噤，不省人事。用白术四两，加酒三升，煮成一升，一次服完。

5. 产后中寒，遍身冷直，口禁。不省人事，用白术四两，泽泻一两，生姜五钱，加水一升煎服。

6. 头忽晕眩，四体消瘦，饮食无味，好食黄土。用白术三斤，曲三斤，捣乱筛净，加酒和丸，如梧子大。每服二十丸，一天服三次。忌食菘菜、桃、李、青鱼。

7. 中湿骨痛。用白术一两,加酒三杯,煎成一杯,一次服完。不喝酒的人,可用水煎服。

8. 小儿蒸热(脾虚人瘦,不思饮食)。用白术、白茯苓、白芍药各一两,甘草半两,加姜枣煎服。此方名“吃力伽散”。

9. 皮疹。用白术研细,每服一茶匙,酒送下。

10. 自汗不止。用白术末,每服一茶匙,酒送下。

11. 盗汗。用白术四两,分别以一两同牡蛎炒,同石斛炒,同麦麸炒。共研为末。每服三钱,米汤送下。一天服三次。

12. 产后呕吐。用白术一两二钱,生姜一两五钱,加酒和水各二升,煎成一升,分三次服。

13. 脾虚胀满(脾气不和,冷气客于中,壅塞不通)。用白术二两,橘皮四两,共研为末,加酒加糊,做成丸子,如梧子大。每服三十丸,饭前服,木香汤送下。此方名“宽中丸”。

14. 脾虚泄泻。用白术五钱,芍药一两,共研为末,加米饭做成丸子,如梧子大,每服五十丸,米汤送下。一天服两次,冬月加肉豆蔻煨为末。

15. 久泻肠滑。用白术(炒)、茯苓各一两,糯米(炒)二两,共研为末,加枣肉拌食或做成丸子服下。

16. 小儿久泻(米谷不化,饮食不进)。用白术二钱半(炒过),加半夏曲二钱半,丁香半钱,共研为末,再加姜汁、面糊,做成丸子,如黍米大。按小儿年岁,酌量给服,米汤送下。

17. 肠风痔漏、脱肛泻血,长期不愈。用白术一斤,黄土炒过,研细;另用干地黄半斤,在饭上蒸熟。两药捣和,如太干,可加酒少许。做成丸子,如梧子大。每服十五丸,米汤送下。一服服三次。

18. 妊妇束胎(按:束胎是指产期已到而迟迟不生)。用白术、枳壳(麸炒),等分为末,和饭做成丸子,如梧子大。每服三十丸,饭前服,温水送下。

19. 牙长不休(渐至张口进食亦感困难,这叫“髓溢病”)。用白术煎汤漱口兼内服,有效。

苍术

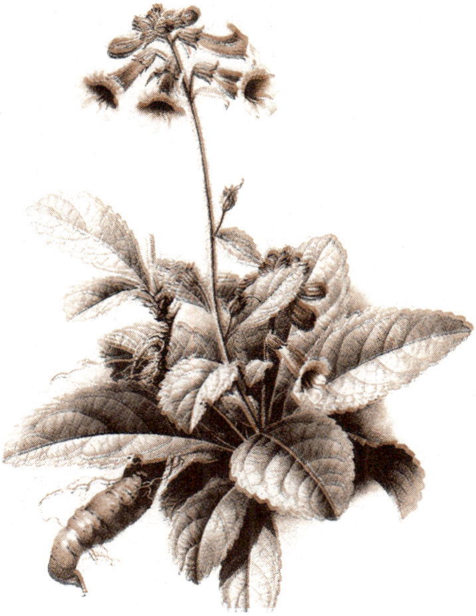
苍术

释名

亦名赤术、山精、仙术、山蓟。

性味

苦、温、无毒。

主治

1. 面黄食少。用苍术一斤，熟地黄半斤，干姜（炮）五钱至一两（夏天五钱，冬天一两），共研细，加糊成丸，如梧子大。每服五十丸，温水送下。

2. 喜吃生米（不思熟食，爱嚼生米，憔悴萎黄，终于不起）。用苍术在淘米水中浸一夜，取出焙干，锉碎成末，加蒸饼做成丸子，如梧子大。每服五十丸，饭前服，一天服三次，米汤送下。半月左右可愈。

3. 腹中虚冷，不能饮食，食亦不化。用苍术二斤，曲一斤，共炒为末，加蜜做成丸子，如梧子大。每服三十丸，米汤送下。一天服三次。如怕冷，加干姜三两；腹痛，加当归三两；衰弱，加甘草二两。

4. 脾湿水泻（困弱无力，水谷不化，腹痛甚剧）。用苍术二两，白芍药一两，黄芩半两，淡桂二钱，混合后，每取一两煎服。如脉弦，头微痛，则减去芍药，加防水二两。

5. 暑天暴泻。用神曲（炒）、苍术（淘米水中浸一夜，焙干），等分为末，加糊做成丸子，如梧子大。每服三、五丸，米汤送下。此方名“曲术丸”。

6. 久痢。用苍术二两,川椒一两,共研为末,加醋、糊做成丸子,如梧子大。每服二十丸,饭前服,温水送下。此方称“椒术丸”。恶痢久者,加桂。

7. 脾湿下血。用苍术二两,地榆一两,分作两份,每份以水二碗,煎成一碗,食前湿服。

8. 青盲、雀目。用苍术四两,淘米水浸一夜,切片焙干,研细,每服三钱。另将药末包在猪肝中,扎好,和粟米同煮熟,用以熏眼。临睡前,食肝饮汁。又方:用苍术二两,淘米水浸过,焙干,捣碎为末,每服一钱。另以羊肝一斤,切破,放入药末,扎好,以淘米水煮熟,冷定吃下。

9. 两目昏涩。用苍术半斤,淘米水浸七天,去皮切片,焙干,加木贼二两,共研为末。每服一钱,茶或酒送下。

10. 风牙肿痛。把盐水浸过的苍术烧存性,研末擦牙。

11. 脐虫怪病(腹硬如铁,脐中流水,如虫爬行,痒不可忍)。用苍术煎成浓汤洗浴。另以苍术末加麝香少许,水调匀服下。

贯众

释名

亦名贯节、贯渠、百头、草头、黑狗脊、凤尾草。

性味

(根)苦、微寒、无毒。

主治

1. 鼻血不止。用贯众根研末,取一钱,

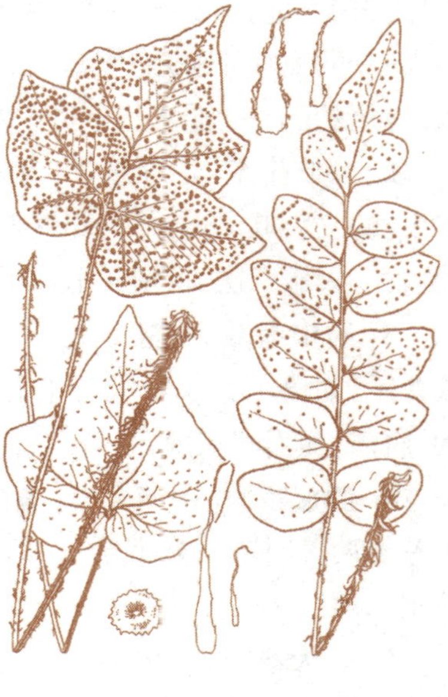

贯众

水冲服。

2. 各种下血(包括痔下血、漏下血以及肠风酒痢等)。用贯众去掉皮毛,焙干,研细。每服二钱,空心服,米汤送下。或加醋、糊和药为丸,如梧子大。每服三四十丸,米汤送下。或将药烧存性,研细,加麝香少许。每服二钱,米汤送下。

3. 妇女血崩。用贯众半两,煎酒服。

4. 产后流血过多,心腹彻痛。用状如刺猬的大贯众一个,全用不锉,只去毛,以好醋蘸湿,慢火炙令香熟,冷后研细。每服三钱,空心服,米汤送下。此方名"独对汤"。

5. 赤白带下。治法同上。对久病者亦有效。

6. 长期咳嗽,痰带脓血。用贯众、苏方木等分。每服三钱,以水一碗,生姜三片,煎服。日服二次。

7. 白秃头疮。用贯众、白芷,共研为末,调油涂搽。

8. 漆疮作痒。用贯众研末,调油涂搽。

9. 鸡鱼骨鲠。用贯众、缩砂、甘草等分,研为精末。棉包少许含口中,嚼汁咽下。久则骨刺随痰吐出。

远志

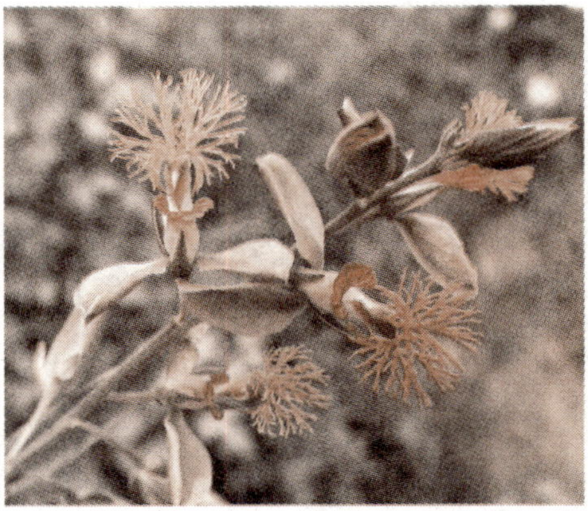
远志

释名

苗名小草、细草、棘菀、绕。

性味

(根)苦、温、无毒。

主治

1. 善忘症。取远志为末,冲服。

2. 胸痹心痛(逆气膈中,饮食不下)。用远志、桂心、干姜、细辛、蜀椒(炒)各三两,附子二分(炮),一起捣细,加蜜和成丸子,如梧子大。每服三丸,米汁送下。一天服三次。如不见效,可稍增加药量。忌食猪肉、冷水、生葱菜。此方名“小草丸”。

3. 喉痹作痛。用远志肉为末,吹扑痛处,以涎出为度。

4. 脑风头痛。把远志末吸入鼻中。

5. 吹乳肿痛。用远志焙干研细,酒冲服二钱。药渣敷患处。

6. 各种痈疽。用远志放入淘米水中浸洗过,捶去心,研细。每服三钱,以温酒一杯调澄。清汁饮下,药渣敷患处。

7. 小便赤浊。用远志(甘草水煮过)半斤,茯神、益智仁各二两,共研为末,加酒、糊做成丸子,如梧子大。每服五十丸,空心服,枣汤送下。

淫羊藿

释名

亦名仙灵脾、放杖草、弃杖草、千两金、干鸡筋、黄连祖、三枝九叶草、刚草。

性味

辛、寒、无毒。李时珍说:“淫羊藿味甘气香,性温不寒,能益精气。……真阳不足者宜之。”

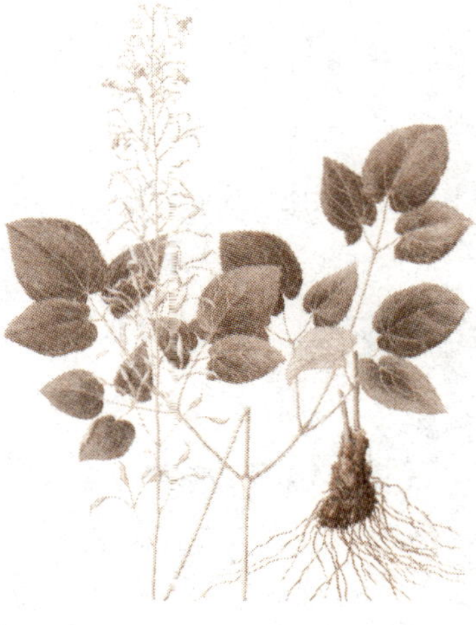

淫羊藿

主治

1. 阳痿,腰膝冷。用淫羊藿一斤,酒一斗浸泡三天后,常饮服。此方名“仙灵脾酒”。

2. 偏风不遂。服仙灵脾酒。

3. 咳嗽,气不顺,腹满不思饮食。用淫羊藿、覆盆子、五味子(炒)各一两,共研为末,加熟蜜做成丸子,如梧子大。每服二十丸,姜茶送下。

4. 日昏生翳。用淫羊藿、生王瓜(即红色的小栝楼),等分为末。每服一钱,茶送下。一天服二次。

5. 病后青盲(病不久者)。用淫羊藿一两,淡豆豉一百粒,水一碗半煎成一碗,一次服完。

6. 小儿雀目。用淫羊藿根、晚蚕蛾各半两,炙甘草、射干各二钱半,共研为末,另取羊肝一块,切开,纳入上制药末二钱,把肝扎紧,和黑豆一合,淘米水一碗同煮熟。分二次吃完。

7. 痘疹入目。用淫羊藿、威灵仙,等分为末。每服五分,米汤送下。

8. 虚火牙痛。用淫羊藿煎汤,不时漱口,很见效。

仙茅

释名

亦名独茅、茅爪子、婆罗门参。

性味

(根)辛、温、有毒。

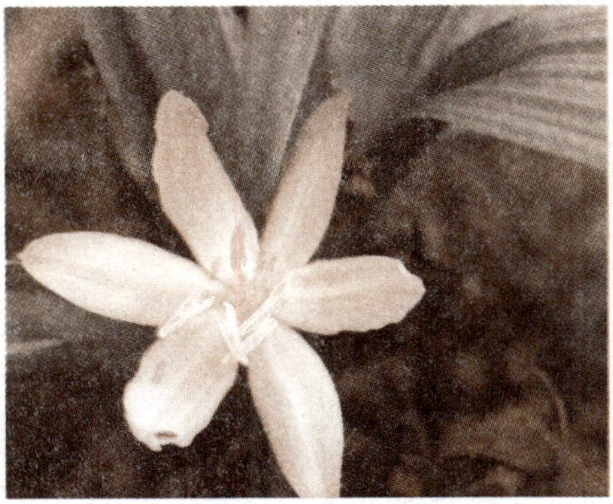

仙茅

主治

阳痿精寒，腰膝风冷，筋骨痿痹等症。古方中有“仙茅丸”，能壮筋骨、益精神、明目、黑须发。其配方及服法如下：仙茅二斤，放入淘糯米水中浸五天，取出刮锉，阴干。另用苍术二斤，放入淘米水中浸五天，取出刮皮，焙干。取这样制过的仙茅、苍术各一斤，与枸杞子一斤，车前十二两，白茯苓（去皮）、茴香（炒）、柏子仁（去壳）各八两，生地黄（焙）、熟地黄（焙）各四两一起研细，加酒煮糊做成丸子，如梧子大。每服五十丸，饭前服，温酒送下。一天服二次。

玄参

释名

亦名黑参、玄台、重台、鹿肠、正马、逐马、馥草、野脂麻、鬼藏。

性味

（根）苦、微寒、无毒。

主治

1. 诸毒鼠瘘（颈部淋巴结核）。用玄参泡酒，每天饮食少许。

2. 年久瘰疬。用生玄参捣烂敷患处。一天换药二次。

3. 用玄参研为末，取淘米水煮的猪

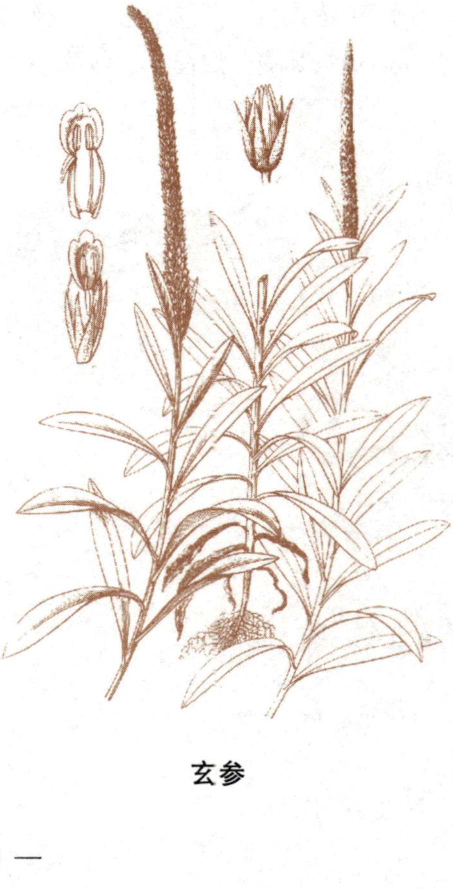

玄参

肝，每日蘸药末吃。

4. 发斑咽痛。用玄参、升麻、甘草各半两，加水三碗，煎成一碗半，温服。

5. 急喉痹风。用玄参、鼠粘子（半生半炒）各一两，共研为末，新汲水一碗调服，立愈。

6. 鼻中生疮。用玄参末涂搽，或把玄参在水中泡软后塞入鼻中。

7. 小肠疝气。用玄参炒过，做成丸子。每服一钱半，空心服，酒送下。出汗即为有效。

地 榆

释名

玉豉、酸赭。

性味

（根）苦、微寒、无毒。

主治

1. 吐血。用地榆三两，加米醋一升，煮沸十多次，去渣汁，饭前热服一合。

2. 妇女漏下，赤白不止，人极黄瘦。治方如上。

3. 血痢不止。用地榆晒干，研细。每服二钱，掺在羊血上炙熟食下。又方：单用地榆煎汤，每服三合。

4. 赤白下痢。用地榆一斤，加水三

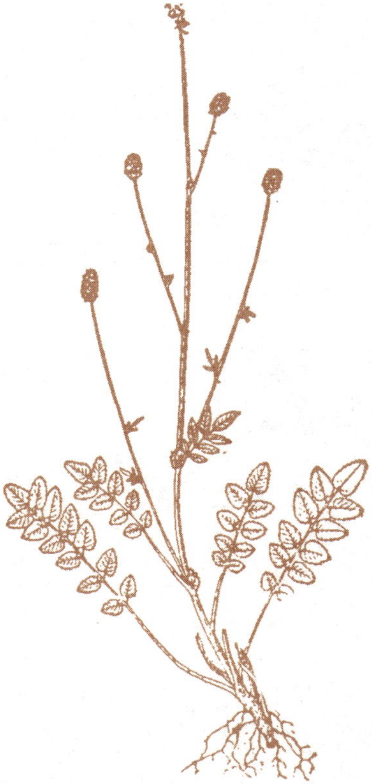

地榆

升煮成一升半,去渣,熬成膏。每服三合,空腹服。一天服两次。

5. 大便下血,长期不愈。用地榆、鼠尾草各二两,加水二升,煮成一升,一次服完。

6. 小儿疳痢。用地榆煮汁。熬如饴糖。服之有效。

7. 毒蛇螫人。用新地榆根捣汁饮下,并以搽伤口。

8. 虎犬咬伤。用地榆煮汁饮下,再以地榆末敷伤口。单用白开水冲服地榆末亦可。

9. 小儿湿疮。用地榆煎成浓汁,一天洗疮两次。

10. 小儿面疮,红肿烧痛。用地榆八两,加水一斗,煎成五升,温洗患处。

丹　参

释名

赤参、山参、郗蝉草、木羊乳、逐马、奔马草。

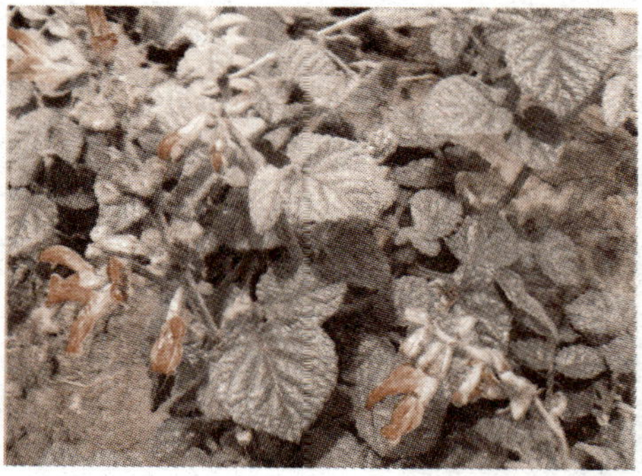

丹参

性味

(根)苦、微寒、无毒。

主治

1. 月经不调,产前胎动,产后恶血不下,冷热劳,腰脊痛,骨节烦疼等症。用丹参洗净,切片,晒干,研细。每服二钱,温酒调下。此方称"丹参散"。

2. 小科下血。用丹参十二两,加酒五升,煮成三升。每次温服一升,一日服三次。不能饮酒者,可用水煎服。

3. 寒疝腹痛(小腹和阴部牵引痛)。用丹参一两,研细。每服二钱,热酒调下。

4. 小儿惊发热。用丹参、雷丸各半两，与猪油二两，同煎几次，去渣，取汁收存。用时，摩汁在儿身。此方称"丹参摩膏"。

5. 乳痈。用丹参、白芷、芍药各二钱，口咬细，醋泡一夜，加猪油半斤，微火煎成膏。去渣，取浓汁敷乳上。

6. 热油烫伤与火伤。用丹参八两，锉碎，加水稍稍调拌，放入羊油二斤中煎过。取以涂伤处。

白及

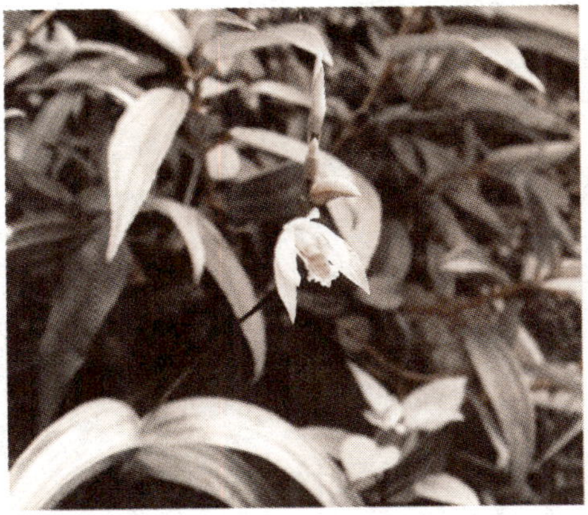

白及

释名

连及草、甘根、白给。

性味

(根)苦、平、无毒。

主治

1. 鼻血不止。用口水调白及末涂鼻梁上低处(名"山根")；另取白及末一钱，水冲服。

2. 心气疼痛。用白及、石榴皮各二钱，研细，加炼蜜和成丸子，如黄豆大。每服三丸，艾醋汤送下。

3. 妇女阴脱。用白及、川乌药，等分为末，薄布包一钱，纳入阴道中，觉腹内热即止。每天用一次。

4. 疔疮、肿疮。用白及末半钱，澄水中，等水清后，去水，以药摊厚纸上贴于患处。

5. 跌打骨折。用白及末二钱,酒调服。
6. 刀伤。用白及、煅石膏,等分为末,洒伤口上。
7. 冬季手足皲裂。用白及粉加水调匀,填入裂口。患处不能沾水。
8. 汤火伤。用白及粉调油涂搽。
9. 重伤呕血。每日服白及末,米汤送下。
10. 肺、胃出血。治法同上。

三七

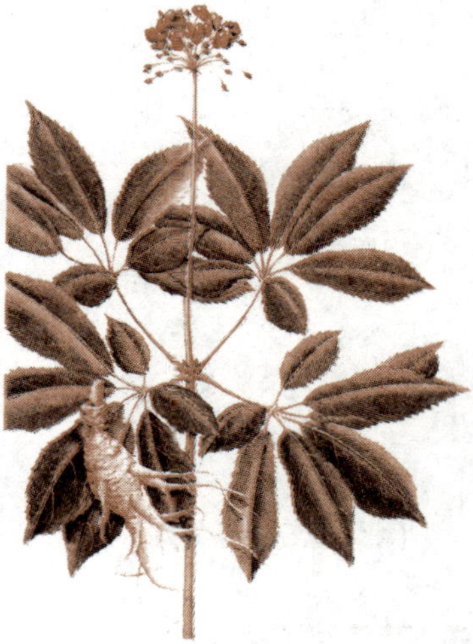
三七

释名

山漆、金不换。

性味

(根)甘、微苦、温、无毒。

主治

1. 吐血、咳血不止。用三七一钱,口嚼烂,米汤送下。
2. 赤痢血痢。用三七三钱,研细,淘米水调服。
3. 大肠下血。用三七研细,淡白酒调一至二钱服。三服可愈。
4. 妇女血崩。治法同上。
5. 重度赤眼。用三七根磨汁,涂眼睛周围,很见效。
6. 无名痈肿,疼痛不止。用三七根磨米醋调涂;如痈已破,则用三七研细干涂。
7. 虎咬虫伤。用三七研细,每服三钱,米汤送下。另取三七嚼涂伤处。

黄　连

释名

亦名王连、支连。

性味

（根）苦、寒、无毒。

主治

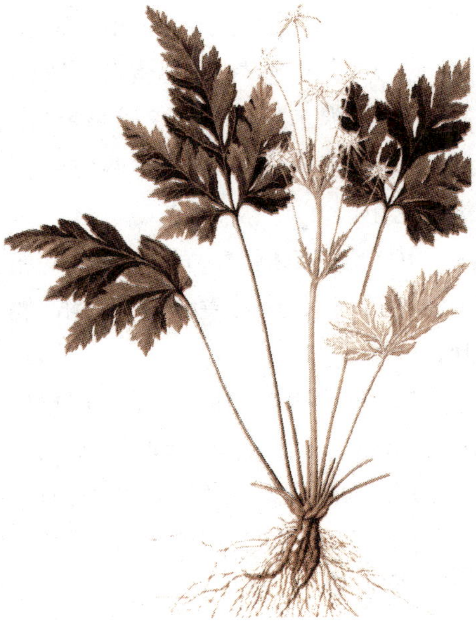
黄连

1. 心经实热。用黄连七钱，加水一碗半，煎成一碗，饭后过一阵（食远）温服。小儿减量。

2. 伏暑发热、作渴、呕吐及赤白痢。用黄连一斤，切小，加好酒二升半煮干，再焙过、研细，糊成丸子，如梧子大。每服五十丸，一天服三次。此方名“黄龙丸”。

3. 骨热黄瘦。用黄连四分，切小，加童尿五大合，浸一夜，微煎三四沸，去渣，分二次服下。

4. 小儿疳热（遍身疮蚀、潮热、肚胀、口渴）。用黄连五两，切碎，以水调湿，纳猪肚中，缝好，放在饭上蒸熟，连同少许饭捣烂做成丸子，如绿豆大。每服二十丸，米汤送下。另服调血清心的药，使病速愈。

5. 消渴尿多。用黄连末和蜜成丸，如梧子大，每服三十丸。又方：黄连半斤，酒一升，放在开水锅里，煮一伏时，取出晒干，研细，滴水做成丸子，如梧子大。每服五十丸，温水送下。

6. 小便如油（按：这是消渴晚期病伏）。用黄连五两，栝楼根五两，共研为末,加生地黄汁和成丸子,如梧子大。每服五十丸,牛乳送下。一天服二次。忌食冷水、猪肉。

7. 破伤风。用黄连五钱,加酒一碗,煎至七成,再加黄蜡三钱溶化后,趁热服。

8. 白浊。用黄连、白茯苓,等分为末,加酒、糊做成丸子,如梧子大。每服三十丸,以补骨脂煎汤送下。一天服三次。

9. 痢症多血。用黄连一两,加水二升,煮成半斤,露一夜,次日烧热后空心服。又方:黄连一两,和鸡蛋白做饼,炙成紫色,研细,以浆水三升,慢火熬成膏。每服半合,温米汤送下。单以鸡蛋白调黄连末为丸服亦可。又方:黄连二两,切碎,放在瓦上焙焦,加当归一两(焙过),共研为末,再加麝香少许。每服二钱,陈米汤送下。

10. 冷热诸痢。用黄连一两半,龙骨一两,大附子一个,干姜一两半,胶一两半,切细,加水五合,煮沸即停,稍冷再添水煮,如此反复九次,最后约得药汁一升,一顿服下。

11. 痢疾腹痛,里急后重。用黄连、木香,等分为末,加蜜做成丸子,如梧子大。每服二三十丸。一天服一次。此方名"香连丸"。

12. 鸡冠痔。用黄连末涂搽,加入赤小豆末更好。

13. 痔病秘结。用黄连、枳壳,等分为末,加糊做成丸子,如梧子大,每服五十丸,空心服,米汤送下。

14. 水泄、脾泄。用黄连一两,生姜四两,同以文火炒至姜脆。取出,把两药分开,各研为末。水泄用姜末,脾泄用黄连末。每服二钱,空心服,开水送下。此方名"神圣香黄散",亦治痢疾。

15. 吐血不止。用黄连一两,捣碎,加豉二十粒,水煎去渣,温服。

16. 眼目诸病。用黄连不限多少,捣碎,浸清水中六十天,然后单取汁熬干。另用艾铺瓦上,燃艾,把熬干的药碗盖在艾上,受到艾的烟熏。艾烟尽后,刮取碗底药末做成丸子,如小豆大。每服十丸,甜竹叶汤送下。

17. 眼睛突然红痛。用黄连锉碎,浸在鸡蛋清里,经过一夜,次日,滤去渣,以鸡毛蘸蛋清点眼。又方:用黄连和冬青叶煎汤洗眼。又方:黄连、干姜、杏仁,等分为末,用棉包裹浸入热水中,趁热闭目淋洗。

18. 双目痒痛。用黄连浸乳中,随时取汁点眼。

19. 泪出不止。用黄连浸水成浓汁搽洗。

20. 牙痛。用黄连末搽痛处。

21. 口舌生疮。用黄连煎酒,时时含漱。

22. 小儿口疳。用黄连、芦荟，等分为末。每服五分，蜜汤送下。如系走马疳，可再加蟾灰等分、青黛减半、麝香少许。

23. 小儿耳后疮（称月蚀）。用黄连末搽敷。

24. 胎动出血。用黄连研末，每服一茶匙，酒送下。一天服三次。

25. 妊妇心烦，不能睡眠。用黄连研末，每服一钱，清稀饭送下。

26. 无名肿毒。用黄连、槟榔，等分为末，加鸡蛋清调匀搽患处。疮已溃或未溃，皆可用此方。

27. 中巴豆毒，下泻不止。用黄连、干姜，等分为末，取一茶匙，水冲服。

胡黄连

释名

亦名割孤露泽。

性味

（根）苦、平、无毒。

主治

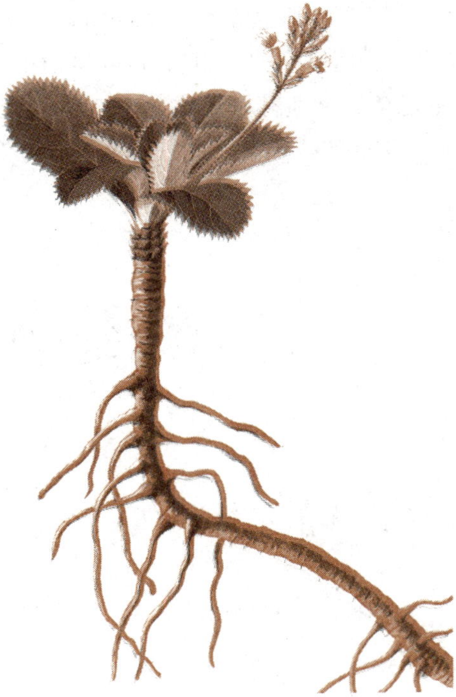

胡黄连

1. 伤寒劳复（身热，尿赤如血色）。用胡黄连一两，山栀子二两（去壳），加蜜半两拌匀，炒至微焦，研细，再加猪胆汁做成丸子，如梧子大。每服十丸。另取生姜二片，乌梅一个，浸在三合童便中，半日后，去渣留尿，加温，饭后将药丸送下。

2. 小儿潮湿、盗汗。用胡黄连、柴胡，等分研细，加炼蜜做成丸子，如芡子大。每服一至五丸，按年岁加减。丸子先用酒少许化开，再加水煮开多次后用药渣同服。

3. 小儿疳热（肚胀，潮热，发焦。不可用大黄、黄芩等伤胃的药物）。用胡黄连半两，灵脂一两，共研为末，加入雄猪胆汁做成丸子，如绿豆大。每服一二十丸，米汤送下。

4. 小儿疳泻，冷热不调。用胡黄连半两，绵姜一两（炮过），共研为末。每服半钱，甘草汤送下。

5. 小儿黄疸。用胡黄连、川黄连各一两，共研为末。另取黄瓜一个，挖去瓤子，把药放进去。瓜外用面裹一层，煨熟，剥掉面层，捣烂药瓜做成丸子，如绿豆大。按年龄大小酌给药量，温水送下。

6. 吐血、鼻出血。用胡黄连、生地黄，等分为末，加猪胆汁和成丸子，如梧子大。临睡时服五十丸，茅花汤送下。

7. 血痢不止。用胡黄连、乌梅肉、灶下土，等分为末，茶送下。

8. 婴儿眼睛发红。用胡黄连研细，加茶调匀，涂手足心。

9. 痈疽疮肿。用胡黄连、穿山甲（烧存性），等分为末，加茶或鸡蛋清调搽。疮已溃或未溃都可用此方。

10. 痔疮疼肿难忍。用胡黄连末和鹅胆汁调匀涂患处。

黄芩

释名

腐肠、空肠、内虚、经芩、黄文、印头、苦督邮。内部实在的叫子芩、条芩、鼠芩。

性味

（根）苦、平、无毒（一称大寒）。

主治

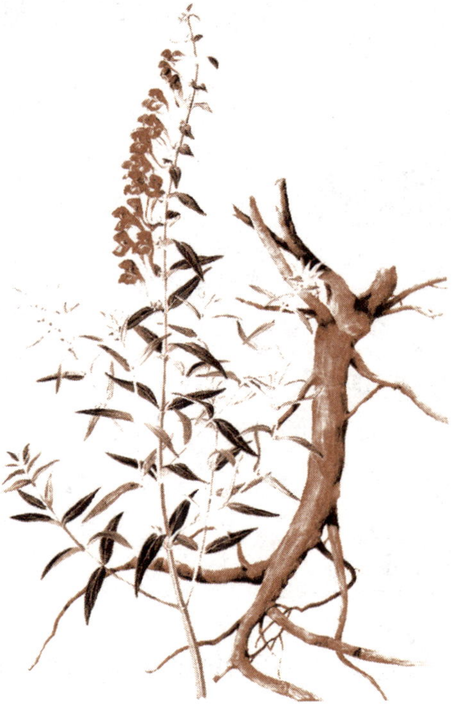
黄芩

1. 男子五劳七伤、消渴不生肌肉，妇女带下、手足寒热，宜服“三黄丸”。

随季节而不同。按上列三药（黄芩、大黄、黄连）的右诹，春季用量是：四两—三两—四两；夏季是：六两——两—七两；秋季是：六两—三两—三两；冬季是：三两—五两—二两。配好后捣碎和蜜做成丸子，如乌豆大。每服五丸，渐增至七丸。一天服三次。一月后病愈。久服使人健壮。

2. 胸部积热。用黄芩、黄连、黄蘗，等分为末。加蒸饼做成丸子，如梧子大。每服二三十丸，开水送下。此方名“三补丸”。

3. 肤热如火烧，骨蒸（结核）痰嗽等。用黄芩一两，加水二杯，煎成一杯，一次服下。

4. 肝热生翳。用黄芩一两，淡豉三两，共研为末。每服三钱，以熟猪肝裹着吃，温汤送下。一天服二次。忌食酒、面。

5. 吐血、鼻血、下血。黄芩一两，研末，每取三钱，加水一碗，煎至六成，和渣一起温服。

6. 血淋热痛。用黄芩一两，水煎，热服。

7. 妇女绝经期的年龄已过，仍有月经或月经过多。用黄芩心二两，浸淘米水中七天，取出炙干再浸，如此七次，研细，加醋加糊做成丸子，如梧子大。每服七十丸，空心服，温酒送下。一天服二次。

8. 安胎清热。用黄芩、白术，等分为末，调米汤做成丸子，如梧子大。每服五十丸，开水送下。药中加神曲亦可。

9. 产后血渴，饮水不止。用黄芩、麦门冬，等分为末，水煎，温服。

秦艽

释名

艽，音交。亦名秦瓜、秦。

性味

苦、平、无毒。

主治

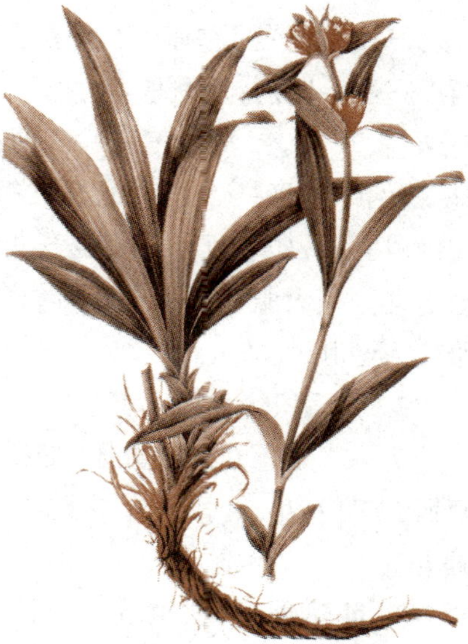

秦艽

1. 黄疸。用秦艽半两，浸酒半升中，空腹饮酒。有酒量的人服后易见效。又方：秦艽三两，牛乳一升，煮成七合，作两次服下。

2. 暴泻、大渴、大饮。用秦艽二两，炙甘草半两，每服三钱，水煎服。

3. 伤寒烦渴。用秦艽一两，在牛乳一碗中煎到六成，作两次服。

4. 急劳烦热（身体酸疼，骨蒸潮热）。用秦艽、柴胡各一两，甘草五钱，研细。每服三钱，开水调下。

5. 小儿骨蒸潮热，减食瘦弱。用秦艽、炙甘草各一两，每服一至二钱，水煎服。

6. 小便艰难。用秦艽一两，水一碗，煎至六分，分两次服。又方：秦艽、冬葵子，等分为末，每服一小匙，酒送下。

7. 胎动不安。用秦艽、炙甘草、炒鹿角胶各半两，共研为末，每服三钱，又水一大碗，糯米五十粒煎服。又方：秦艽、阿胶（炒）、艾叶，等分为末，每服三钱，以水一大碗，糯米五十粒煎服。

8. 一切疮口不合。用秦艽研末敷上。

茈　胡(柴胡)

释名

亦名地薰、芸蒿、山菜、茹草。

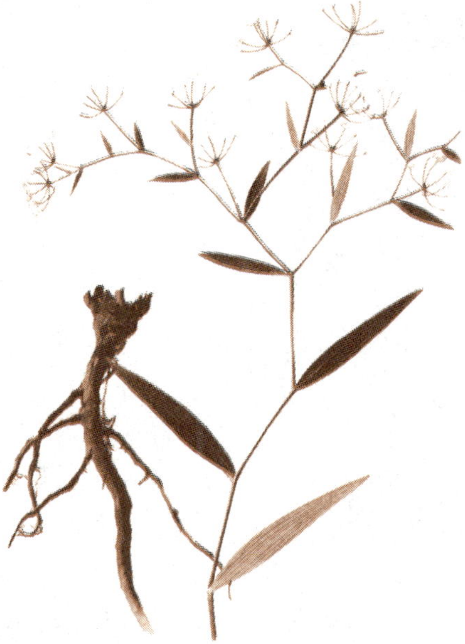
茈胡

性味

(根)苦、平、无毒。

主治

1. 伤寒余热(伤寒之后,体瘦肌热)。用柴胡四两,甘草一两,每用二钱,煎服。

2. 小儿骨热(十五岁以下小儿遍身如火,盗汗、咳嗽、烦渴,日渐黄瘦)。

用柴胡四两,丹砂三钱,共研为末,拌猪胆汁和饭蒸熟,做成丸子,如绿豆大。每服一丸,桃仁、乌梅汤送下。一天服三次。

3. 虚劳发热。用柴胡、人参等分,每服三钱,加姜枣同水煎服。

4. 湿热黄疸。用柴胡一两,甘草二钱半,白茅根一小把,加水一碗,煎至七成,适当分次服完。

5. 眼睛昏暗。用柴胡二钱半,决明子七钱半,共研为末,人乳调匀,敷眼上。

6. 积热下痢。用柴胡、黄芩等分,半酒半水煎至七成,待冷定后空心服下。

前胡

释名

《唐韵》作湔胡。

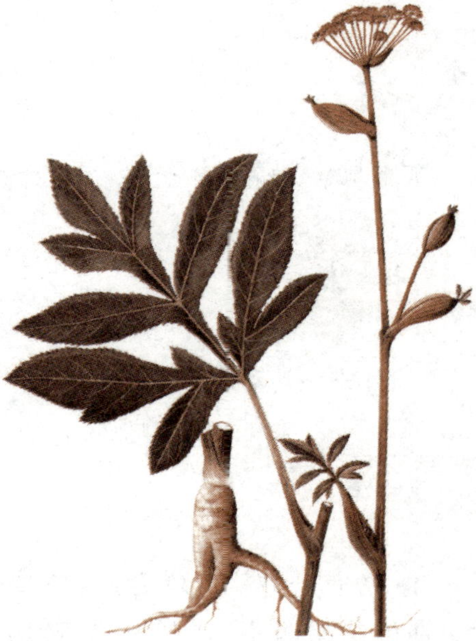
前胡

性味

苦、微寒、无毒。李时珍认为：前胡味甘、辛，气微平。

主治

肺热、痰热、风头痛、反胃呕逆、小儿疳气等症。

李时珍指出：前胡，“其功长于下气，故能治痰热、喘嗽、痞膈、呕逆诸疾。气下则火降，痰亦降矣。所以有推陈致新之绩，为痰气要药”。

防风

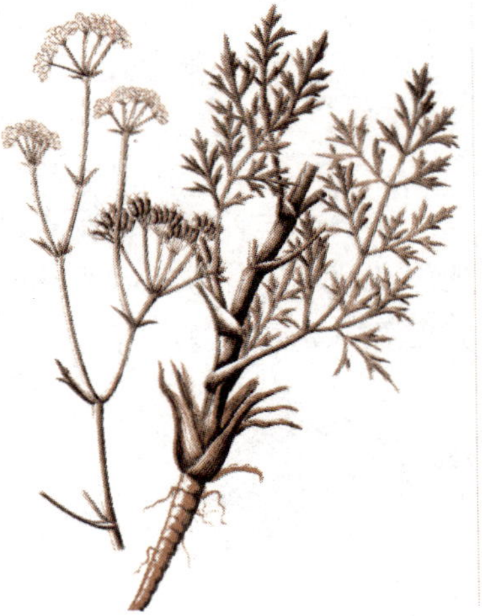

防风

释名

亦名铜芸、茴芸、茴草、屏风、根、百枝、百蜚。

性味

甘、温、无毒。

主治

1. 自汗不止。用防风，去掉芦头（按：芦头是指接近根部的叶柄残基），每服二钱，浮麦煎汤送下。又方：防风用面炒过，猪皮煎汤送下。

2. 盗汗。用防风二两，芎一两，人参半两，共研为末。每服半钱，临睡时服。

3. 老人便秘。用防风、枳壳（麸炒）各一两，甘草半两，共研为末。每服二钱，饭前服，开水送下。

4. 偏头风与正头风。用防风、白芷，等分为末。每服二至三匙。童便五升煎至四升，分两次送药服下。

5. 破伤风（牙关紧闭）。用天南星、防风，等分为末。每服二至三匙。童便五升煎至四升，分两次送药服下。

6. 小儿解颅（按：指囟门久不闭合）。用防风、白及、柏子仁，等分为末，乳汁调涂囟门。一天换药一次。

7. 妇女崩中。用防风（去芦头），炙赤为末，每服一钱，以面糊酒调下。此方称“独圣散”。

8. 中乌头、芫花、野菌等毒。用防风煎汁服。

独活

释名

亦名羌活、羌青、独摇草、护羌使者、胡王使者、长生草。李明珍说:“独活、羌活乃一类二种,以中国者为独活。”

性味

苦、甘、平、无毒。

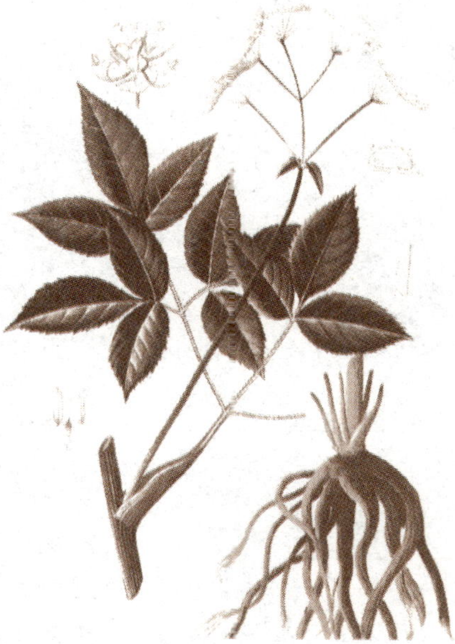

独活

主治

1. 中风,通风发冷,不知人事。用独活四两,加好酒一升,煎半升服。又方:独活一两,加酒二升,煮成一升;另用大豆五合,炒至爆裂,以药酒倒入,盖好。过一段时间,温服三合。

2. 瘫痪。用羌活二斤,枸子一斤,共研为末,每服一茶匙。一天服三次。

3. 产后中风,四肢抽筋,不能言语。用羌活二两,煎酒服。

4. 产后腹痛,甚至肠出。用羌活二两,煎酒服。

5. 妊妇浮肿或风水浮肿。用羌活、萝卜子同炒香,只取羌活研细。每服二钱,温酒调下。第一天服一次,第二天服二次,第三天服三次。

6. 关节痛。用独活、羌活、松节等分,酒煮过。每天一杯,空心饮。

7. 风牙肿痛。用独活煮酒热漱。又方:独话、地黄各三两,共研为末。每取三钱,加水一碗煎服,连渣服下。睡前再服一次。

8. 喉闭口禁。用羌活三两,牛蒡子二两,煎水一大杯,加白矾少许灌下。

9. 睛垂至鼻(眼睛下垂到鼻部,大便下血,痛不可忍。病名“肝胀”)。用羌活煎汁服,几碗之后,病自痊愈。

10. 太阳穴头痛。用羌活、防风、红豆,等分为末。每取少许吸入鼻孔。

升 麻

释名

亦名周麻。

性味

甘、苦、平、微寒、无毒。

主治

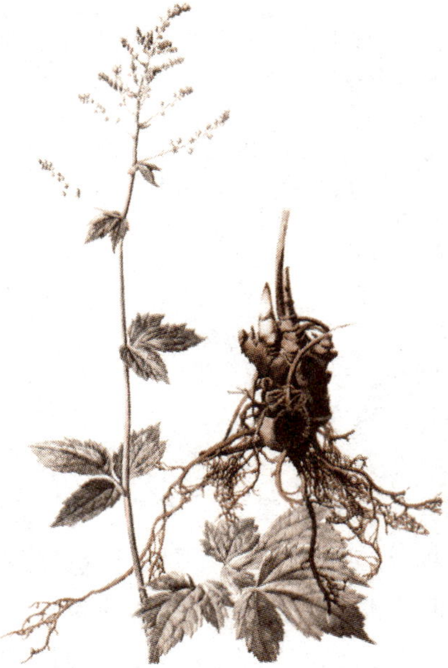

升麻

1. 豌豆斑疮(状如豌豆,有白浆,由头面传及躯体,不急救有生命危险)。用蜜煎升麻,随时取食。另以水煮升麻,棉花蘸药汁洗疮。

2. 突发肿毒。用升麻磨醋,随时涂搽。

3. 喉痹。用升麻片含咽,或以升麻半两煎水服,引吐为效。

4. 胃热牙痛。用升麻煎汤,热漱并咽下。方中加生地黄亦可。

5. 口舌生疮。用升麻一两,黄连三分,共研为末。棉裹药末含咽。

6. 痱子热痒。用升麻煎汤服并洗痱子。

7. 产后恶血不尽。用升麻三两,加清酒五升煮成二升,分两次服下。

8. 解莨菪、野葛等毒。用升麻煮汁,多服。

苦参

释名

亦名苦、苦骨、地槐、水槐、菟槐、骄槐、野槐、白茎。

性味

苦、寒、无毒。

主治

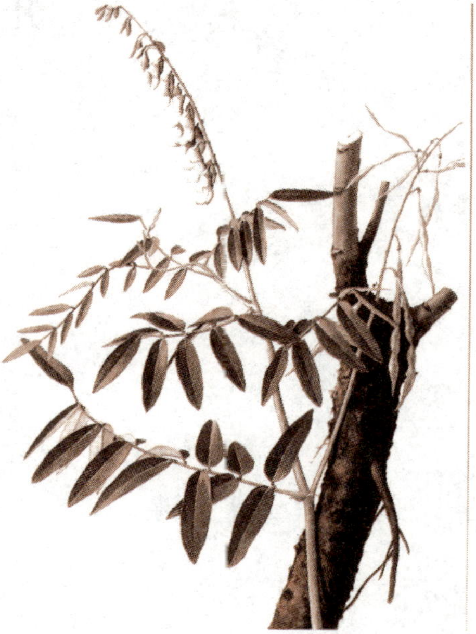

苦参

1. 热病发狂。用苦参末，加蜜调成丸子，如梧子大。每服十丸，薄荷汤送下。也可用苦参末二钱，水煎服。

2. 伤寒结胸（伤寒流行时，感病四、五日，胸满痛，大发烧）。用苦参一两，加醋三升，煮成一升二合，服后能吐即愈。

3. 谷疸（头昏、心慌、发黄。这是大病后暴食伤胃所引起）。用苦参二两，龙胆一合，共研为末，加牛胆调药成丸，如梧子大。每服五丸，生大麦煎汁送下。一天服三次。

4. 毒热足肿。用苦参煮酒多擦。

5. 梦遗食减。用苦参三两，白术五两，牡蛎粉四两，共研为末；另取雄猪肚一个，洗净，在沙罐中煮烂，和药捣匀，做成丸子，如小豆大。每服四十丸，米汤送下。每天服三次。久服能使身体转健，食量增加，不再梦遗。

6. 饮食中毒。用苦参三两，苦酒一升半，煮成八合，分两次服，能吐即愈。

7. 血痢。用苦参炒焦为末，滴水做成丸子，如梧子大。每服十五丸，米汤送下。

8. 脱肛。用苦参、五倍子、陈壁土等分,煎汤洗患处,并以木贼末敷上。

9. 齿缝出血。用苦参一两,枯矾一钱,共研为末。一天擦齿三次,有效。

10. 鼻疮流脓发臭。用苦参、枯矾各一两,生地黄汁三合,加水煎浓,随时滴疮上。

11. 遍身风疹(痛不可忍,涎痰多,夜难睡)。用苦参末一两,另用皂角二两,在水一升中揉滤取汁,瓦器内熬成膏,和药末做成丸子,如梧子大。每服三十丸,饭后服,温水送下。

12. 大风癞(即麻风)。用苦参五两,切片,浸在酒三斗中,过一个月后,每取酒饮一合。一天三次。宜常服不断。又方:苦参末二两,缝在猪肚子中煮熟,把药去掉。病人先饿一天,第二天早晨,饮清水一碗后,即取食猪肚,如吐出,须再吃。过一二时后,以肉汤调无忧散五至六钱服下。有恶物排出时,即为见效。再服皂角一斤(去皮,去子)煮汁,汁中调入苦参末,另加何首乌末二两,防风末一两半,当归末一两,芍药末五钱,人参末三钱,一起做成丸子,如梧子大。每服三十至五十丸,温酒或茶送下。一天服三次。同时,还用麻黄、苦参、荆芥煎水洗癞。又方:治大风癞及热毒、风疮、疥癣等,用苦参(去皮,晒干)一斤,枳壳(麸炒)六两,共研为末,加蜜为丸,如梧子大。每服三十丸,温酒送下。一天服三次(白天两次,夜间一次)。

13. 皮肤疥癞,手足坏烂,时出黄水。用苦参三十一两,荆芥穗十六两,共研为末,滴水糊成丸子,如梧子大。每服三十丸,茶送下。

14. 上下诸瘘(或在颈部,或在下部)。用苦参五升,在苦酒一斗中浸泡三四天后服下。

15. 瘰疬结核。用苦参末四两,加牛膝汁调成丸子,如绿豆大。每服二十丸,热开水送下。

16. 汤火伤。用油调苦参末敷伤处。

17. 赤白带下。用苦参二两,牡蛎粉一两五钱,共研为末;另以雄猪肚一个,在水三碗中煮烂后,再捣成泥,和药末做成丸子,如梧子大。每服百丸,温酒送下。

延胡索

释名

本名玄胡索。

性味

(根)辛、平、无毒。

主治

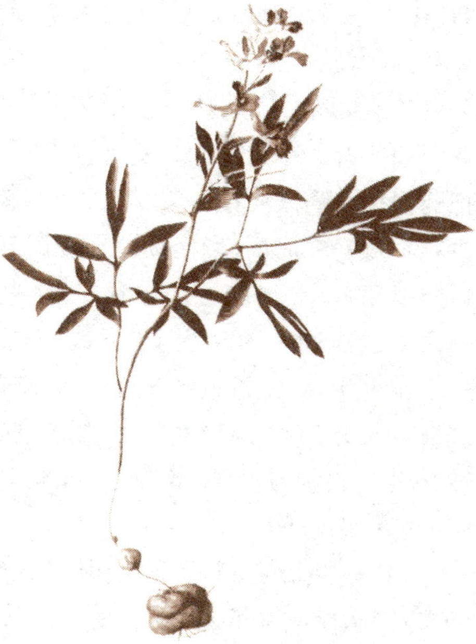

延胡索

1. 咳嗽。用延胡索一两,朴硝七钱半,共研为末。每服二钱,软糖一块和药含咽。

2. 尿血。用延胡索一两,朴硝七钱半,共研为末。每服四钱,水煎服。

3. 皮下气痛或气块痛。用延胡索研细,将猪胰一个,切成小块,炙热蘸药末随时吃下。

4. 久患心痛,身热足寒。用延胡索(去皮)、金铃子肉,等分为末。每服二钱,温酒或白开水送下。

5. 下痢腹痛。用延胡索三钱,米汤送下。

6. 妇女血气前(月经不调,腹中刺痛)。用延胡索(去反,醋炒)、当归(酒浸,炒)各一两,橘红二两,共研为末,酒煮米糊和药做成丸子,如梧子大。每服一百丸,空心服,艾醋汤送下。

7. 产后诸病(血污不净,产后血晕,腹满心梗,寒热不足,手足烦热等)。用延胡索炒后研细,每服二钱,酒送下,甚效。

8. 疝气。用延胡索(盐炒)、全蝎(去毒,生用),等分为末。每服半钱,空心服,盐酒送下。

9. 腰体痛。用延胡索、当归、桂心,等分为末。每服三、四钱,温酒送下。

10. 偏、正头风。用延胡索七枚,青黛二钱,牙皂(去皮,去子)二个,共研为末,滴水各丸,如杏仁大。每次水化一丸,灌入鼻内。偏头痛,则在痛侧的鼻孔灌药。同时,令病人咬铜钱一个,当有涎汁大量流出,病即渐愈。

贝母

释名

亦名茼、勤母、苦菜、苦花、空草、药实。

性味

(根)辛、平、无毒。

主治

1. 胸膈郁积。用贝母(去心),加姜汁炒后研细,再和姜汁、面糊做成丸子。每服七十丸。

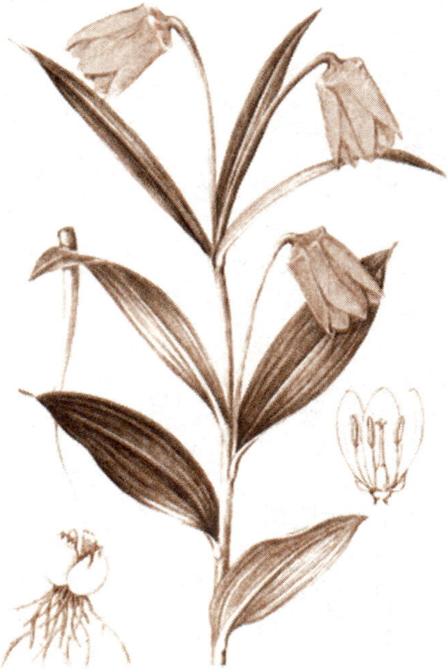

贝母

2. 化痰降气,止咳解郁。用贝母(去心)一两,姜制厚朴半两,加蜜做成丸子,如梧子大。每服五十丸,开水送下。

3. 小儿百日咳。用贝母五钱,甘草(半生半炙)二钱,共研为末,加砂糖调成丸子,如芡子大,每次以米汤化服一丸。

4. 乳汁不下。用贝母、知母、牡蛎粉等分,研为细末。每服二钱,猪蹄汤调服。此方名“二母散”。

5. 目昏，流冷泪。用贝母一枚，胡椒七料，共研为细末，点眼。

6. 目生胬肉。用贝母、丁香，等分为末，加乳汁调匀点眼。

7. 吐血、鼻血不止。用贝母（炮过），研为细末。每服二钱，温浆水送下。

8. 小儿鹅口，满口白烂。用贝母（去心，研细）半钱，加水五分，蜜少许，煎三沸。取抹患处。

9. 乳痛。用酒送服贝母二钱，另找人吮乳，使之通畅。

10. 紫白癜。用贝母、南星，等分为末。生姜带汁调药搽癜上。

山慈姑

释名

亦名金灯、鬼灯、朱姑、鹿蹄草、无义草。

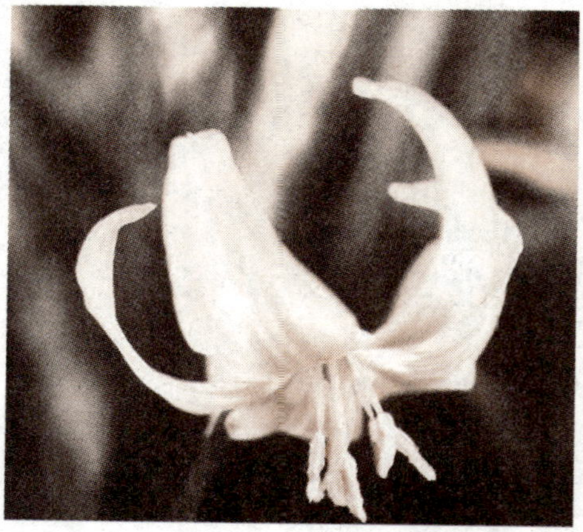

山慈姑

性味

（根）甘、微辛、有小毒。

主治

1. 面疱斑痣。用山慈姑根每夜涂搽，早上洗去。

2. 牙龈肿痛。用山慈姑的枝和根煎汤随时漱口，漱后吐出。

3. 痈疽疔痛。用山慈姑（连根）、苍耳草等分，捣烂。取好酒一杯，滤出药汁温服。或将两药干研成末，每服三钱，酒送下。

4. 风痰痰。用山慈姑一个，滴茶磨成泥。中午时以茶调匀服下，躺着晒一会太阳，即有恶物吐出，病自断根。如不吐，可喝一点热茶。

5. 一切疮毒，蛇虫毒，饮食毒，瘴气等。用“万病解毒丸”（一名“太乙紫金丹”、“玉枢丹”）。“丹居家远出、行兵动众，不可无此。”其配方如下：山慈姑，去皮，洗净，焙干，取二两；川五倍子，洗刷，焙干，取二两；千金子仁，研细，以纸压去油质，取一两；红牙大戟，去芦，洗净，焙干，取一两半；麝香三钱。各药共研为末，加浓糯米汤调和，细捣，做成一钱一锭的药剂。斟酌病情，或外治，或内服。

石蒜

释名

亦名乌蒜、老鸦蒜、蒜头草、婆婆酸、一枝煎、水麻。

性味

（根）辛、甘、温，有小毒。

主治

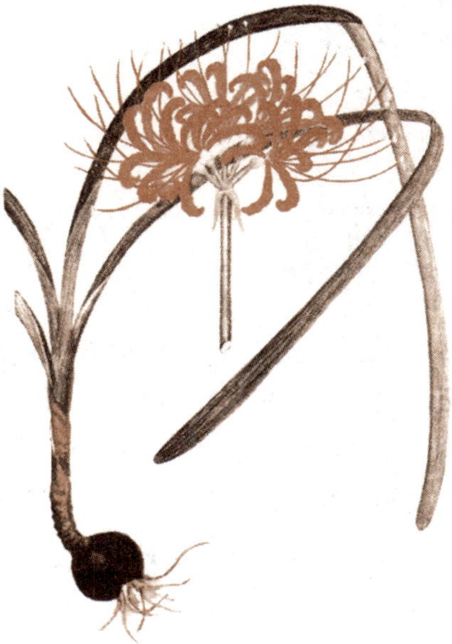

石蒜

1. 便毒诸疮。用石蒜捣烂涂搽。毒重者，把石蒜洗净，以生白酒煎服，汗出为好。

2. 产肠脱下。用石蒜一把，加水三碗煎成一碗半，去渣，熏洗患处。

3. 小儿惊风，一叫而绝。用麻线把手心脚心缠住，又在肋下缠一圈，然后以灯火照灼手足心。同时，用石蒜（晒干）、车前子，等分为末，水调匀贴手心。再在手足心、肩膀、眉心、鼻心等处以灯火照灼，可使病儿复苏。

白茅

释名

根名茹根、兰根、地筋。

性味

(茅根)甘、寒、无毒。

主治

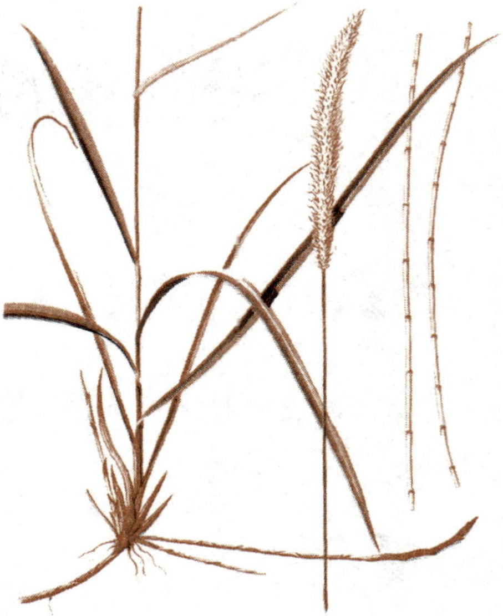

白茅

1. 温病热哕(胃有伏热,令人胸满,引起气逆,气逆发声称为哕)。用茅根、葛根、葛根各半斤,加水三升煎成一升半。每服一杯,温水送下。哕止即停服。

2. 反胃,食肉即吐。用茅根、芦根各二两,加水四升,煮戎二升,一次服下。

3. 肺热气喘。用生茅根一把,口咬细,加水二碗,煮成一碗,饭后温服。三服病愈。此方名“如神汤”。

4. 体虚水肿(小便不利,但饮水很多)。用白茅根一大把,小豆三升,加水三升煮干。去茅食豆。水随小便排出。

5. 五种黄病(黄疸、谷疸、酒疸、女疸、劳疸。身体微胖,汗出如黄汁)。用生茅根一把,切细,和猪肉一斤同煨汤吃。

6. 小便热淋。用白茅根四升,加水一斗五升,煮成五升,温服。一天服一次。

7. 劳伤尿血。用茅根、干姜等分,加蜜一匙,水二杯,煎成一杯服下。一天服一次。

8. 鼻血不止。用茅根研细,每服二钱,淘米水送下。

9. 吐血不止。用白茅根一把,水煎服。

10. 竹木入肉。用白茅根烧过研末,调猪油涂伤处。

龙胆

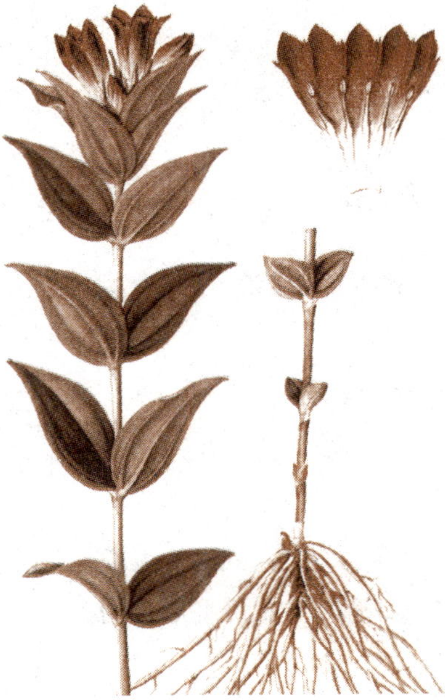

龙胆

释名

亦名陵游。

性味

(根)苦涩、大寒、无毒。

主治

1. 伤寒发狂。用龙胆二钱研细,加入鸡蛋清。每服二钱,白蜜化冰水送下。

2. 四肢疼痛。用龙胆根切细,在生姜汁中浸一夜,焙干,捣为末。取一茶匙,水煎,温服。

3. 谷疸、劳疸(谷疸因多食而得,劳疸因过劳而得)。用龙胆一两,苦参三两,共研为末,加牛胆汁和成丸子,如梧子大。每服五丸,一天服三次。如不愈,可稍稍增加药量。治劳疸,可增加龙胆一两,栀子仁三至七枚,以猪胆代牛胆和丸。

4. 盗汗。用龙胆研细,每服一钱,加猪胆汁三两(滴入少许温酒)调服。治小儿盗汗,可加防风。

5. 咽喉热痛。用龙胆磨水服。

6. 目涩。用生龙胆捣汁一合，加黄连浸汁一匙，调匀点眼。

7. 眼中流脓。用龙胆、当归，等分为末。每服二钱，温水送下。

8. 蛔虫攻心（刺痛，吐清水）。用龙胆一两，去头，锉碎，加水二碗，煮成一碗。头天晚上停食，第二天清晨，将药一顿服完。

9. 突然尿血不止。以龙胆煎服。

细辛

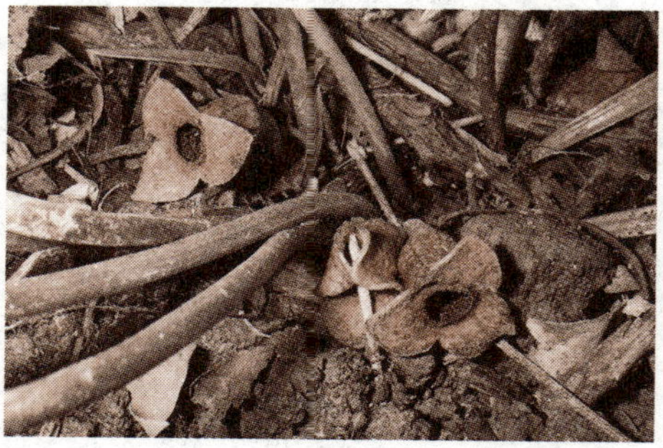

细辛

释名

亦名小辛、少辛。

性味

辛、温、无毒。李时珍说：辛、温能散，所以各种风寒、风湿、头痛、痰饮、胸中带气、惊等症，可用本品治疗。

主治

1. 中风（突然倒下，不省人事）。用细辛末吹入鼻中。

2. 虚寒呕哕，饮食不下。用细辛（去叶）半两，丁香二钱半，共研为末。每服一钱，柿蒂汤送下。

3. 小儿客忤（按：本病症状是，面青，惊痛，不能说话；或颈项强硬，出现险象；或在夜中忽然惊啼不止）。用细辛、桂心，等分为末，每服少许放入小儿口中。

4. 口舌生疮。用细辛、黄连，等分为末，搽患处，漱去涎汁。治小儿口疮，可用醋调细辛末贴敷脐上。

5. 牙齿肿痛。口中溃烂,用细辛煎成浓汁,多次漱口,热含冷吐。

6. 鼻中息肉。用细辛末时时吹入。

7. 耳聋。用细辛末溶在黄蜡中,团成小丸。每棉裹一丸。塞耳中。此方名“聪耳丸”。

徐长卿

释名

亦名鬼督邮、别仙踪。

性味

(根)辛、温、无毒(陶弘景认为有毒)。

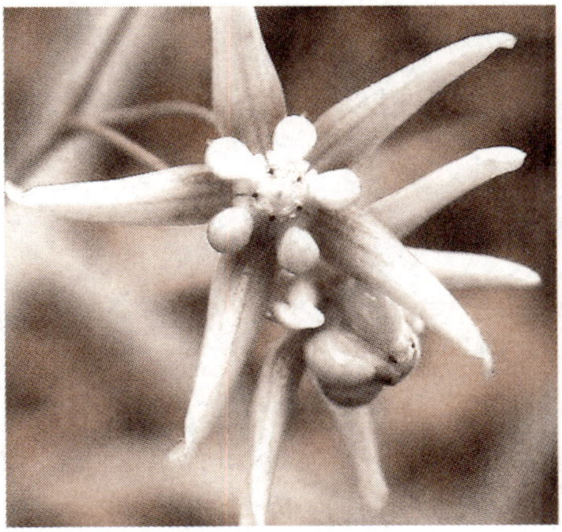

徐长卿

主治

1. 小便不通。用徐长卿(炙过)半两,茅根三分,木通、冬葵子各一两,滑石二两,槟榔一分,瞿麦穗半两。每服五钱,水煎,再加朴硝一钱,温服。此方名“徐长卿汤”。

2. 晕车晕船。用徐长卿、石长生、车前子、车下李根等分捣碎,取半合装在袋子里悬衣带上。徐长卿亦治疫疾、邪恶气、温疟等。

白薇

释名

亦名薇草、白幕、春草、骨美。

性味

(根)苦、咸、平、无毒。

主治

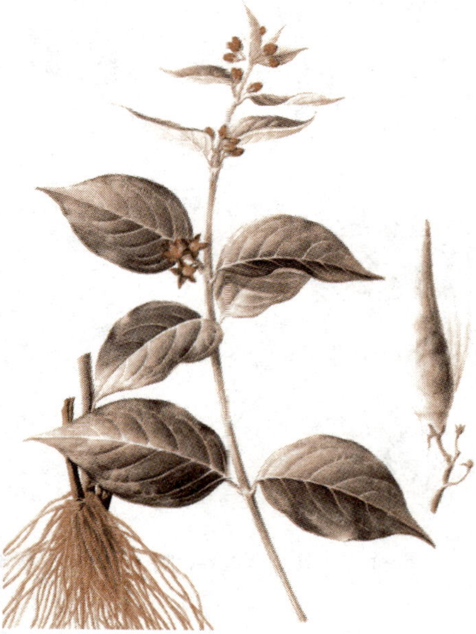

白薇

1. 肺实鼻塞,不知香臭。用白薇、款冬花、贝母各一两,百部二两,共研为末。每服一钱,米汤送下。

2. 妇女遗尿(不拘胎前产后)。用白薇、芍药各一两,共研为末,每服一茶匙,酒送下。一天服三次。

3. 血淋、热淋。治法同上。

4. 妇女血阙(平时无病,突然昏倒,目闭口禁,过很久才醒悟过来,这种病叫"血阙",也叫"郁冒")。用白薇、当归各一两,人参半两.甘草一钱半。每服五钱,加水二碗煮成一碗,温服。此方名"白薇汤"。

5. 刀伤。用白薇研末敷伤口。

6. 妇女产中虚烦呕逆。用白薇同桂树一分,竹皮石膏三分,甘草七分,加枣肉调成丸子。每服一丸,米汤送下。发热者白薇用量加倍。

白 前

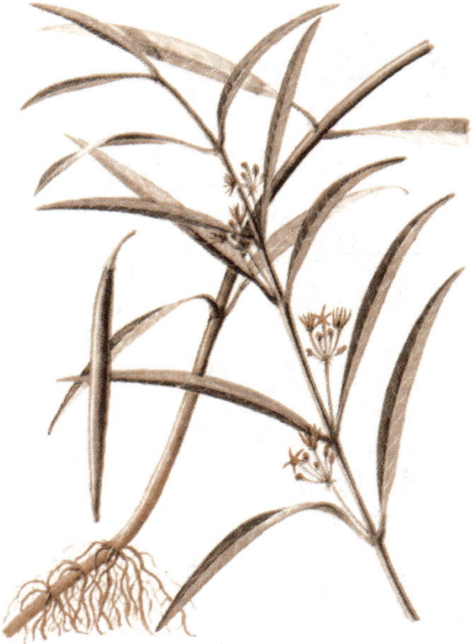

白前

释名

亦名石蓝、嗽药。

性味

苦、微温、无毒。

主治

1. 久嗽咳血。用白前、桔梗、桑白皮各三两(炒过),甘草一两(炙),加水六升,煮成一升,分三次服下。忌食猪肉、白菜。

2. 久咳气壅(体肿、短气、胀满、喉中呼吸有声,不能平躺卧下)。用白前二两,紫苑、半夏各三两,大戟七合,以水一斗浸一夜后煮成三升,分数次服。忌食羊肉、饴糖。

当归

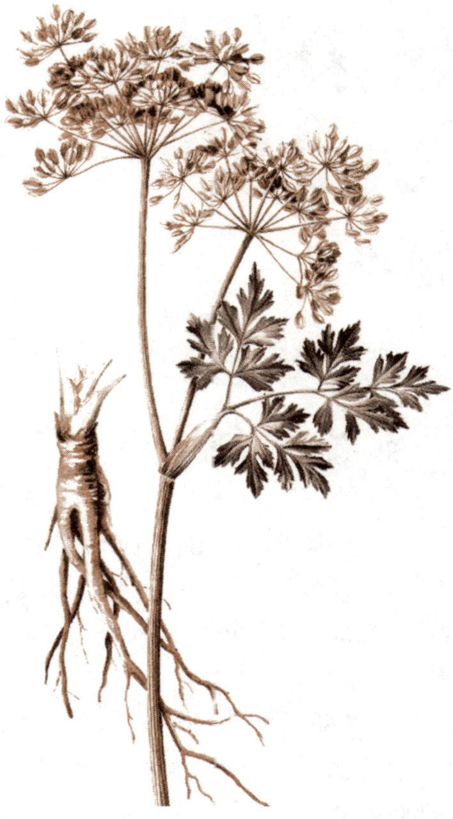
当归

释名

亦名干归、山蕲、白蕲、文无。

性味

(根)苦、温、无毒。

主治

1. 血虚发热(困渴大饮,目赤面红,脉洪大而虚,重按无力。如作为热症而服白虎汤必致死亡)。空当归身二钱(酒洗),棉黄芪一两(蜜炙),水煎,作一次空心温服。一天吃两剂。此方名“当归补血汤”。

2. 失血过多(伤胎、产后、崩中、金疮、拔牙等出血过多,心烦眩晕,不省人事)。用当归二两,芎一两,每用五钱,加水七分,酒三分,煎至七成。一天服两次。

3. 鼻血不止。用当归,焙干,研细。每服一钱,米汤调下。

4. 小便出血。用当归四两,锉碎,加酒三升,煮成一升,一次服下。

5. 头痛欲裂。用当归二两,加酒一升,煮成六合饮下。一天服两次。

6. 手臂疼痛。用当归三两,切细,酒浸三天后饮之。饮尽,再配药照饮,病好为止。

7. 久痢不止。用当归二两,吴茱萸一两,同炒香。去掉茱萸,单以当归研末,加蜜做成丸子,如梧子大。每服三十丸,米汤送下。此方名“胜金丸”。

8. 大便不通。用当归、白芷,等分为末。每服二钱,米汤送下。

9. 妇女百病。用当归四两,地黄二两,共研细,加蜜做成丸子,如梧子大。每服十五丸,饭前服,米汤送下。

10. 月经逆行,从口鼻出。先以京墨磨汁服下,次用当归尾、红花各三钱,加水一杯半,煎至八成,温服。

11. 少女闭经。用当归尾、没药各一钱,共研为末。红化泡酒送下,一天服一次。

12. 妇女脐下气胀,月经不调,常作呕,睡不好。用当归四钱,干漆(烧存性)二钱,共研为末,加炼蜜做成丸子,如梧子大。每服十五丸,温酒送下。

13. 小产后流血不止。用当归一两,葱白一把。每服五钱,加酒一碗半,煎至八成温服。

14. 妊娠胎动(腹痛,下血,口噤欲死)。用当归二两,芎一两,碎为粗末。每服三钱,以水一碗煎至将干,加酒一碗再煎开水后温服。过半小时,又服一次。不过三五服,即可见效。此方名“神妙佛手散”。子尚活,可保胎;子已死,即产下。

15. 产后血胀(腹痛牵引到胁痛)。用当归二钱,炮干姜五分,研细。每服三钱,加水一碗,煎至八成,放少许盐醋,热服。

16. 产后腹痛如绞。用当归末五钱,白蜜一合,水一碗,共煎,分二次服。无效时,再服一剂。

17. 产后自汗、大热、气短、腰脚剧痛。用当归三钱,黄芪、白芍药(酒炒)各二钱,生姜五片,加水一碗半,煎至七成,温服。

18. 产后中风(口吐涎沫,手脚抽筋,不省人事)。用当归、荆芥穗,等分为末。每服三钱,加水一碗半,酒和童便各少许,共煎至七成灌服。如能吞下,即可救。

19. 小儿胎寒,好哭。用当归末一小撮(如小豆大)灌下,一昼夜灌三、四次。

20. 小儿脐湿(或红肿,或出水,不早治,成脐风)。用当归末敷搽。加一点麝香更好。又方:当归末、胡粉等分,和匀搽患处。

21. 汤火伤疮溃烂。用麻油四两,煎当归一两至焦黄。去渣留油,加入黄蜡一两,搅成膏。等冷定后,取膏摊贴患处。

芎 穷

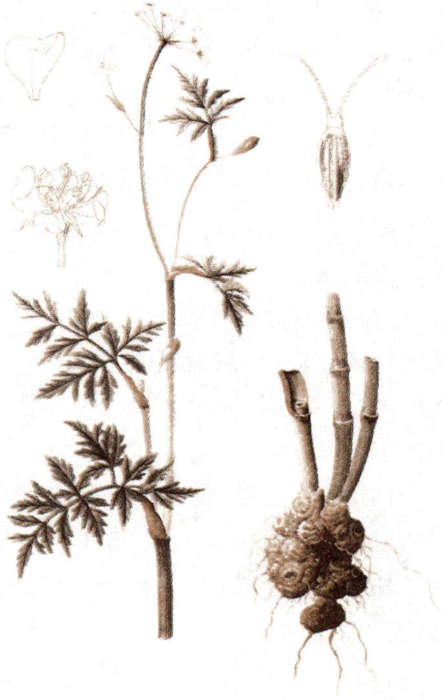
芎穷

释 名

亦名川芎、香果、山鞠穷。

性 味

(根)辛、温、无毒。

主 治

1. 气虚头痛。用川芎研细,每取二钱,茶汤调服。

2. 产后头痛。用川芎、天台乌药,等分为末。每服二钱,葱茶调下。又方:加白术,水煎服。

3. 风热头痛。用川芎一钱,茶叶二钱,加水一盅煎至五成,饭前热服。

4. 偏头风。用川芎,锉细,泡酒。每日饮少量。

5. 头晕目眩。用川芎、槐子各一两,共研为末。每服三钱,茶汤送下。又方:川芎一斤,天麻四两,共研为末,加炼蜜做成丸子,如弹子大。每嚼服一丸,茶汤送下。

6. 验胎(三个月月经不来,查验是否有孕)。取生川芎研细,空腹服一茶匙,艾汤送下。如觉腹内微动,则有胎;如不动,则无胎。

7. 损动胎气,或子死腹中。用川芎研细,服一茶匙,酒送下。连服两剂,死胎即下。

8. 崩中下血，昼夜不止。用川芎一两，清酒一碗，煎至五成，慢慢饮下。又方：与上方同，另加生地黄汁二合同煮。

9. 小儿脑热（好闭目，或太阳穴痛，或眼睛红肿）。用川芎、薄荷、朴硝各二钱，共研为末。每服少许吹入鼻中。

10. 牙烂口臭。用川芎煎水，随时含嗽。

11. 牙痛。用大川芎一个，焙干，加入细辛，共研为末擦牙。

12. 各种疮肿。用川芎煅后研细，加入适量水银粉，滴麻油调匀搽患处。

13. 产后乳悬（妇女产后，两乳变细、变长，有时垂到小腹，痛不可忍）。用川芎、当归各一斤，两相混合，取出半斤，切片，加水浓煎，随时饮服，不限量。另外的一斤半，锉成小块，烧烟，令病人吸入口鼻。药用尽，可再作一剂。

蛇床

释名

亦名蛇粟、蛇米、虺床、马床、墙蘼。

性味

苦、平、无毒。

主治

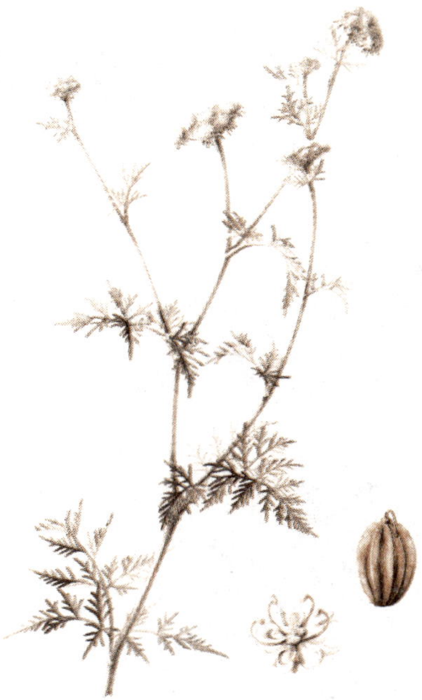
蛇床

1. 阳事不起。用蛇床子、五味子、菟丝子，等分为末，加炼蜜做成丸子，如梧子大。每服三十丸，温酒送下。一天服三次。

2. 赤白带下，月经不来。用蛇床子、枯白矾，等分为末，加醋、面和成丸子，如弹子大，胭脂为衣，棉裹后纳入阴道中。一天换药一次。

3. 妇女阴部奇痒。用蛇床子一两，白矾二钱，煎汤常洗。

4. 产后阴脱。用布包蛇床子蒸熟后熨患处。又方：蛇末子五两，乌梅十四个，煎水洗。一天洗五至六次。此方亦治妇女阴痛。

5. 男子阴肿、胀痛。用蛇床子研为末，加鸡蛋黄调匀敷患处。

6. 脱肛。用蛇床子、甘草各一两，研细。每服一钱，白开水送下。一天服三次。同时，用蛇床子末搽患处。

7. 痔疮。用蛇床子煎汤熏洗。

8. 小儿癣疮。用蛇床子末，加猪油调匀，搽疮上。

9. 小儿甜疮（疮连到头、面、耳边，流水，极痒，久不愈）。用蛇床子一两，水银粉三钱，共研为末，调油涂患处。

10. 牙痛。用蛇床子煎汤，乘热漱口。

11. 冬月喉痹，肿痛不能下药。用蛇床子放入瓶中烧出烟，令病人口含瓶嘴吸烟，有痰吐出，病即渐愈。

藁本

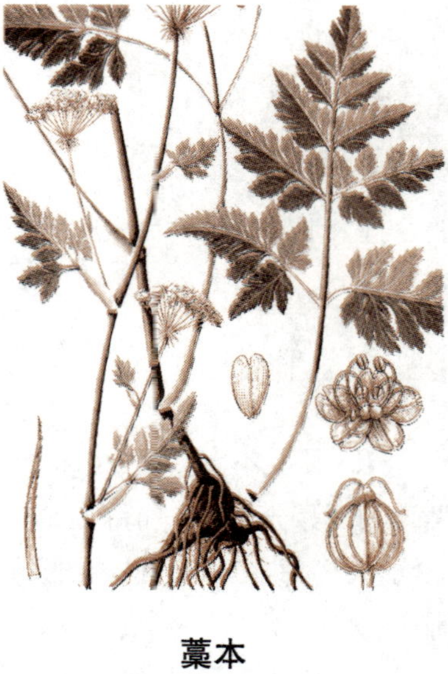

藁本

释名

亦名藁茇、鬼卿、地新、微茎。

性味

（根）辛、温、无毒。

主治

太阳穴头痛、巅顶痛、头面身体皮肤风湿，

亦治痈疽，排脓内塞。

小儿疥癣，可用藁本煎汤洗，并搓洗换下来的衣服。

头屑多，可用藁本、白芷，等分为末，夜间干擦头发，清晨梳去，头屑自除。

白芷

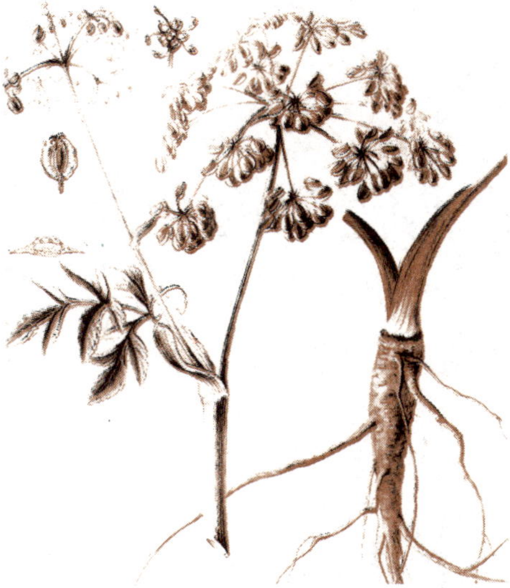

白芷

释名

亦名白茝、芳香、泽芬、苻蓠、莞。叶名蒚麻。

性味

（根）辛、温、无毒。

主治

1. 一切伤寒。用白芷一两，生甘草半两，姜三片，葱白三寸，枣一枚，豉五十粒，加水二碗，煎药服下服汁，煎药服下取汗。不汗再服。此方名“神白散”，或“圣僧散”。

2. 一切风邪。治法同上。

3. 伤风流涕。用白芷一两，荆芥穗一钱，研细。每服二钱，茶送下。

4. 偏正头风。用白芷（炒）二两五钱，川芎（炒）、甘草（炒）、川乌头（半生半熟）各一两，共研为末。每服一钱，细茶薄荷汤送下。

5. 头晕。用白芷洗晒后研细，炼蜜做成丸子，如弹子大。每嚼服一丸，茶汤或荆芥汤送下。

6. 风热牙痛。用白芷一钱，丹砂五分，共研为末，加蜜做成丸子，如芡子大。

常取以擦牙,有效。又方:白芷、吴茱萸等分,泡水漱口,吐去涎水。

7. 眼病。用白芷、雄黄,共研为末,加炼蜜做成丸子,如龙眼大,丹砂为衣。每服一丸,茶送下。饭后服,一天服二次。此方名“还睛丸”。

8. 口齿气臭。用白芷七钱,研细。每服一钱,饭后服,清水送下。

芍药

释名

将离、梨食、白芍、余容、延。白者名金芍药,赤者名木芍药。

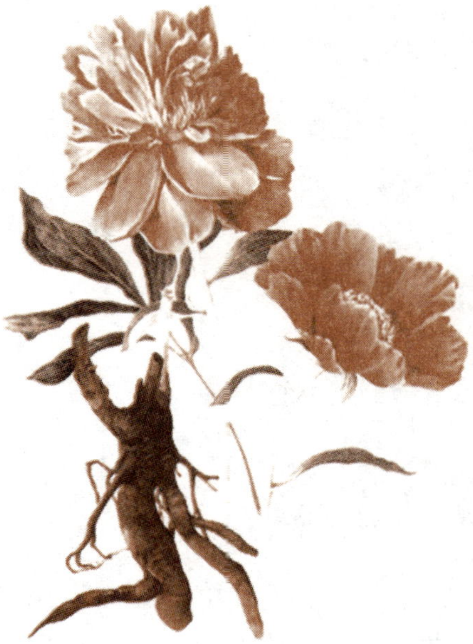

芍药

性味

(根)苦、平、无毒。

主治

1. 腹中虚痛。用白芍药三钱,炙甘草一钱,加水二碗,煎成一碗温服。夏月加黄芩五分,恶寒加肉桂一钱,冬月大寒再加肉桂一钱。

2. 骨痛。用芍药二分,虎骨一两,炙后研细,装入布袋放在酒三升中泡五天。每次饮酒三合,一天三次。

3. 脚气肿痛。用芍药六两,甘草一两,共研为末,白开水送下。

4. 消渴。用白芍药、甘草,等分为末。每用一钱,水煎服。一日服三次。有特效。

5. 鼻血不止。用芍药研细,每服两匙,水送下。

6. 鼻血、咯血。用白芍药一两,犀角末二钱半,共研细,新水冲服一茶匙。血止为限。

7. 崩中下血(小腹痛)。用芍药一两(炒黄),柏叶六两(微炒)。每服二两,加水一升,煮成六合。又方:将上方中的两味药,共研为末。每服二钱,酒送下。

8. 月经不停。用白芍药、香附子、熟艾叶各一钱半,水煎服。

9. 赤白带长期不愈。用白芍药三两,干姜半两,锉碎,捣成末。每服二匙,空心服,水送下。一天服二次。又方:芍药炒黑,研为末,酒送服。

10. 刀伤。用白芍药一两,熬黄,研细。每服二钱,酒或米汤送下。同时可用药末敷伤处。

11. 木舌肿满。用赤芍药、甘草煎水热漱。

12. 鱼骨鲠喉。用白芍药嚼细咽汁。

牡丹

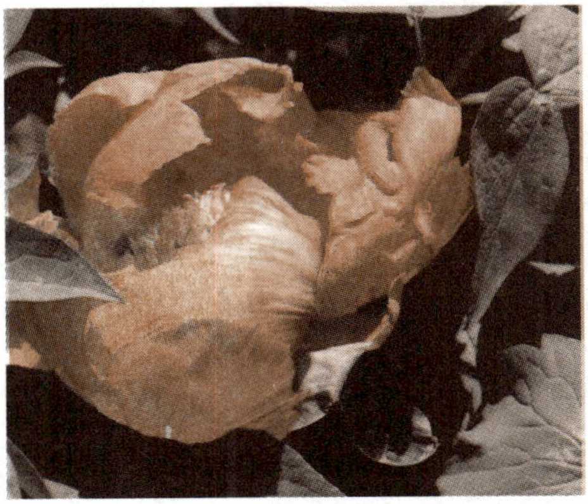

牡丹

释名

鼠姑、鹿韭、百两金、木芍药、花王。

性味

(根皮)辛、寒、无毒。

主治

1. 疝气(觉气胀不能动)。用牡丹皮、防风,等分为末,每服二钱,酒送下。

2. 妇女恶血(血往上冲,脸红易怒)。用牡丹皮半两,干漆(烧至烟尽)半两,加水二杯,煎成一杯服下。

3. 伤损淤血。用牡丹皮二两,虻虫二十一个(熬过),同捣碎。每天早晨服一匙，温酒送下。

4. 刀伤后内出血。用牡丹皮研细，水冲服少许。淤血自尿中排出。

5. 下部生疮(已破口)。取牡丹末一匙煎服。一天三次。

木 香

释名

蜜香、青木香、五木香、南木香。

性味

(根)辛、温、无毒。

主治

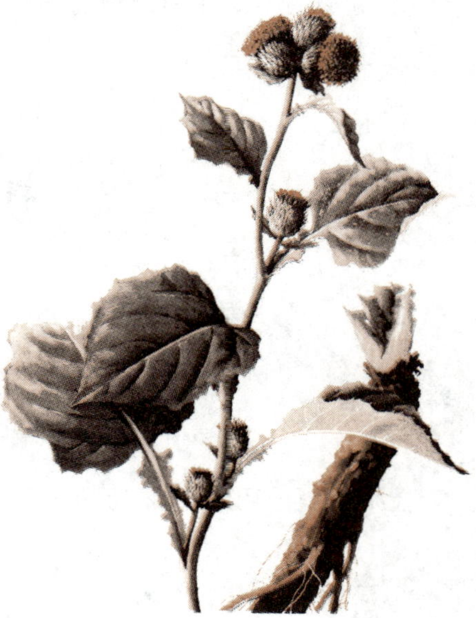

木香

1. 中气不省(闭目不语，状如中风)。用木香研细，冬瓜子煎汤灌下三钱。痰盛者，药中加竹沥和姜汁。

2. 胃气闷胀，不思饮食。用木香、诃子各二十两，捣烂筛过，加糖和成丸子，如梧子大。每服三十丸，空心服，酒送下。此方名"青木香丸"。

3. 心气刺痛。用木香一两，皂角(炙)一两，共研为末，加糊做成丸子，如梧子大。每服五十丸，开水送下。

4. 流动性气痛。用温水磨木香成浓汁，加热酒调服。

5. 小肠疝气。用木香四两，酒三斤煮过。每日取酒饮三次。

6. 气滞腰前。用木香、乳香各二钱，酒浸，饭上蒸，均以酒调服。

7. 突然耳聋。用木香一两，切小，放苦酒中浸一夜，取出，加麻油一合，微火煎过，滤去药渣，以油滴耳。一天三至四次。

8. 霍乱转筋（腹痛）。用木香末一钱，放入木瓜汁一杯中，加热酒调服。

9. 痢疾（包括久痢）。用木香一块（方圆一寸），黄连半两，同在半升水中煎干。单取木香，焙干研细，分三次服。第一次，橘皮汤送下；第二次，米汤送下；第三次，甘草汤送下。

10. 肠风下血。用木香、黄连，等分为末。放入猪大肠中，两头扎定，煮到极烂，然后去药食肠，或连药捣为丸子吞服。

11. 小便浑浊，状如精液。用木香、没药、当归，等分为末。以刺棘心的榨汁和药成丸，如梧子大。每服三十丸，饭前服，盐汤送下。

12. 小儿阴肿（阴茎肿大。或缩小，很痛）。用木香、枳壳（麸炒）各二钱半，炙甘草一钱，水煎服。

13. 各种痈疽、疮疖。用木香、黄连、槟榔，等分为末，油调搽患处。

14. 蛇虫咬伤。用木香不限量，煎水服，有奇效。

15. 腋下、阴下湿臭或已成疮。用好醋浸木香夹于腋下阴下，或研末敷患处。

16. 牙痛。和木香末加少许麝香揩牙，同时以盐汤漱口。

高良姜

释名

蛮姜，子名红豆蔻。

性味

（根）辛、大温、无毒。

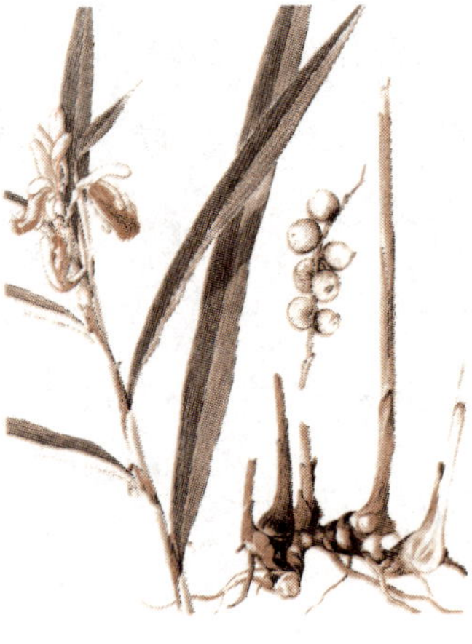

高良姜

主 治

1. 霍乱吐泻。用高良姜(炙令焦香)五两,加酒一升,煮三四沸,一次服完。

2. 脚气欲吐(患脚气病的人,容易发吐。日常生活,注意早餐多食,午餐少食,晚餐不食,或喝一点豉粥。有发吐感觉时,立即服药)。用高良姜一两,加水三升,煮成一升,一次服完。如急切间找不到高良姜,可以母姜一两代替,清水煎服。疗效较差,然亦有效。

3. 心脾冷痛(即胃痛)。用高良姜四两,切片,分成四份:一两以陈米半合炒黄,去米;一两以陈壁土半两炒黄,去土;一两以巴豆三十四颗炒黄,去豆;一两以斑蝥三十四个炒黄,去蝥。另取吴茱萸一两,酒浸一夜后,同高良姜一起再炒,共研为末,以浸吴茱萸的酒调药做成丸子,如梧子大。每服十五丸,空心服,姜汤送下。此方名“高良姜丸”。又方:高良姜三钱,五灵脂六钱,共研为末。每服三钱,醋汤调下。

4. 养脾温胃,去冷消痰,宽胸下气。用高良姜、干姜等分,炮过,研细,加面糊做成丸子,如梧子大。每服十五丸,饭后服,橘皮汤送下。妊妇忌服。

5. 脾虚寒疟(寒多热少,不思饮食)。用高良姜(麻油炒)、干姜(炮)各一两,共研为末。每服五钱,以猪胆汁调成膏子,临发病前,热酒调服。又方:上方所制的药末,加胆汁和丸,每服四十丸,酒送下。又方:高良姜、干姜,半生半炮各半两,穿山甲三钱,共研为末。每服二钱,猪肾煮酒送下。

6. 双目突然红痛。用小管吹高良姜末入鼻。使打喷嚏,红痛即消。

7. 风牙痛肿。用高良姜二寸,全蝎(焙)一枚,共研为末,擦痛处,吐出涎水,以盐汤漱口。

郁 金

释名

玉金，姜黄、毛姜黄。（异名）马蒁（《唐本草》）、黄郁（《石药尔雅》）。

性味

（根）辛、苦、寒、无毒。

主治

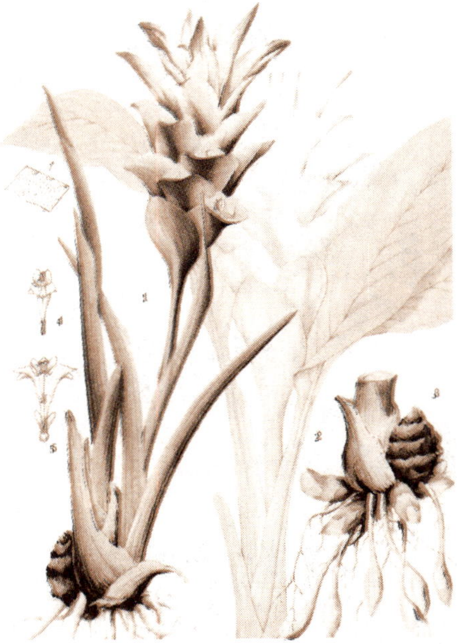
郁金

1. 癫狂症。用郁金七两，明矾三两，共研为末，加稀同做成丸子，如梧子大。每服五十丸，开水送下。

2. 痘毒攻心（痘疮忽由白色变成紫黑色，不出脓，日夜哭叫）。用郁金一枚，甘草二钱半，加水半碗煮干，去甘草，将郁金切片焙干，研为末，加脑子（炒）半钱。每服一钱，以生猪血五七滴和新汲水调下。二服后毒气从手足心发出，如痈状，病乃痊愈。

3. 心气痛。和郁金、附子、干姜，等分为末，加醋、糊做成丸子，如梧子大。朱砂为衣。每服三十丸。男用酒，女用醋送下。

4. 产后心痛（血气上冲欲死）。用郁金（烧存性）研细，取二钱，以米醋调灌能转危为安。

5. 鼻血、吐血。用郁金研细，水服二钱。不愈，再服一次。

6. 阳毒下血（热气入骨，痛不可忍）。用郁金五个，牛黄一个，如皂荚子大，做成散剂，每服用醋浆水一碗煎三沸后，待温把药送下。

7. 尿血。用郁金一两，葱白一握，加水一碗煎成三合，温服。一天服三次。

8. 风痰壅塞。用郁金一分，藜芦十分，共研为末。每取少许，温浆水调下。同时，以浆水一碗，漱口吐涎。可以吃一点东西压一下药味。

9. 痔疮肿痛。用郁金研细，加水调匀搽患处。

补骨脂

释名

破故纸、婆固脂、胡韭子。

性味

（子）辛、大温、无毒。

主治

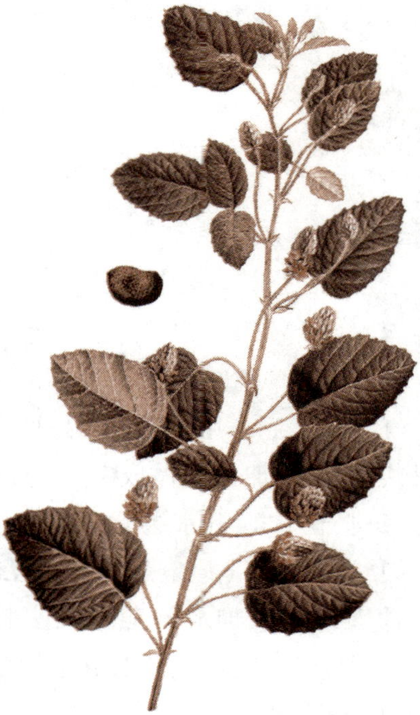

补骨脂

1. 元阳衰损（脚手沉重，夜多盗汗）。用补骨脂四两（炒香），菟丝子四两（酒蒸），胡桃肉一两（去皮），乳香、没药、沉香各二钱半（研细），加炼蜜和成丸子，如梧子大。每服二三十丸，空心服，盐汤或温酒送下。自夏至起，到冬至止。每天服一次。

2. 五劳七伤，下元久冷，一切风病，四肢疼痛。用补骨脂一斤，酒浸一夜，晒干，加乌油麻（黑芝麻）一升炒，等麻子炸声绝后，簸去麻子，只取补骨脂研为末，以醋煮面糊成丸子，如梧子大。每服二三十丸，空心服，温酒盐汤送下。

3. 肾虚腰痛。和破故纸一两，炒为末。每服三钱，温酒送下。或加木香一钱亦佳。又方:破故纸(酒浸,炒)一斤,杜仲(去皮,姜汁浸,炒)一斤,胡桃肉(去皮)二十个,共研为末,以蒜捣膏一两,和各药成丸,如梧子大。每服二十丸,空心服下,湿酒送下。妇女用淡醋汤送下。常服本方中壮筋骨,知血脉,乌须发,益颜色。此方名“青娥丸”。

4. 妊妇腰痛。用破故纸二两,炒香后研成末。先嚼胡桃肉半个,然后用温酒调服药末二钱。此方名“通气散”。

5. 定心补肾。和破故纸(炒)二两,白茯苓一两,共研为末;另取没药五钱,酒浸后煮化,和药末捏成丸子,如梧子大。每服三十丸,开水送下。破故纸补肾,茯苓补心,没药养血三者既壮,自然身安。

6. 精气不固。用破故纸、青盐等分,同炒为末。每服二钱,米汤送下。

7. 小便频数,肾气虚寒。用破故纸十两(酒蒸过),茴香十两(盐炒过),共研为末,加酒、糊做成丸子,如梧子大,每服百丸,盐酒送下,或以熟米、猪肾和药煨吃亦可。

8. 小儿遗尿。用破故纸(炒过),研为末,每夜用开水冲服五分。

9. 肾漏(阴茎不痿,精常流出,痛如针刺)。用破故纸、韭子各一两,共研为末,每取三钱,加水二碗,煎至六成服下。一天服三次,直至病愈。

10. 脾肾虚泻。用破故纸(炒)半斤,肉豆蔻(生用)四两,共研为末,加枣肉膏做成丸子,如梧子大。每服五十至七十丸,空心服,米汤送下。此方名“二神丸”。又方:照上方,加木蚝二两,名“三神丸”。

11. 水泻久痢。用破故纸(炒)一两,粟壳(炙)四两,共研为末,加炼蜜做成丸子,如弹子大。每服一丸,姜枣煎汁送下。

12. 牙齿久痛。用补骨脂二两,青卤半两,炒过研细擦痛处。

13. 跌坠腰痛,淤血凝滞。用破故纸(炒)、茴香(炒)、辣桂,等分为末。每服二钱,热酒送下。

荜茇

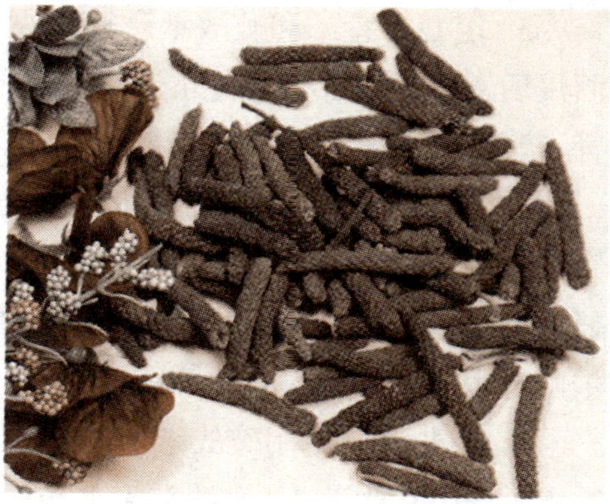
荜茇

释名

荜拨。

性味

辛、大温、无毒。

主治

1. 冷痰恶心。用荜茇一两研细，每服半钱，饭前服，米汤送下。

2. 暴泄身冷（自汗，想呕吐，小便清，脉微弱）。用荜茇、肉桂各二钱半，高良姜、干姜各三钱半，共研为末，加糊做成丸子，如梧子大。每服三十丸，姜汤送下。

3. 胃冷口酸（流清口水，心连脐痛）。用荜茇半两，厚朴（姜汁浸、炙）一两，共研末，加热鲫鱼肉，捣和成丸，如绿豆大。每服二十丸，米汤送下。

4. 瘴气成块，在腹不散。用荜茇一两，大内一两，生用，共研为末。加麝香少许，以炼蜜和丸，和梧子大。每服三十丸，冷酒送下。

5. 妇女血气痛（月经不调，下血无定时）。用荜茇（盐炒）、蒲黄（炒），等分为末，加炼蜜和成丸子，如梧子大。每服三十丸，空心服，温酒送下。此方名“二神丸”。

6. 偏头风。令病人口含温水，在头痛的一侧。用鼻孔吸入少许荜茇末，有效。

7. 风虫牙痛。用荜茇末擦牙，煎苍耳汤漱口，去涎。又方：用荜茇、胡椒，等分为末，化蜡调末成丸子，如麻子大。用时取一丸，塞孔中。

益智子

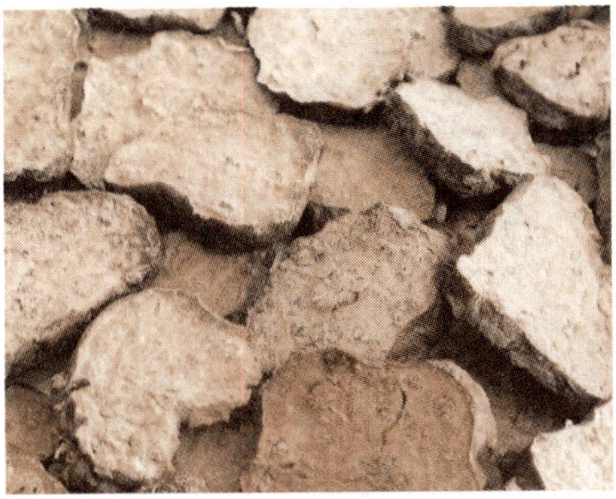

益智子

释名

益智仁。

性味

(仁)辛、温、无毒。

主治

1. 小便频数。用益智子(盐炒,去盐)、乌药,等分为末;另用酒煮山药粉为糊,和药成丸,如梧子大。每服七十丸,空心服,盐汤送下。此方名“缩泉丸”。

2. 心虚尿滑及赤白二浊。用益智子仁、白茯苓、白术,等分为末,每服三钱,白开水调下。

3. 白浊腹满。用益智仁(盐水浸、炒)、厚朴(姜汁炒)等分,加姜三片,枣一枚,水煎服。

4. 腹胀痛,泻不止。用益智子仁二两,浓煎饮下。

5. 妇女崩中。用益智子(炒,碾细)一钱,米汤加一点盐冲服。

6. 口臭。用益智子仁一两,甘草二钱,共碾成粉,常舐含口中。

7. 漏胎下血。和益智仁半两,缩砂仁一两,共研为末。每服三钱,空心服,白开水送下。一日服二次。

白豆蔻

释名

多骨。

性味

（仁）辛、大温、无毒。

主治

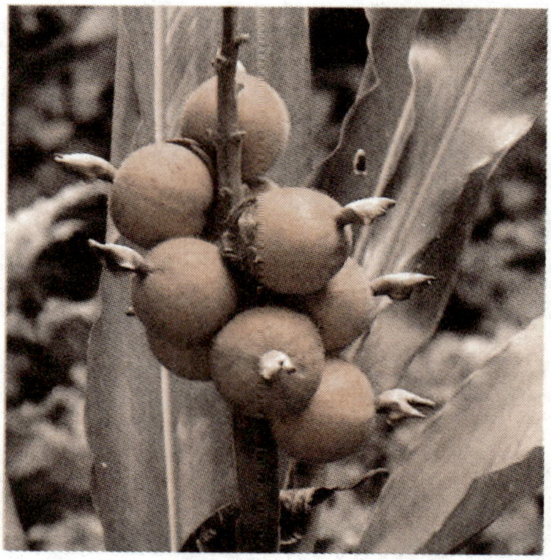

白豆蔻

1. 胃冷恶心（进食即想吐）。用白豆蔻仁三枚捣细，温酒送服。数服以后，即见效。

2. 突然恶心。取白豆蔻仁细嚼止吐。

3. 小儿吐乳。用白豆蔻仁十四个，缩砂十四个，生甘草二钱，炙甘草二钱，共研为末，常抹入小儿口中。

4. 反胃。用白豆蔻、缩砂仁各二两，丁香一两，陈为一升（黄土炒焦，去土），共研为末，加姜汁合成丸子，如梧子大。每服百丸，姜汤送下。此方名“太仓丸”。

豆蔻

释名

草豆蔻、漏蔻、草果。

性味

(仁)辛、涩、温、无毒。

主治

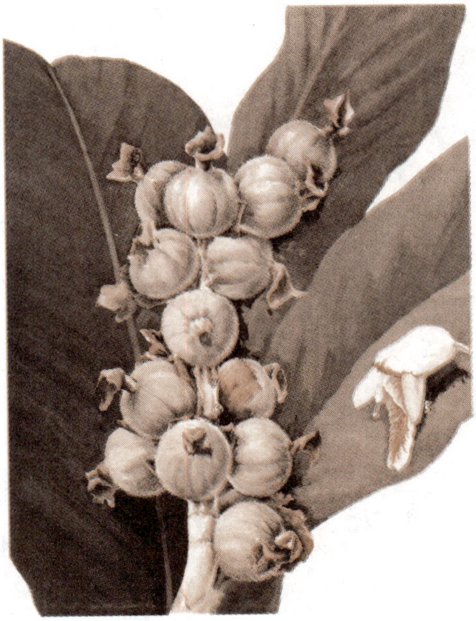

豆蔻

1. 心腹胀满,气短。用豆蔻一两,去皮,研细。每服半钱,木瓜生姜汤调下。

2. 胃弱呕逆不食。用豆蔻仁二枚,高良姜半两,加水一碗合煮,去渣取汁,再以生姜汁半合倒入,和面粉做成面片,在羊肉汤中煮熟,空腹吃下。

3. 霍乱烦渴。用豆蔻、黄连各一钱半,乌豆五十粒,生姜三片,水煎服。

4. 虚疟自汗不止。用豆蔻一枚,面裹煨熟。连面研细,加平胃散二钱,水煎服。

5. 瘴疟(热少寒多,或单过时冰热,或虚热不寒)。用豆蔻仁、熟附子等分,加水一碗,姜七片,枣一枚,煎至半碗服下。此方名"果附汤"(因豆蔻一名草果)。

6. 赤白带下。用豆蔻(连皮)一枚,乳香一小块,面裹,煨至焦黄,同面一起研细。每服二钱,米汤送下。一天服二次。

7. 脾痛胀满。用豆蔻仁二枚,酒煎服。

荆三棱

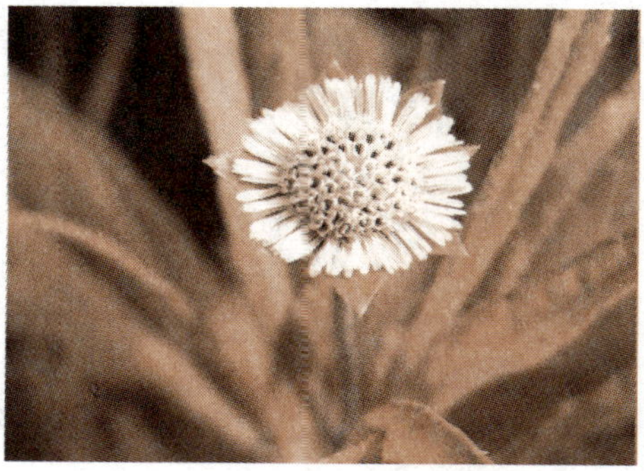

荆三棱

释名

京三棱、草三棱、鸡爪棱、黑三棱、石三棱。

性味

(根)苦、平、无毒。

主治

1. 症瘕鼓胀,用三棱根切一石,加水五石煮成三石,去渣,再煮,得汁三焙。隔水明显成膏,浓如稠糖。每天早晨服一小匙,酒送下。又方:荆三棱、青皮、陈皮、木香各半两,肉豆蔻、槟榔各一两,硇砂二钱,共研为末,加糊成丸子,如梧子大,每服三十丸,姜汤送下。

2. 痃癖(胁下坚块如石)。用荆三棱(炮)一两,川大黄一两,共研为末,加醋熬成膏。每日服一匙,空心服,生姜、橘皮汤送下。

3. 小儿气癖。用三棱煮汁给授乳的母亲吃,也把少量给小儿吃。小儿新生百日及十岁以下,无论热痃癖等,服此药都有效。

4. 反胃恶心,药食不下。用荆三棱(炮)一两,生丁香三分,共研为末。每服一钱,开水送下。

5. 乳汁不下。用荆三棱三个,加水二碗,煎成一碗洗奶(乳房),取汁出为度。

6. 浑身燎泡(状如棠梨,每泡出水)。用荆三棱、蓬莪茂各五两,共研为末。分三次服,酒调下。连续服完。

莎草(香附子)

释名

雀头香、草附子、水香棱、水巴戟、水莎、侯莎、莎结、夫须、续根草、地毛。

性味

(根)甘、微寒、无毒。

主治

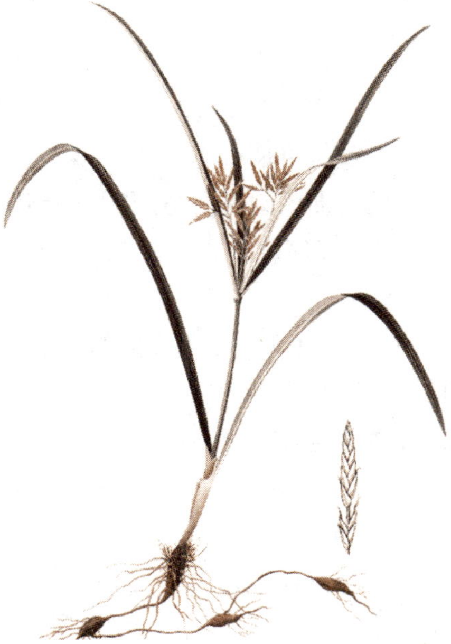

莎草

1. 未老先衰。用香附子一斤,水浸一夜,取出,擦去毛,炒黄,加茯神(去皮)四两,共研为末,以炼蜜调末为丸,如弹子大。每晨服一丸,降气汤送下。降气汤是用香附子(如上法处理)半两,茯神二两,炙甘草一两半,合煎而成。此方名“交感丹”。除了治未老先衰之外,还能治胸痞、拒食、虚冷遗精等症。

2. 偏正头痛,热气上攻,头目昏眩。单用香附子一味,经过去皮、煮、捣、晒、焙之后,研为细末,加炼蜜调成丸子,如弹子大。每服一丸,水一碗,煎药至八成服下,妇女用醋汤煎服。此方名“一品丸”。

3. 一切气病(胸腹胀满、恶心、气逆、翻酸、烦闷等)。用香附子一斤,缩砂仁八两,炙甘草四两,共研为末,盐开水送服。或研成粗末煎服亦可。此方名“快气汤”。

4. 心腹刺痛。香附子(去毛,焙)二十两,乌药十两,甘草(炒)一两,共研为末。每服二钱,盐汤送下。

5. 心脾气痛(胸膛软处有一点作痛,俗称心气痛,实乃胃脘有滞所致,或起因于气,或起因于寒)。用香附子醋浸,略炒,研为末;另用高良姜酒洗几次,略炒,也研为末。两工分别收存,治病时,起因于寒者,姜二钱,附一钱;起因于气者,附二钱,姜一钱;起因于气与寒者,姜、附等分。三种情况都以热米汤加一匙姜汁和一小撮盐把药送下。服药七八次后,病根可除。

6. 心腹诸痛(心气痛、腹痛、小腹痛、血气痛等)。用香附子二两,艾叶半两,蒸日上在醋汤中蒸煮熟,去艾叶,炒香附子末,加醋、糊做成丸子,如梧子大。每服五十丸,开水送下。此方名"艾附丸"。

7. 湿肿虚肿。用香附子、艾,加醋煮干,研末。以醋、糊调入做成丸子,如梧子大。常服,可使肿水从小便排出。又方:香附子一斤,在童便中浸三日,取出,焙干研细,加糊为丸。每服四五十丸,米汤送下。一天服二次。

8. 疝气痛。和香附末二钱,空心服,以海藻一钱,煎酒调下,服药后把海藻也吃下去。

9. 月经不调及其他妇科病。用大香附子(擦去毛)一斤,分作四份:一份醇酒浸,一份酽醋浸,一份盐水浸,一份童便浸。几日后,取出香附子,洗净,晒干,捣烂,微焙为末,加醋煮面糊做成丸子,如梧子大。每服七十丸,酒送下。瘦人,加泽新天兰、赤茯苓末二两;气虚,加四君子料;血虚,加四物料。此方名"四制香附丸"。

10. 重度血崩或五色漏带。用香附子去毛炒焦,研为末,热酒冲二钱,立愈。已昏迷者,服三钱,米汤送下。

11. 安胎顺气。香附子炒后研细,浓煎紫苏汤送服一至二钱。加砂仁亦可。此方名"铁罩散"。

12. 妊娠恶阴(胎气不安,气不升降,呕吐酸水,起坐不便,饮食不进)。用香附子二两,藿香叶、甘草各二钱,共研细。每服二钱,开水加盐送下。此方名"二香散"。

13. 临产顺胎(怀胎九月或十月时服此,自然顺产)。香附子四两,缩砂仁(炒)三两,甘草(炙)一两,共研为末。每服二钱,米汤送下。

14. 产后狂言(血晕妄语,烦渴不止)。用生香附子(去毛)研细。每服二钱,姜、枣煎汤送下。

15. 气郁吐血。用童便调香附末二钱服。又方:香附子一两,白茯苓半两,共研为末。每服二钱,陈粟米汤送下。

16. 肺破咯血。用香附子一钱,研细,米汤送服。一天服二次。

17. 尿血。用香附子,新地榆等分,分另煎汤。先服香附汤在口,后服地榆汤至尽。末见效，可照此再服。

18. 各种下血。用香附子浸童便中一天，取出捣碎，醋拌，焙干，研为末。每服二钱，米汤送下。又方：香附子以醋酒各半煮熟，焙研为末，加黄秫米糊做成丸子，如梧子大。每服十丸，米汤送下。一天服二次。又方：香附子末二钱，加百草霜、麝香各少许同服，见效很快。

19. 脱肛。用香附子、荆芥穗，等分为末。每取一匙，加水一碗，煎沸十多次后，淋洗患处。

20. 气郁头痛。用香附(炒)四两，川芎二两，共研为末。每服二钱，茶汤调下。常服可防头痛，又可明目。

21. 肝虚目痛(冷泪，羞明)。用香附子一两，夏枯草半两，共研为末。每服一钱，茶汤送下。

22. 突然耳聋。用香附子(瓦炒)研末，早晚各服二钱，萝卜子煎汤送下。药忌铁器。

23. 牙痛。和香附子、艾叶煎汤漱口，同时用香附子末擦牙。又方：香附子(炒存性)三两，青盐、生姜各半两，共研为末，每日擦牙。

24. 长期消渴不愈。用香附子一两，白茯苓半两，共研为末。每服三钱，陈粟米汤送下。每天服二次。

25. 蜈蚣咬伤。嚼香附涂搽，立效。

藿香

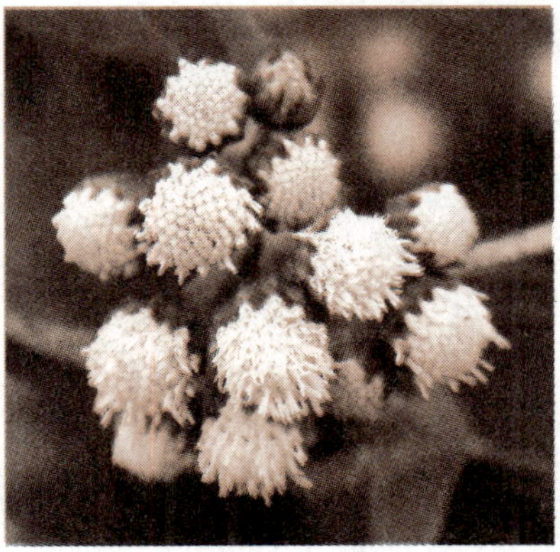

藿香

释名

兜娄婆香。

性味

(枝叶)辛、微温、无毒。

主治

1. 霍乱吐泻用藿香叶、陈皮各半两，加水二碗，煎成一碗，温服。

2. 暑天吐泻。用滑石（炒）二两，藿香二钱半，丁香五分，共研为末。每服一至二钱，淘米水调服。

3. 胎气不安（气不升降，呕吐酸水）。用香附、藿香、甘草各二钱，共研为末。每服二钱，加一点盐，以开水调下。

4. 口臭。用藿香洗净，煎汤，随进漱口。

5. 烂疮。用藿香中、细茶等分，烧灰，油调涂叶片贴疮上。

薰草

释名

蕙草、香草、燕草、黄零草。

性味

甘、平、无毒。

主治

1. 伤寒下痢。用薰草、当归各二两，黄连四两，加水六升，煮成二升服下。一天服三次。

2. 伤寒狐惑（狐惑症象是：虫蚀下部，痛痒不止，脉数而无热，汗出不止。病初起时，目尽赤，七八日后，四角变黄黑）。用薰草、黄连各四两，咬细。在白酸浆一斗中浸一夜。煮成二升，分三次服。

3. 头风眩晕(痰逆、恶心、懒食)。用真零陵香、藿香叶、香附子(炒),等分为末。每服二钱,茶汤送下。一天服三次。

4. 小儿鼻塞头热。用薰草一两,羊髓三两,慢火熬成膏,去滓,以膏揉摩背上。每天三至四次。

5. 头风白屑。用薰草、白芷等分,加水煎成汁,倒入鸡蛋白调匀,搽头几十次,以后永不生屑。

6. 牙齿疼痛。用薰草叶煎水含漱。

7. 梦遗失精。用薰草、人参、白术、白芍药、生地黄、茯神、桂心、炙甘草各二两,大枣十二枚,加水八升煮成三升,分二次服。此方名"薰草汤"。

8. 节育断产。用薰草研细。每服二钱,酒送下。连续服五次,可保一年不孕。

9. 赤白痢。用薰草去根,在盐酒中浸半月,取出炒干,每一两加广木香一钱半,共研为末。每服一钱半,冷水送下。三四次以后用热米汤送服一钱半,即可止痢。用药期间,忌食生梨。此方名"返魂丹"。

兰草

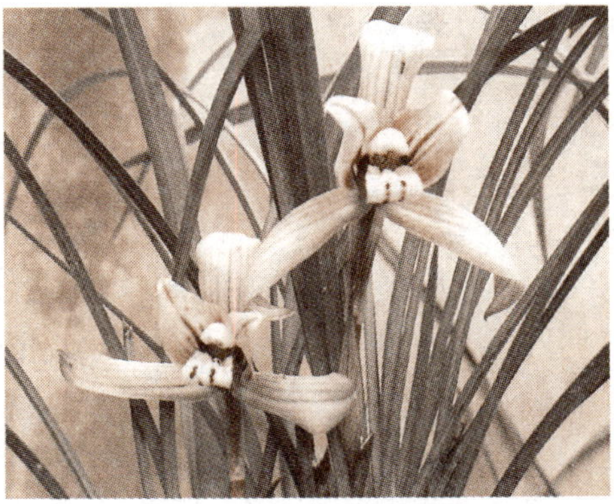

兰草

释名

(闲)、木香、香水兰、女兰、香草、燕尾香、大泽兰、兰泽草、煎泽草、省头草、都梁香、孩儿菊、千金草。

性味

(叶)辛、平、无毒。

主治

除胸中痰癖，治消渴，消痈肿，生血、调气，煮水，可以洗风病，可以解食牛马肉中毒。

泽兰

释名

水香、都梁香、虎兰、虎蒲、龙枣、孩儿菊、风药。根名地笋。

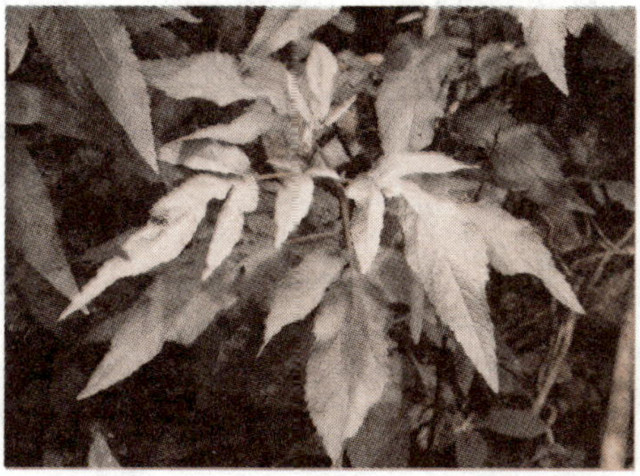

泽兰

性味

(叶)苦、微温、无毒。

主治

1. 产后水肿，血虚浮肿。用泽兰、防己，等分为末。每服二钱，醋酒送下。
2. 小儿褥疮。由大人嚼泽兰心把疮周围封起来。很有效。
3. 疮肿初起。把泽兰捣烂封住，有效。
4. 损伤淤肿。治法同上。
5. 产后阴翻(产后阴户燥热，变成翻花状)。用泽兰四两，煎汤熏洗。二三次后，再加枯矾一起煎洗。

马 兰

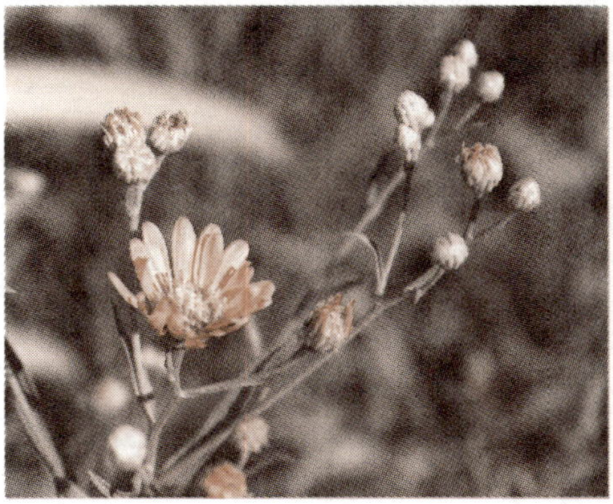
马兰

释名

紫菊。

性味

(根、叶)辛、平、无毒。

主治

1. 诸疟寒热。用马兰捣汁,再加一点水,发病日早晨服。药中高精亦可加砂糖。

2. 绞肠痧。用马兰根叶在口中细嚼,将汁咽下。

3. 打伤出血。用马兰、旱莲草、松香、皂树叶(冬日无叶,可用树皮)共研细,搽入伤口。

4. 喉痹口紧。用马兰根(或叶)捣汁,加几滴醋滴入鼻孔中,或灌入喉中,痰出,口自开。

5. 水肿尿涩。用马兰、黑豆、小麦,加酒、水各一杯,煎成药一杯,饭前温服。

6. 丹毒。用马兰、甘草,磨醋搽患处。

7. 痔漏。春夏取生马兰,秋冬取干马兰,白水煮食,连汁喝下。又方:马兰,酒煮,焙、研后加糊做成丸子。每天服适量,米汤送下。另用马兰煎水,加一点盐。每天熏洗患处。

香薷

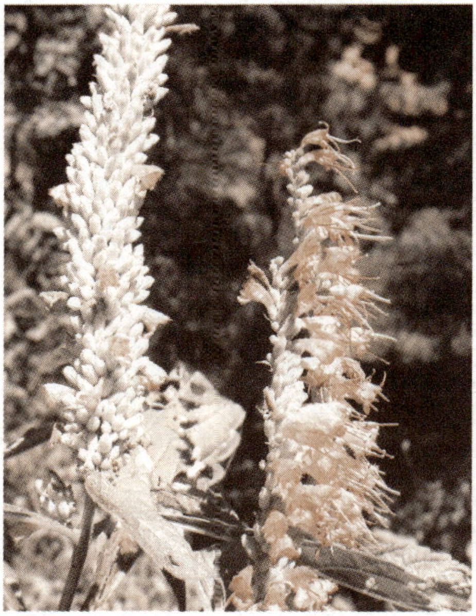
香薷

释名

香柔、香茸、香菜、蜜蜂草。

性味

辛、微温、无毒。

主治

1. 伤暑(暑天卧湿当风,或生冷不节,头痛发热,转筋,干呕,四肢发冷等)。用香薷一斤,厚朴(姜汁炙过)、白扁豆(微炒)各半斤,锉散。每服五钱,加水二碗,酒半碗,煎成一碗,放水中等冷定后服下。连进二服,很有效。此方名“香薷饮”。方中的扁豆,可用黄连(姜汁炒)代替。

2. 水肿。用干香薷五十斤,锉入锅中,加水久煮,去渣再浓煎,浓到可以捏丸时,即做成丸子,如梧子大。每服五丸,一天服三次,药量可以逐日加一点以小便能畅为愈。此方名“香薷煎”。又方:香薷叶一斤,水一斗,熬烂,去渣,再熬成膏,加白术末七两做成丸子,如梧子大。每服十丸,米汤送下。此方名“深师薷术丸”。

3. 心烦胁痛。用香薷捣汁一至二升服。

4. 鼻血不止。用香薷研末,水冲服一钱。

假苏

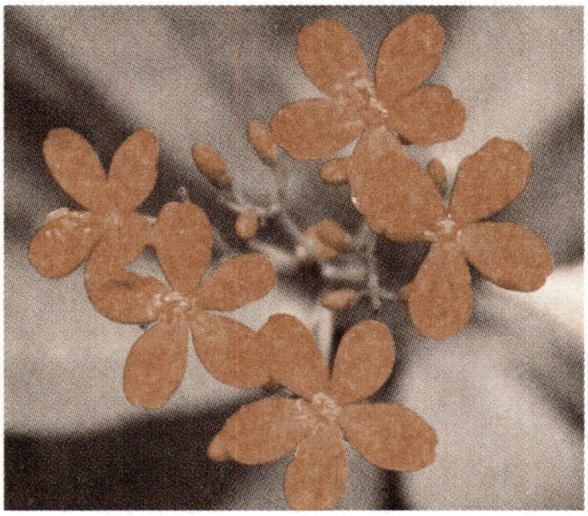

假苏

释名

姜芥、荆芥、鼠蓂。

性味

(茎、穗)辛、温、无毒。

主治

1. 风热头痛。用荆芥穗、石膏,等分为末。茶调下。

2. 风热牙痛。用荆芥根、乌桕根、葱根等分,煎汤随时含漱。

3. 小儿惊症。用荆芥穗二两,白矾(半生半枯)一两,共研为末,加糊做成丸子,如黍米大。朱砂为衣。每服二十丸,姜汤下。一天服二次。

4. 一切偏风(口眼歪斜)。用青荆芥一斤,青薄荷一斤,一起研烂,取汁浓煎成膏。加将药渣支掉三分之一,蓁三分之二晒干为末。以膏和末做成丸子,如梧子大。每服三十丸,白开水送下。早晚各服一次。

5. 中风口噤。用荆芥穗研细,取二钱,酒送服。此方名"荆芥散"。

6. 产后中风(手足抽筋,角弓反张,不省人事)。用荆芥穗子,微焙为末。每服三钱,酒或童便送下。口噤则挑齿灌入,齿紧则由鼻灌入。此方名"华佗愈风散",还有"如圣散"、"举卿古拜散"(亦即荆芥散之意,因举卿切音为荆,古拜切音为芥。这是用切音隐语来为药方名)等名。

7. 产后血眩风虚(精神昏冒)。用荆芥穗一两三钱,桃仁五钱(去皮尖,炒),共研为末。每服三钱,水送下。如喘,加杏仁(去皮尖,炒)、甘草(炒)各三钱。

8. 产后下痢。用荆芥穗四五枝,烧存性,不能触油火。烧好后加麝香少许,以热开水调下。

9. 口鼻出血如泉涌。用荆芥烧存性,研细。每服二钱,陈皮煎汤送下。二服可愈。

10. 吐血不止。用荆芥连根洗过,捣汁半碗服下。服干穗末亦可。又方:荆芥穗为末。生地黄汁调服二钱。

11. 尿血。用荆芥、缩砂,等分为末。每服三钱,糯米汤送下。一天服三次。

12. 血崩。和荆芥穗在麻油灯上烧焦,研细。每服二钱,童便送下。

13. 痔漏肿痛。用荆芥煮汤,每日洗痛处。

14. 大便下血。用荆芥(炒)为末,每服二钱,米汤送下,妇女用酒送下。又方:荆芥二两,槐花一两,同炒,研细。每服三钱,茶送下。

15. 瘰疬溃烂(牵连到胸前两腋,结块大如茄子)。用荆芥根下段剪碎,煎汤热洗。洗后,见破烂处有紫黑点,以针刺破,让恶血流出。另用樟脑、雄黄,等分为末,麻油调匀扫烂处出水。次日洗过又扫,直至病愈。

16. 疔肿诸毒。用荆芥一把,切细,加水五升煮成一升,分为两次冷饮。

17. 各种疮疥。用荆芥研末,加地黄自然榨汁熬膏,调成丸子,如梧子大。每服三五十丸,茶或酒送下。

18. 脚丫湿烂。用荆芥叶捣烂敷上。

19. 头目诸疾(眼疾,风气头痛,头昏目眩等)。用荆芥穗为末。每服三钱,酒送下。

20. 小腹急痛,癃闭不通。用荆介、大黄,等分为末。每服三钱,温水送下。小便不通者,大黄用量减半;大便不通者,荆芥用量减半。此方名“倒换散”。

薄荷

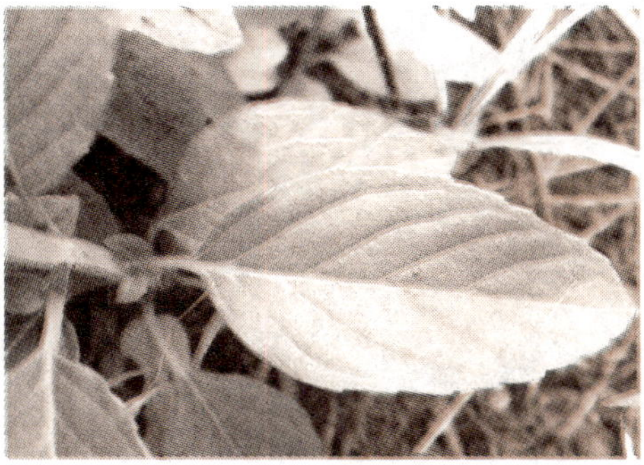
薄荷

释名

菝活、薄荷菜、吴菝活、南薄荷、金钱薄荷。

性味

(茎叶)辛、温、无毒。

主治

1. 清上化痰(利咽膈,治风热)。用薄荷研细,加炼蜜和成丸子,如芡子大。每次噙含一丸。用白砂糖调丸亦可。

2. 眼睑红烂。用薄荷在生姜中浸一夜,取出晒干,研为末,泡热激发洗眼。

3. 瘰疬。用新薄荷二斤,捣烂取汁,皂荚一个,水浸去皮,黑牵牛(半生半炒)各一两,皂荚仁一两半,一起捣烂,做成丸子,如梧子大。每服三十丸,煎连翘汤送下。

4. 鼻血不止。用薄荷汁滴入鼻中,或以干薄荷水煮,棉球裹汁塞鼻。

5. 血痢不上。用薄荷叶煎汤常服。

6. 火毒成疮。用薄荷煎汁随时涂搽。

水 苏

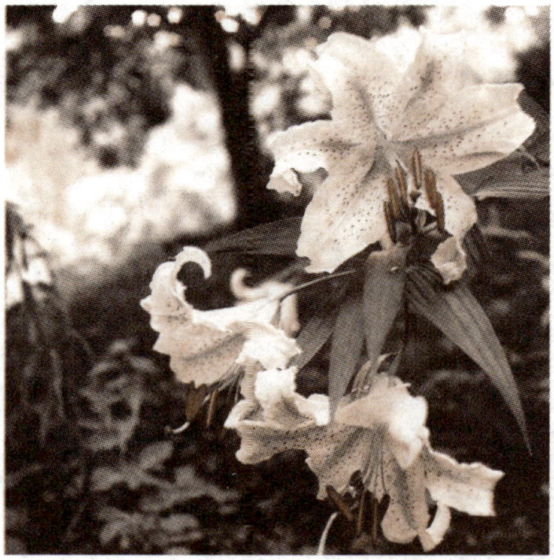

水苏

释名

鸡苏、香苏、龙脑薄荷、芥苴。

性味

(茎、叶)辛、微温、无毒。

主治

1. 漏血。用水苏煮汁一升服。

2. 吐血、下血。用水苏茎叶,煎汁服。

3. 吐血咳嗽。用水苏焙干研细,每服一钱,米汤送下。

4. 鼻血不止。用水苏五合,香豉二合,同捣烂,搓成小团,如枣核大,塞鼻孔中,鼻血即止。又方:水苏二两,防风一两,共研为末。每服二钱,温水送下。同时以水苏叶塞鼻。又方:水苏、生地黄,等分为末,冷水送服。

5. 鼻渊(俗名脑漏,鼻中不断流水、流脓,或脓中带血)。用水苏叶、麦站科、川芎、桑白皮、炙黄芪、炙甘草、生地黄(焙),等分为末,加炼蜜做成丸子,如梧子大。每服四十丸,人参汤送下。

6. 风热头痛(热结上焦,致生风气,痰厥头痛)。用水苏叶五两,皂荚(炙,去皮,去子)三两,芫花(醋炒焦)一两,共研为末。加炼蜜做成丸子,如梧子大。每服二十丸,饭后服,荆芥汤送下。

7. 突然耳聋。用水苏叶生捣,棉裹,塞耳内。

8. 头生白屑。用水苏煮汁或烧灰淋汁洗头。

9. 蛇虫咬伤。用水苏研末,酒冲服。并以敷伤处。

菊

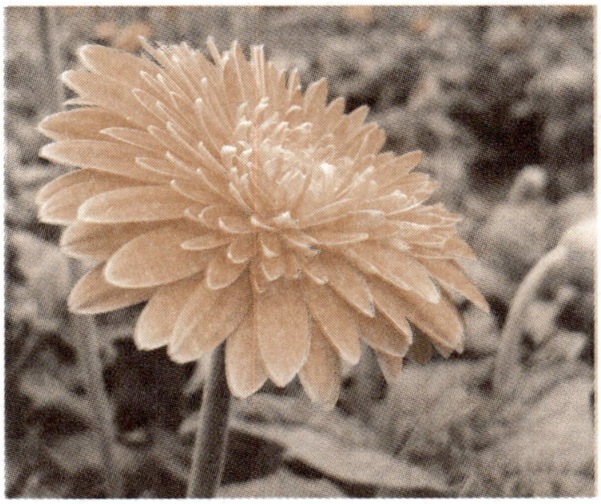
菊

释名

节华、女节、女华、女茎、日精、更生、傅延年、金蕊、阴成、周盈。

性味

(花)苦、平、无毒。

主治

1. 风热头痛。用菊花、石膏、川芎各三钱,共研为末。每服一钱半,茶调下。
2. 膝风疼痛。用菊花、陈艾叶作护膝。
3. 病后生翳。用白菊花、蝉蜕,等分为末,每用二至三钱,加蜜少许,水煎服。
4. 妇女阴肿。用甘菊苗捣烂煎汤,先熏后洗。
5. 眼目昏花。用甘菊花一斤,红椒(去目)六两,共研为末。加淅地黄汁和丸子,如梧子大。每服五十丸,临睡时茶送下。

艾

释名

冰台、医草、黄草艾蒿。

性味

苦、微温、无毒。

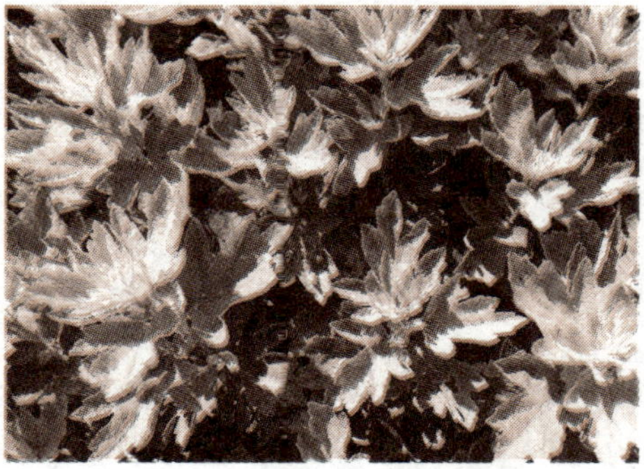

艾

主治

1. 流行伤寒(头痛,大烧,脉盛等)。用干艾叶三升,加水一斗,煮成一升,一次服完。出汗为好。

2. 妊中作寒(大烧,发斑——由红变黑溺血)。用艾叶一团,如鸡蛋大,加酒三升,煮成二升半,分两次服。

3. 中风口歪。用五寸左右的小竹筒一根,一头插入耳内。

4. 中风口噤。用熟艾灸承浆穴与颊车穴,各五壮。

5. 咽喉肿痛。用嫩艾捣汁,细细咽下。又方:用艾叶一把,同醋捣烂,敷喉部。

6. 癫痫诸风。用熟艾灸前后阴之间。灸数随年岁增减。

7. 小儿撮口脐风。用艾叶烧灰,满填脐中,外用布缚定。或用蒜盖脐部,隔蒜用艾绒灸之。

8. 肛烂(病人齿失色,舌变白,喜睡如痴,或下痢。肛被虫蚀,烂见肠了,便难救。此病古称狐惑)。用艾在管中烧着,熏下部令烟直达患处。艾中加少许雄黄一起烟熏,效果更好。

9. 头风面疮，痒出黄水。用艾二两，加醋一升，煎成浓汁，摊纸上贴疮，一天换二三次。

10. 蛔虫病（心痛如刺，口吐清水）。用白熟艾一升，加水三升，煮成一升内服，能把虫吐出。又方：取生艾捣汁，天明时，先吃一点香甜食品，随后服艾汁一升，可把虫打下。

11. 白痢。用陈艾四两，干姜（炮）三两，共研为末，加醋煮陈米糊成丸子，如梧子大。每七十丸，空心服，米汤送下。

12. 久痢。用艾叶、陈皮等分，煎服。也可用这两味药共研为末，加酒煮烂做成丸子。每服二三十丸，盐汤送下。

13. 痔疮。先用槐柳汤洗过，再以艾灸七壮。血秽泻后即愈。

14. 妊娠下血。用艾叶三两，川穷、甘草各二两，当归、地黄各三两，芍药四两，放入水五升，清酒五升中煮成三升，再加阿胶二两令化尽。每服一升。日服三次，此方叫“胶艾汤”。

15. 胎动（或腰痛，或抢心，或下血，或倒产，子列腹中）。用艾叶一团，如鸡蛋大，加酒四升煮成二升，分二次服。

16. 妇女崩中，血出不止。用熟艾一团，如鸡蛋大，阿胶（炒为末）半两，干姜一钱，水五碗，同煎服（先煮艾、姜至二碗半，倒出药汁，加阿胶化开，分三次服，一天服尽）。

17. 产后下血。用干艾叶、老生姜各半两，煎浓汤服。

18. 忽然吐血。用熟艾三团，加水五升煮成二升，温服。又方：熟艾烧灰。取二钱，水送服。

19. 盗汗不止。用熟艾二钱，白茯神三钱，乌梅三个，加水一杯煎至八分，临时温服。

20. 水眼肿痛。用艾烧烟，将碗盖住，过会，刮取碗内烟煤，以温水调匀洗眼，水中加一点黄连汁更好。

21. 脸上黑痣。用艾灰、桑灰各三升，淋水循环几次取汁，浓煎成膏。常取少许敷痣上，能使痣烂脱。

22. 鹅掌风。用艾四至五两，加水四至五碗，煮五六滚，倒入大口瓶内，将手心放在瓶口上，让热气熏。水冷，热后再熏。极为有效。

23. 小儿烂疮。用艾叶烧灰敷搽。

24. 背疮初发。在患处先贴上湿纸，先变干的地方是疮头，用艾烘灸，不计次数。痛者灸至不痛，不痛者灸至痛，毒即消散。如不散，也不能内攻了。此方被赞为神方。

25. 虫蛇咬伤。用艾灸几次,有效。

26. 风虫牙痛。化蜡少许,摊在纸上,铺艾一层,卷纸成筒,烧烟熏鼻。又用口呵吸烟气,即可止疼消肿。

青蒿

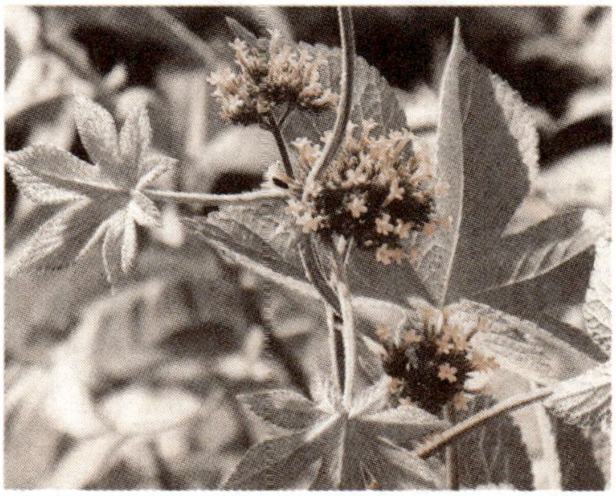

青蒿

释名

草高、方溃、牵、犼蒿、香蒿。

性味

(叶、茎、根、子)苦、寒、无毒。

主治

1. 痨病。用青蒿锉细,加水三升,童便五升同煎至一升半,去渣留汁再煎成膏,做成丸子,如梧子大。每服二十丸,空腹时及临星时各用温酒送下。

2. 虚劳盗汗,烦热口干。用青蒿一斤,取汁熬膏,加人参末、麦门冬末各一两,熬至能捏丸时,做成丸子,如梧子大。每服二十丸,饭后服,米汤送下。此方名"青蒿丸"。

3. 疟疾寒热。用青蒿一把,加水二升,捣汁服。

4. 温疟(只热不冷,痰多)。用青蒿二两,在童便里浸过,焙干,加铅丹半两,研为末,每服二钱,白开水调下。

5. 赤白痢。用青蒿、艾叶等分,同豆豉捣成饼,晒干。每用一饼,以水一碗半煎服。此方名"蒿豉丹"。

6. 酒痔便血。用青蒿叶或青蒿茎,研为末。便前用冷水,便后用水酒调服。

7. 刀伤。用青蒿捣封伤口,血止即愈。又方:用青蒿、麻叶、石灰等分,一起捣烂晒干,临用时研成末搽伤处。

8. 牙齿肿痛。用青蒿一把,煎水漱口。

9. 耳出脓汁。用青蒿末棉裹塞耳中。

10. 鼻中息肉。用青蒿灰、石灰等分,淋汁熬膏点息肉上。

白蒿

释名

由胡、蒌蒿、蘩。

性味

(苗、根)甘、平、无毒。

主治

风寒湿痹、恶疮癞疾、夏月暴痢等。能杀河豚毒。

茺蔚(益母草)

释名

益母、益明、贞蔚、推、野天麻、猪麻、郁臭草、苦低草、夏枯草、土质汗。

性味

(子)辛、甘、微温、无毒。(茎、叶)辛、微温、无毒。(花)微苦、甘、无毒。(根)甘、无毒。

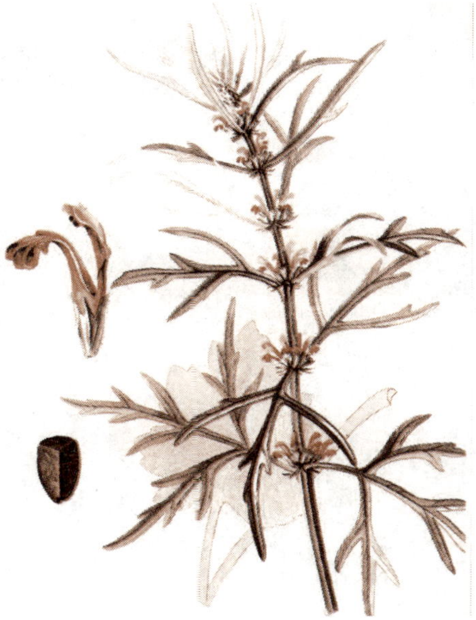

茺蔚

主治

1. 妇女胎前产后各种疾病。用连根收采的正在开花的益母草,阴干后,取叶及花、子,碾为细末,加炼蜜和丸,如弹子大。每服不限丸数,以病愈为度。如做成梧子大的丸子,则每服为五十至七十丸。服药时,随不同的病症,用不同的汤汁送下:(1)胎前脐腹前或作响,用米汤;(2)腹痛胎动,下血不止,用当归汤;(3)胎衣不下,死胎不下,横生倒产,用炒盐汤;(4)产后晕眼黑,发狂或不省人事,用童便和酒;(5)产后腹痛,时发寒热,出冷汗,用童便和酒或薄荷自然汁;(6)产后痢疾,用米汤;(7)产后月经不调,用温酒;(8)产后中风,半身不遂,用童便和酒;(9)产后气喘咳嗽,面目浮肿,用温酒;(10)产后流鼻血,舌黑口干,用童便和酒;(11)产后大小便不通,烦躁口苦,用薄荷汤;(12)妇女久无子息,用温酒。此方名“济阴近魂丹”。

2. 产妇诸疾及内脏受伤瘀血等下。用益母草全草洗净,竹刀(忌铁刀)切为小段,不可煮烂,去草取汁,约得五六斗。澄清半日后,滤去浊渣,以清汁在慢火上煎成一斗状如糖稀。收存瓶中。每取一杯，和酒内服。一天两次，此方名“益母膏”。

3. 尿血。用益母草捣汁服一升。

4. 赤白痢。用益母草（晒干）、陈盐梅（烧存性），等分为末。每服三钱，白痢以干姜汤、赤痢以甘草汤关定。此方名“二灵散”。

5. 小儿疳痢。用益母草嫩叶同米煮粥吃，到病愈为止。常服嫩叶汁亦可。

6. 痔疮下血。用益母草叶捣汁服。

7. 各种痈疮（妇女乳痈、小儿头疮、黄烂热疮、疥疽阴蚀等）。用益母草切五升，加水一斗半，煮成一斗，分几次洗。

8. 各种疔疮。用益母草捣烂封疮，另取益母草绞汁内服。又方：益母草，烧存性。先用刀划破疔根，挤出血，然后挑药入疔内，疔深者，用捻子把药送入底部。过一会，有污血流出，拭净，再次上药，直到看见红血乃止。一二日后，根烂出，以针挑去，再敷上药，不久，合口自愈。

9. 喉闭肿痛。用益母草捣烂，加新汲水一碗，绞出浓汁一次饮下。冬月用益母草根。

10. 耳内化脓。用益母茎叶榨汁滴耳内。

11. 作洗婴汤。儿将生，先取益母草五两煎汤，儿生下后，即用此汤洗浴，可预防生疮生疥。

夏枯草

释名

夕句、乃东、燕面、铁色草。

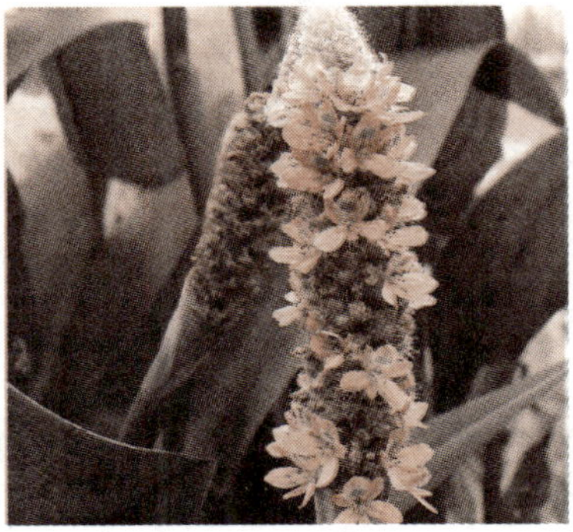

夏枯草

性味

（茎、叶）苦、辛、寒、无毒。

主治

1. 肝虚目痛(冷泪不止,羞明畏日)。用夏枯草半两,香附子一两,共研为末。每服一钱,茶汤调下。

2. 赤白带下。夏枯草开花时,采来阴干,研为末。每服二钱,饭前服,米汤送下。

3. 血崩。用夏枯草研为末,每服一小匙,米汤调下。

4. 产后血晕,心气欲绝。用夏枯草捣烂,绞汁服一碗,极效。

5. 折伤、刀伤。把夏枯草在口中嚼碎后敷在伤处。

6. 汗斑白点。用夏枯草煎成浓汁,每天洗患处。

7. 瘰疬(不论已溃未溃,或日久成漏)。用夏枯草六两,加水两杯,煎至七成,吃完饭过一段时间以后温服。体虚者,可用夏枯草煎汁熬膏服,并以膏涂患处。兼服十全大补汤加香附、贝母、远志更好。

刘寄奴草

释名

金寄奴、乌藤菜。

性味

苦、温、无毒。

主治

1. 大小便血。用刘寄奴研末,茶调匀,空心服二钱即止。

2. 折伤瘀血，伤及腹内。用刘寄奴、骨碎补、延胡索各一两，加水二升，煎至七合，又倒入酒和童便各一合，一次温服。

3. 霍乱转痢。用刘寄奴草煎汁内服。

4. 汤火伤灼。用刘寄奴捣末。先以鸡毛沾糯米浆扫伤口，然后把药末敷上。

5. 赤白下痢。用刘寄奴、乌梅、白姜等分，水煎服。赤多，加乌梅；白多，加姜。

续断

释名

亦名属折、接骨、龙豆、南草。

性味

(根)苦、微温、无毒。

主治

刀伤，痈疡，折跌，能续筋骨。亦治妇女崩中漏血，破症结瘀血。

1. 妊娠胎动。用川续断(酒浸)、杜仲(姜汁炒，去丝)各二两，等分为末，加煮烂了的枣肉，和成丸子，如梧子大。每服三十丸，米汤送下。

2. 产后诸疾(血晕、心闷、烦热、气接不上、心头硬、乍寒乍热等)。用续断皮一把，加水三升煎成二升，分三次服。

3. 打伤，闪了骨节。加续断叶捣烂敷伤处。

漏　卢

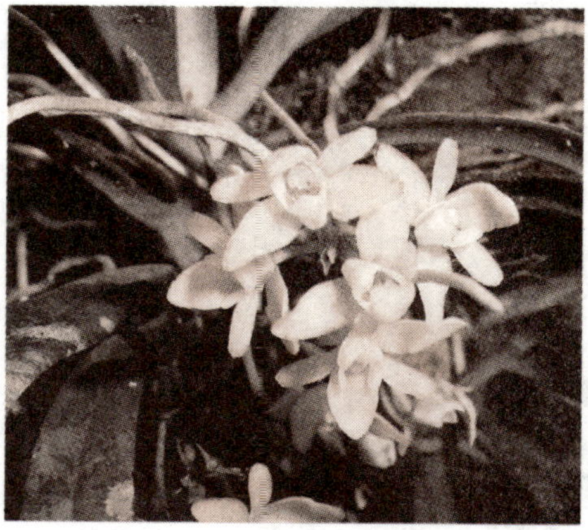
漏卢

释名

亦名野兰、荚蒿、鬼油麻。

性味

（根、苗）咸、寒、无毒。

主治

1. 腹内蛔虫。用漏卢为末，每取一匙，和饼子肉汤同服。

2. 小儿疳病肚胀，或常泻痢，冷热不调。用漏卢一两，研细。每服一钱，加猪肝一两或盐少许同煮熟，空心一次服完。

3. 冷劳泻痢。用漏卢一两，艾叶（炒）四两，共研为末。取末一半，加醋三升同熬成膏，别把另一半药末加入，和成丸子，如梧子大。每服三十丸，温水送下。

4. 产后带下。治方同上。

5. 乳汁不下（乳内胀痛，积久成痈）。用漏卢二两半，蛇蜕十条（炙焦），瓜蒌十个（烧存性），共研为末。每服二钱，温酒调下。

6. 风痛，筋脉拘挛。用漏卢（麸炒）半两，地龙（去土，炒）半两，共研为末；另用生姜二两，取汁，加入三两蜜，同煎开几次，又加好酒五合，收存待用。服药时，取上制的药末，以收存的汤剂煨温后送下。此方名"古圣散"。

7. 背痈。用漏卢、连翘、生黄芪、沉香各一两，生粉草半两，大黄（微炒）一两，共研为末。每服二钱，姜枣汤调下。服至热退便停药。此方名"漏卢汤"。

8. 白秃头疮。用漏卢草烧灰，加猪油调匀涂搽。

蠡实

释名

亦名荔实、马蔺子、马楝子、马薤、马帚、铁扫帚、剧草、旱蒲、豕首、三坚。

性味

(实)甘、平、无毒。

主治

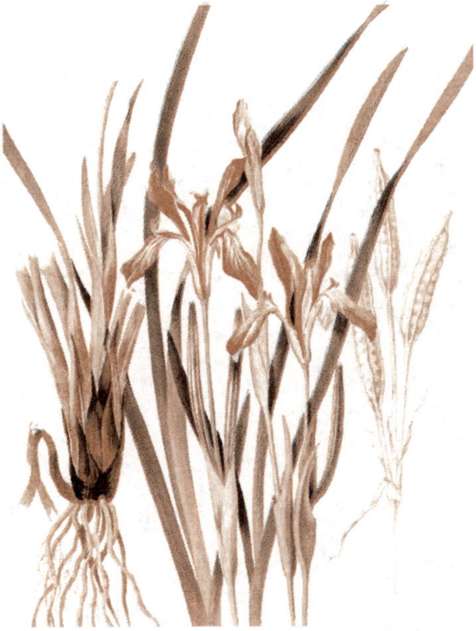

蠡实

1. 寒疝诸疾。用马蔺子一升,每日取一把,拌面煮食,食尽一升见效。

2. 喉痹。用蠡实一合,升麻五分,加水一升,煎至三合,再加蜜少许搅匀慢慢饮下。又方:马蔺子八钱,牛蒡子六钱,共研为末,每服一匙,空心服,温水送下。又方:马蔺根叶二两,加水一升半,煮成一碗,慢慢饮下。又方:用马蔺根捣汁三合,蜜一合,慢火合熬,点喉部,一天点五至七次。

3. 水痢。用马蔺子和等量的面粉(牛骨灰亦可),空心服一匙,米汤送下。又方:马蔺子、干姜、黄连各等分,研为散,每服二匙,热汤送下。极有效。忌猪肉和冷水。

4. 肠风下血。用马蔺子(研破,酒浸数日,晒干)一斤,何首乌半斤,雄黄、雌黄各四两,共研为末,以原用浸泡马蔺子的酒调末成丸,如梧子大。每服三十丸,温酒送下。一天服三次。

5. 小便不通。用马蔺花(炒)、茴香(炒)、葶苈(炒),共研为末。每服一钱,酒送下。

6. 痈疽。用马蔺花和牛膝一同煎服。

恶实

释名

亦名鼠粘、牛蒡、大力子、蒡翁菜、便牵牛、蝙蝠刺。

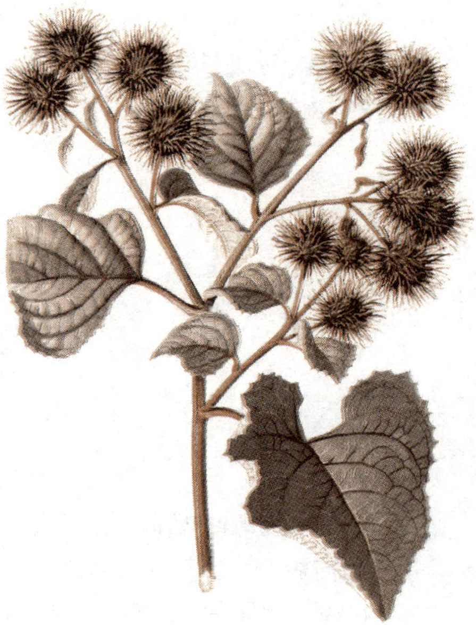

恶实

性味

(子)辛、平、无毒。(根、茎)苦、寒、无毒。

主治

1. 身肿欲裂。用牛蒡子二两,炒过,研细。每服二钱,温水送下。一日服三次。

2. 风热浮肿(咽喉闭塞)。用牛蒡子一合,炒半生半熟,研细。每服一匙,热酒送下。

3. 头痛连睛。用牛蒡子、石膏,等分为末,茶调服。

4. 悬痈喉痛。用牛蒡子(炒)、甘草(生),等分为末。水煎,含咽。此方名“启关散”。

5. 风热瘾疹。用牛蒡子(炒)、浮萍,等分为末。每服二钱,以薄荷汤送下。

6. 牙痛。用牛蒡子(炒过),煎水含嗽。

7. 妇女吹乳。用牛蒡子一钱,麝香少许,温酒小口送下。

8. 关节肿痛（风热攻犯手指，赤肿床木，甚至攻达肩背两膝，遇暑热则便秘）。用牛蒡子三两，新豆豉（炒）、羌活各一两，共研为末。每服二钱，白开水送下。

9. 流行性热症（小热不退，烦躁发渴，四肢无力，不思饮食）。用牛蒡根捣汁服一小碗，有效。

10. 伤寒抽筋（汗后受寒，手足抽痛）。用牛蒡根十条，麻黄、牛膝、天南星各六钱，先锉后研，加好酒一升，再同研，榨药取汁，煎成黑膏。每服一钱，温酒送下。一日服三次。

11. 一切风疾，年久不愈。用牛蒡根一升，生地黄、枸杞子、牛膝各三升，装在袋子里，泡在三升酒内。每天取饮适量。

12. 老人中风（口目抽动，烦闷不安）。用牛蒡根去皮，切一升，晒干，打成面，加大米四合，合做成饼，在豉汁中煮熟，添葱椒五味。经常空心取食，极有效。

13. 头面忽肿，或连手足红肿。用牛蒡根洗净研烂，加酒煎成膏，摊布上贴肿处。同时以热酒送服根末一至二匙，即感肿消痛减。

14. 头风白屑。用牛蒡叶捣汁，熬浓涂头上。第二天早晨，以皂荚水洗去。

15. 喉中热肿。用牛蒡根一升，加水五升，煎成一升，分三次服。

16. 牙痛。齿龈肿，用牛蒡根一斤，捣汁，加盐花一钱，在银器中熬成膏，涂牙龈。

17. 项瘿。用牛蒡根一升，加水三升，煮成一升半，分三次服。或将根研为末，加蜜做成丸子，常服。

18. 小便不通，脐腹急痛。用牛蒡叶汁、生地黄汁各二合，和匀，加蜜二合。每取一合，又水半碗，煎开几次，调滑石末一钱服下。

19. 诸疮肿毒。用牛蒡根三条，洗净，煮烂，捣成汁，加米煮粥，每食一碗。

20. 月经不通（腹肋胀痛）。用牛蒡根二斤，锉小，蒸三遍，装入布袋，在二斗酒中泡五天。饭前温服一碗。

枲耳

释名

亦名胡枲、常思、苍耳、卷耳、爵耳、猪耳、耳、地葵、羊负来、道人头、进贤菜、喝起草、野茄、缣丝草。

性味

(实)甘、温、有小毒。(茎、叶)苦、辛、微寒、有小毒。

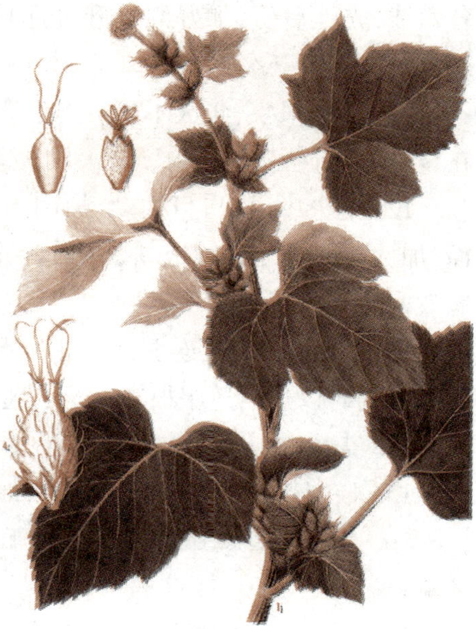

枲耳

主治

1. 久疟不愈。用苍耳子或根、茎，焙过，研为末，加酒、糊做成丸子，如梧子大。每服三十丸，酒送下。一天服二次。用生苍耳捣汁服亦可。

2. 大腹水肿，小便不利。用苍耳子灰、葶苈末等分。每服二钱，水送下。一天服两次。

3. 风湿挛痹。用苍耳子三两，炒为末，又水一升半，煎取七合，去滓咽下。

4. 牙痛。用苍耳子五升，加水一斗，煮取五升，乘热含漱，冷即吐去另换热汁。用茎、叶煮水含漱或水中加少量盐都有效。

5. 鼻渊流涕。用苍耳子(炒)研为末，每服一至二钱，开水送下。

6. 眼目昏暗。用苍耳子一升，研细，加白米半升煮粥每天吃。

7. 肿毒疔疖，无头恶疮。每年五月采苍耳根叶数担，洗净，锉细，煮烂，去滓留汁，武火煎滚，文火煎稠，搅成膏，密封收存。称为“万应膏”。用时取出敷贴患处。牙疼,用此膏敷牙。喉痹,用此膏舌或噙化。

8. 诸风头晕。用苍耳叶,晒干,研细。每服一钱,酒调下。若有呕吐,则以蜜和药末成丸,如梧子大。每服二十丸。十日后病愈。

9. 大风疠疾(麻风)。用嫩苍耳、荷叶,等分为末。每服二钱,温酒送下。一日服二次。又方:用苍耳叶为末,以大枫子油和成丸子,如梧子大。每服三四十丸,茶送下。一日服二次。

10. 鼻血不止。用苍耳茎叶捣汁一小碗服下。

11. 痔疮。用苍耳茎、叶研细,每服一匙,水送下。

12. 赤白痢。用苍耳草不拘多少,洗净,煮烂,把渣去掉,加蜜,武火熬成膏。每服一至二匙,开水送下。

天名精

释名

亦名天蔓菁、天门精、地菘、玉门精、麦句姜、蟾蜍兰、蛤蟆蓝、蚵草、豕首、彘颅、活鹿草、刘草、皱面草、母猪芥。果实名鹤虱,根名杜牛膝。

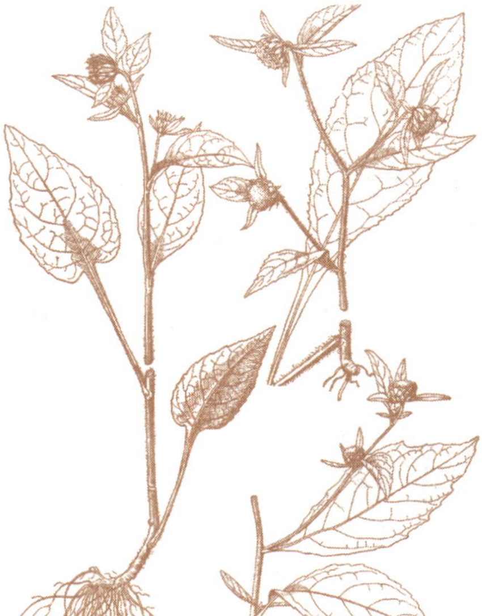

天名精

性味

(叶、根)甘、寒、无毒。李时珍说:“微辛、甘、有小毒。”

主治

1. 吐血。用天名精晒干研细,每服一至二钱,茅花泡汤调服。

2. 咽喉肿塞，痰涎壅滞。用天名精根、叶捣汁，鹅毛蘸取扫入喉部。

又方：用天名精、鼓捶草一同捣汁灌下。灌喉不行，可灌鼻。有吐就好。

又方：天名精（春夏用茎，秋冬用根）一把，青矾半两，同研细，点患处，食吐脓血、痰涎即愈。

3. 风毒瘰疬。用地菘捣烂敷患处，药干后即更换。

4. 疔疮肿毒。用地菘叶和酒糟一起，捣烂敷患处。

5. 蛔虫、蛲虫。用鹤虱研为细末，每服一匙，肥肉汤送下。

希莶

释名

亦名希仙、火锨草、猪膏母、虎膏、狗膏、粘糊菜。

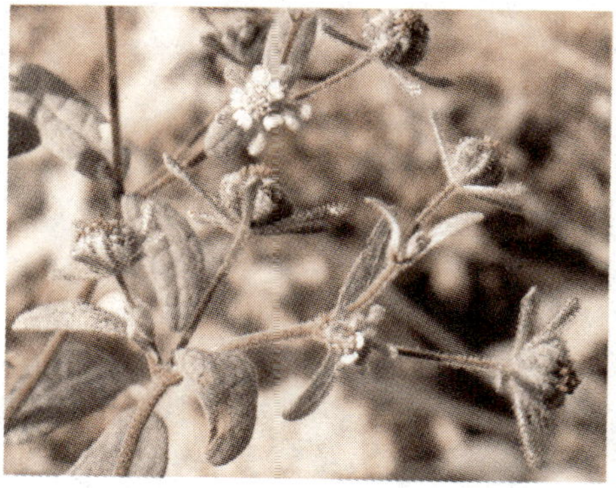

希莶

性味

苦、寒、有小毒。一说：辛、苦、平、无毒。

主治

1. 中风。夏日采莶枝、叶，洗净，九蒸九暴，但不宜太燥，捣碎为末，加炼蜜和丸，丸子如梧子大。每服二三十丸，空心服，温酒开米汤送下。服后须吃饭三五匙压药。连服数月，必见效。此方名“莶丸”。

2. 风寒下泻。用莶草研为末，加醋、糊做成丸子，如梧子大。每服三十丸，白开水送下。此方名“火锨丸”。

3. 痈疽肿毒。用希莶一两，乳香一两，白矾（烧）半两，共研为末。每服二钱,热酒调下。毒重者连服三次,汗出即是见效。

4. 疔疮发背。用莶草、五叶草(五爪龙)、小蓟、大蒜等分,捣烂,加热酒一碗,榨汁服下,得汗即效。

5. 反胃吐食。用莶草焙过,研为末,加蜜做成丸子,如梧子大。每服五十丸,热汤送下。

箬

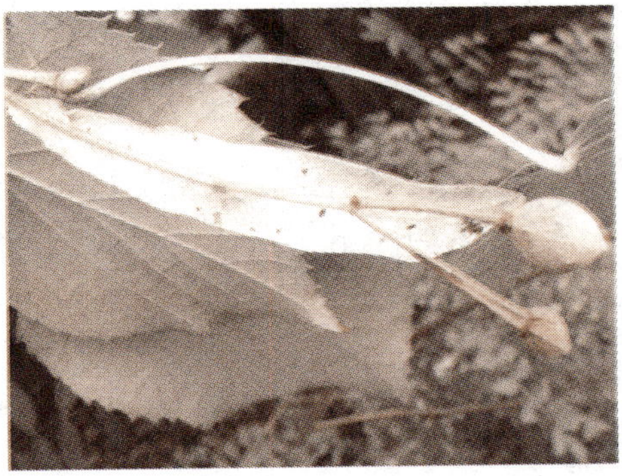

箬

释名

箬,音若。亦名辽叶。

性味

(叶)甘、寒、无毒。

主治

1. 咽喉闭痛。用箬叶、灯心草,烧灰,等分吹喉部,有效。

2. 肺壅、流鼻血。用箬叶(烧灰)、白面各三钱,研匀,清水冲服二钱。

3. 月经不止。用箬叶灰、蚕纸灰,等分为末。每服二钱,米汤送下。

4. 肠风便血。用箬叶烧存性,每次服三匙,空心服,糯米汤送下。药中加少许麝香亦可。

5. 小便不通。用干箬叶一两,烧灰,加滑石半两,研为末。每服三钱,米汤送下。

6. 妇女吹乳。用端阳节包粽子的箬叶烧灰,每服二钱,酒送下。累效。

芦

释名

亦名苇、葭。花名蓬，笋名(音拳)。

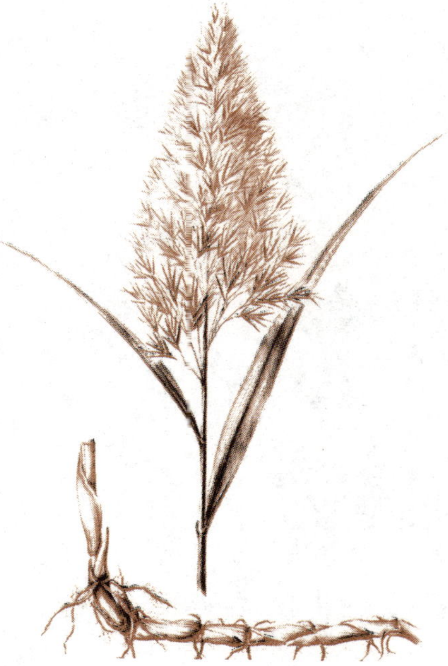

芦

性味

(根)甘、寒、无毒。(笋)小苦、冷、无毒。(茎、叶)甘、寒、无毒。(蓬)甘、寒、无毒。

主治

1. 骨蒸肺痿(肺结核)。用芦根、麦门冬、地骨皮、生姜各十两，梧皮、茯苓各五两，加水二斗，煮成八升，去渣。分五次服。得汗即愈。

2. 心膈气滞，烦闷不下食。用芦根五两，锉小，加水三大碗，煮取二碗，去渣，温服。

3. 反胃上气。用芦根、茅根各二两，加水四升，煮成二升，分次服。

4. 霍乱烦闷。用芦根三钱，麦门冬一钱，水煎服。又方：芦叶一把，水煎服。

5. 吐血不止。用芦苇茎外皮烧灰(存性)，研细，加蚌粉少许，研匀。每服一至二钱，麦门冬汤送下。三服见效。

6. 肺壅咳嗽，微热。用芦苇茎(切小)二升，加水二斗，煮成五升，再加桃仁五十枚，薏苡仁、瓜瓣各半升，煮成二升服下，吐出脓血即愈。此方名"苇茎汤"。

7. 背疮溃烂。用陈芦叶为末，先以葱椒汤洗净患处，然后把药末敷上。

8. 中鱼、蟹毒。用芦根煮汁服。

9. 诸般血病。用芦花、红花、槐花、白鸡冠花、茅花等分，加水二杯，煎成一杯服下。

地黄

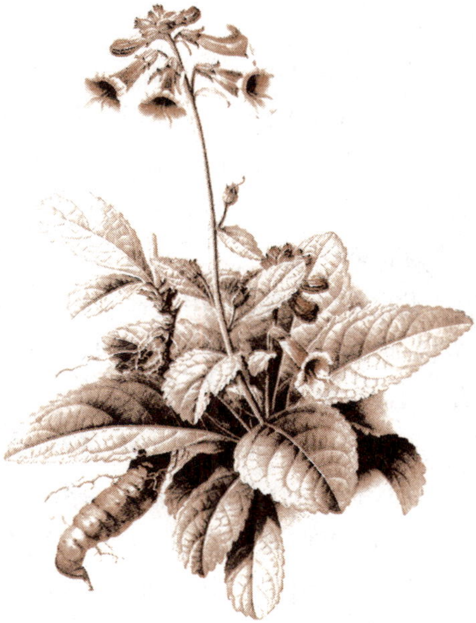

地黄

释名

亦名苄（音户）、芑（音起）、地髓。

性味

（生地黄）甘、寒、无毒。（熟地黄）甘、微苦、微温、无毒。

主治

1. 吐血唾血，补虚、除热，去痈疖。用生地黄不拘多少，三捣三压，取全部液汁，装瓦器中，盖严，在热水中熬浓，去渣再煎成糖稀状，做成丸子，如弹子大。每服一丸，温酒送下。一天服二次。此方名“地黄煎”。

2. 利血生精。用地黄（切）二合，与米同煮，熟后以酥二合，蜜一合同炒香放入，再煮熟食下。此方名“地黄粥”。

3. 明目补肾。用生、熟地黄各二两，川椒红一两，共研为末，加蜜和成丸子，如梧子大。每服三十丸，空心服，盐汤送下。

4. 虚损（或大病后，或积劳后，四休沉滞，骨肉酸痛，呼吸力少，或小腹拘急，咽干唇燥，饮食无味，多卧少起）。用生地黄二斤，面一斤，捣烂炒干炒末。

每服一匙,空心服,酒送下。一天服三次。

5. 病后虚汗(口干心躁)。用熟地黄五两,加水三碗煎成一碗半,分三次服,一天服完。

6. 咳嗽唾血,痈疽劳瘵。用生地黄汁十六斤,人参末一斤半,白茯苓末三斤,白沙蜜十斤,拌匀,小火熬三昼夜,成膏。每服一匙,开水或酒送下。此方名“玉膏”。

7. 吐血便血。用地黄汁六合,铜器煮开,加牛皮胶一两,等化尽后再加姜汁半杯。分三次服完。

8. 小便带血、吐血、耳鼻出血。用生地黄汁半升,生姜汁半合,蜜一合,调匀服。

9. 月经不止。用生地黄汁一碗,加酒一碗煎服。一天服两次。

10. 月经不调,久不受孕。用熟地黄半斤,当归二两,黄连一两,在酒中泡一夜,取出焙干研细为末,加炼蜜做成丸子,如梧子大。每服七十丸,米汤或温酒送下。

11. 妊娠漏胎,下血不止。用生地黄汁一升,泡在酒四合中,煮开几次后服下,不止再服。又方:用生地黄为末,酒冲服一匙,昼夜各服一次。又方:用生地黄、熟地黄,等分为末。每服半两,空心服,白术、枳壳煎汤调下,每日服二次。此方名“二黄丸”。

12. 妊娠胎动。用生地黄捣汁,煎开,加鸡蛋白一枚,搅匀服下。

13. 产生血痛(腹中有硬块作痛)。用熟地黄一斤,陈生姜半斤,同炒干为末。每服二钱,温酒调下。此方名“黑神散”。

14. 产后中风。用生地黄五两,捣出汁,生姜五两,也捣成汁。以生地黄渣浸姜汁中,生姜渣浸生地黄汁中,过一夜。次日取两药炒黄,焙干,研细。每服一匙,酒送下。

15. 胞衣不出。用生地黄汁一升,苦酒三合,调匀温服。

16. 热闷昏迷。用生地黄汁一碗灌下。如大渴饮水不止,则用生地黄根、生薄荷叶等分捣烂,榨取汗,加麝香少许,冷水调服。觉心下顿凉,即不再服药。

17. 疔肿乳痛。用生地黄捣烂敷患处,药变热,即须更换。

18. 跌打损伤,瘀血在腹。用生地黄汁三升,加酒一升半,共四升半煮成二升半,分三次服完。

19. 眼睛红痛。用生地黄、黑豆各二两,捣成膏,临卧时先以盐汤洗眼,再以药膏涂盖在眼皮上。次日晨,用水把药膏浸湿,洗掉。

20. 牙疳脓血。用生地黄一斤,盐二合,共捣成团,外用面裹住,投火中烧焦,剥出面壳,药中加麝香一分,研匀,贴患处。

21. 牙齿动摇。用棉裹生地黄放口中细嚼,令药汁作用于齿根,最后将汁咽下。

22. 耳中常鸣。用生地黄一截塞耳中,一天换几次。生地黄煨熟塞耳更好。

23. 犬咬伤。用地黄捣汁涂伤处。

牛膝

释名

亦名牛茎、百倍、山苋菜、对节菜。

性味

(根)苦、酸、平、无毒。

主治

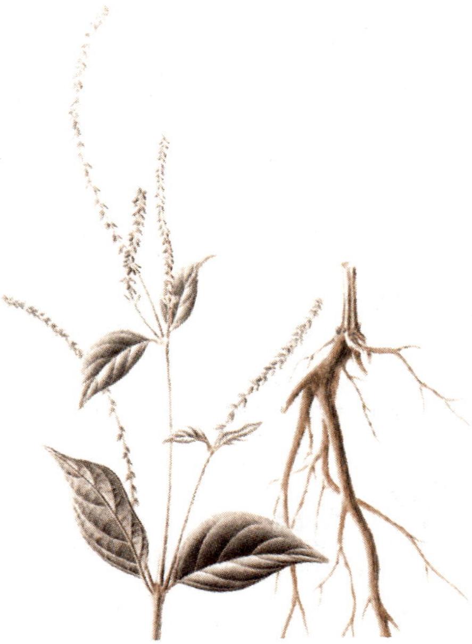

牛膝

1. 劳疟积久。用长牛膝一把,生切,加水六升,煮成二升,分三次服完(清晨一服,未发疟前一服,临发疟时一服)。

2. 消渴不止(下元虚损)。用牛膝五两,研细,浸入生地黄汁五升中。日晒夜浸,直到汁尽。加蜜和丸,如梧子大。每服三十丸,空心服,温酒送下。久服于身体有益。

3. 妇女血病(月经淋闭,月经不来,绕脐寒疝痛,产后血气不调,腹中结症瘕不散诸病)。用牛膝在酒中浸一夜,取出焙干;另用漆炒令烟尽。各一两为末,加生地黄汁一升,慢火上熬成浓糊,团成丸子,如梧子大。每服三丸,空心服，米汤送下。此方名“万病丸”。

4. 胞衣不下。用牛膝八两，葵子一合，加水九升，煎成三升。分三次服。

5. 产后尿血。用川牛膝水煎常服。

6. 喉痹乳蛾。用新鲜牛膝根一把，艾叶七片，同人乳捣和，取汗灌入鼻内。不久，痰涎从口鼻流出即愈。不用艾叶亦可。又方：牛膝捣汁和陈醋灌病人。

7. 口舌疮烂。用牛膝浸酒含漱，亦可煎饮。

8. 牙齿疼痛。用牛膝研末含漱，也可以用牛膝烧灰敷患处。

9. 恶疮（人不知名）。用牛膝根捣敷。

10. 痈疖已溃。用牛膝根略刮去皮，插入疮口中，留半寸在外，以嫩橘叶及地锦草各一把，捣烂后涂疮上。

紫菀

释名

亦名青菀、紫茜、返魂草、夜牵牛。

性味

（根）苦、温、无毒。

主治

1. 肺伤咳嗽。用紫菀花五钱，加水一碗，煎至七成，温服。一天服三次。

2. 久咳不愈，用紫菀、款冬花各一两，百部半两，捣筛为末。每服三钱，以姜三片，乌梅一个，煎汤调下。一天服两次。

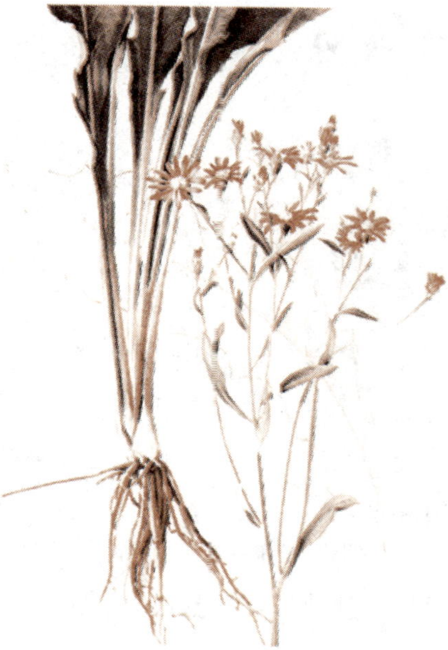

紫菀

3. 吐血咳嗽。用紫苑、五味子炒过,共研为末,加蜜做成丸子,如芡子大。每次含化一丸。

4. 产后下血。用紫菀末五撮,水冲服。

5. 缠喉风痹。用紫菀根一条,洗净,放入喉部,有涎出,病即渐愈。

麦门冬

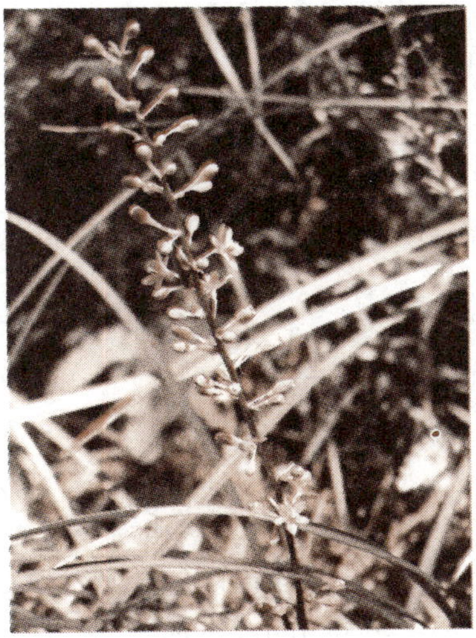

麦门冬

释名

亦名冬、禹韭、禹余粮、忍冬、忍凌、不死草、阶前草。

性味

(根)甘、平、无毒。

主治

1. 消渴。把大苦瓜捣成汁,泡麦门冬二两,过一夜,麦门冬去心、捣烂,加黄连(去皮毛)研末,做成丸子,如梧子大。每服五十丸,饭后服。一天服两次。两天后当可见效。

2. 吐血、鼻血。用麦门冬(去心)一斤,捣烂取汁,加蜜三合,调匀,分二次服下。

3. 齿缝出血。用麦门冬煎汤漱口。

4. 喉疮。用麦门冬一两,黄连半两,共研为末,加炼蜜做成丸子,如梧子大。每服二十丸,麦门冬煎汤送下。

5. 下痢口渴。用麦门冬(去心)三两,乌梅肉二十个,锉细,加水一升,煮成七合,细细饮下,有效。

蜀葵

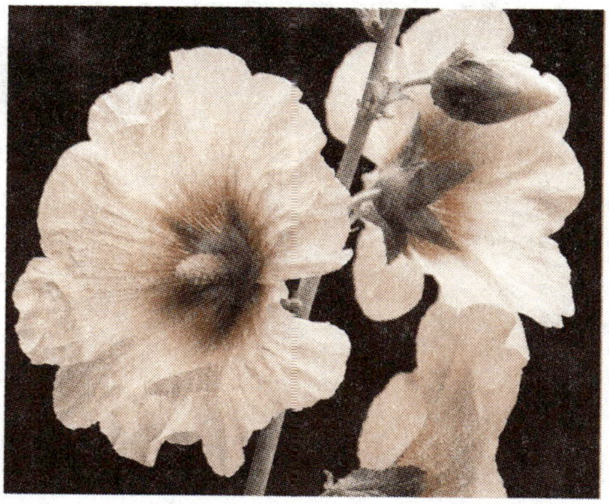
蜀葵

释名

戎葵、吴葵。

性味

（苗）甘、微寒、无毒、滑。（花）咸、寒、无毒。（子）甘、冷、无毒。

主治

1. 小便淋痛。和蜀葵根洗净、锉细，加水煎开几次，服之极效。

2. 小便尿血用蜀葵茎研细，每服一匙，酒送下。一天服三次。

3. 肠胃生痈（即内痈。败血腥秽，脐腹冷痛）。用单叶红蜀葵根、白芷各一两，白枯矾、白芍药各五钱，共研为末，加熔化了的黄蜡和成丸子，如梧子大，每服二十丸，空心服，米汤送下。此方名“怀忠丹”。脓血排尽后，宜服“十宣散”补养身体。

4. 诸疮肿痛。用蜀葵根去黑皮，捣烂，加水调稠贴患处。

5. 二便不通。用蜀葵花一两，捣烂，加麝香半钱，水一大碗煎服。用根代花亦可。

6. 妇女带下（脐腹冷痛，面色萎黄）。用蜀葵花一两，阴干为末，每服一小匙，空心服，温酒送下。治赤事宜和红花，治白带用白花。

7. 酒赤鼻。用蜀葵花研末，加猪油调匀，晚上敷涂，白天洗去。

8. 痈肿不穿头。用蜀葵子为末，水调敷患处，即穿。

龙葵

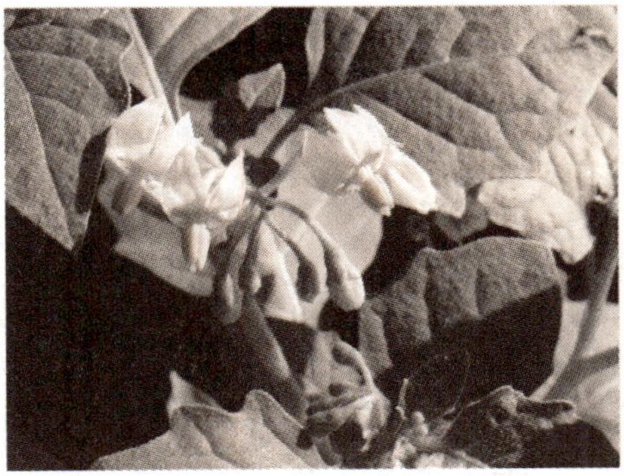
龙葵

释名

苦葵、苦菜、天茄子、水茄、天泡草、老鸦酸浆草、老鸦眼睛草。

性味

(苗、茎、叶、根)苦、微甘、滑、寒、无毒。

主治

1. 去热少睡。用龙葵菜同米煮稀饭吃。
2. 小便不通。用龙葵根与木通、胡荽煎汤服。
3. 坠伤。用龙葵茎、叶捣汁服,以渣敷伤处。
4. 火焰丹毒。用龙葵叶加醋研为细末敷涂,能消红肿。
5. 背痈。用龙葵一两,研为末,加入麝香一分,研匀敷痈上。又方:用蛤蟆草同龙葵茎、叶捣烂敷痈上。
6. 诸疮恶肿。用龙葵茎叶捣烂,酒送服;另以药渣敷患处。
7. 天泡湿疮,用龙葵苗叶捣敷。
8. 吐血不止。用龙葵苗叶半两,人参二钱半,共研为末,每服二钱,汲水送下。
9. 除蚤虱。用龙葵叶铺席下,次日脐虱尽死。

败酱

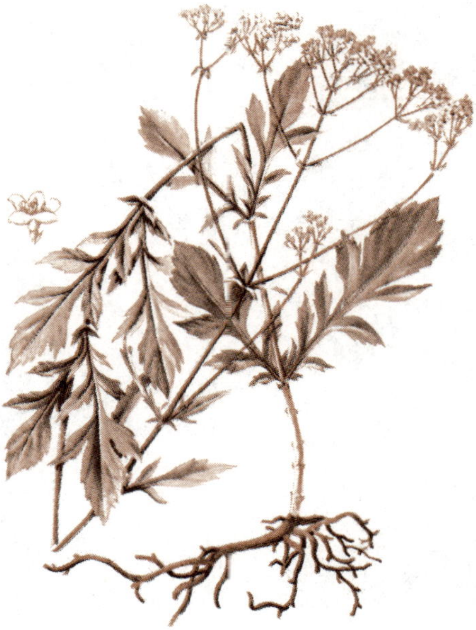
败酱

释名

苦菜、泽败、鹿肠、鹿首、马草。

性味

(根)苦、平、无毒。

主治

1. 腹痛有脓。用薏苡仁十分,附子二分,败酱五分,共捣为末。每取一匙,加水二升,煎成一升,一次服下。

2. 产后恶露。用败酱、当归各六分,续断、芍药八分,芎穷、竹茹各四分,生地黄(炒)十二分,加水二升煮成八合,空心服下。

3. 产后腹痛。用败酱五两,加水四升,煮成二升,每服二合,一天服三次。

4. 蠼螋尿疮。用败酱煎汁涂搽,有效。

款冬花

释名

款冻、颗冻、氐冬、钻冻、菟奚、虎须。

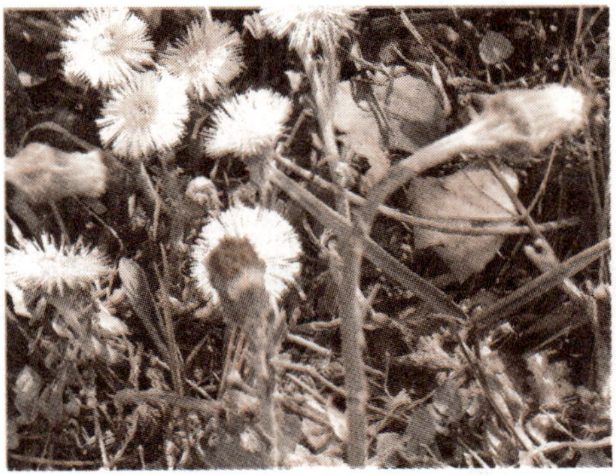

款冬花

性味

辛、温、无毒。

主治

1. 久咳不愈。用早晨取款冬花一小团,拌蜜少许,放有在瓦罐内烧烟,罐留一口,让烟出,以口吸烟咽下。如此五日,至第六日,吃一餐羊肉包子,从此病愈。

2. 痰嗽带血。用款冬花、百合,经蒸、焙后,等分为末,加蜜做成丸子,如龙眼大。每天临睡时嚼服一丸,姜汤送下。

3. 口中疳疮。用款冬花、黄连,等分为末,以唾液调成饼子,以蛇床子煎汤漱口,将饼子敷患处。

决明

释名

马蹄决明。

性味

(子)咸、平、无毒。

主治

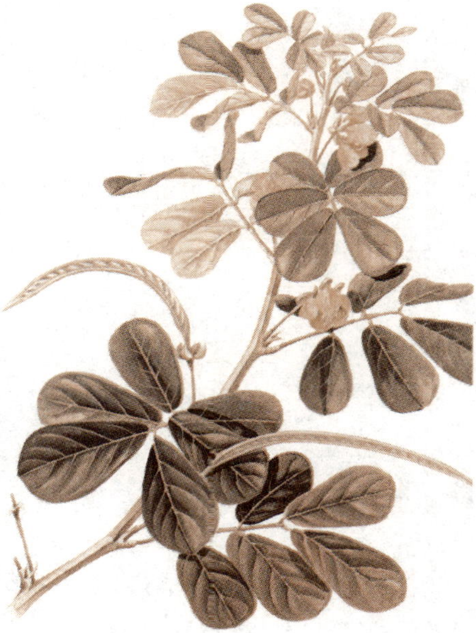
决明

1. 多年失明。用决明子二升研为末,每服一匙,饭后服,稀粥送下。

2. 青盲、雀目(青盲是外观正常,但不见物,雀目即夜盲)。用决明一升,地肤子五两,共研为末,加米汤做成丸子,如梧子大,每服二三十丸,米汤送下。

3. 目赤肿痛,头风热痛。用决明子炒过,研细,加茶调匀敷太阳穴,药干即换,一夜肿消。

4. 补肝明目。决明子一升,蔓菁子二升,以酒五升煮,曝干为末。每饮服二钱,温水下。日二服。

5. 癣疮延蔓。用决明子一两为末,加水银、轻粉少许,研至极细,看不到水银星。擦破癣疮后再敷药。

6. 背疮初起。用决明子一升(捣碎),生甘草一两,加水三升,煮成一升,分二次服下。

地肤

释名

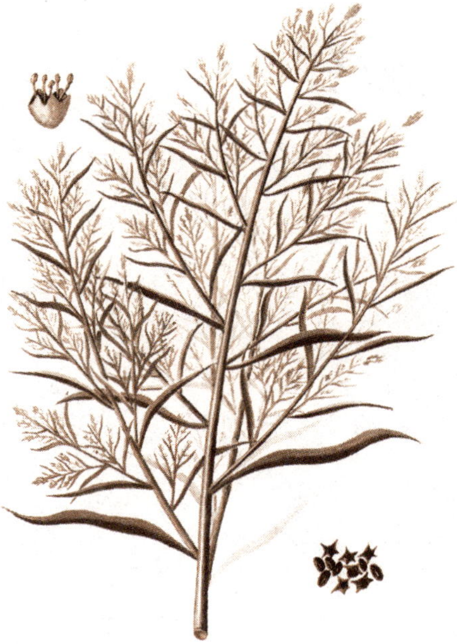
地肤

地葵、地麦、落帚、独帚、王帚、扫帚、益明、涎衣草、白地草、鸭舌草。

性味

(子)苦、寒、无毒。

主治

1. 风热赤眼。地肤子一升(焙),生地半斤取汁,共用饼,晒干,研细。每服三钱,空心服,酒送下。

2. 目痛、眯目。用地肤子榨汁点眼。

3. 雷头风(头面肿痛,恶寒发热,大似伤寒)。用地肤子同生姜研烂,热酒冲服汗出即愈。

4. 疝气。用地肤子炒后研细。每服一钱,酒送下。

5. 血痢不止。用地肤子五两,地榆、黄芩各一两,共研为末。每服一匙,温水调下。

6. 妊娠患淋。用地肤子十二两,加水四升,煎至二升半,分次服下。

7. 小便不通。用地肤草榨汁服,或用地肤草一把,加水煎服。

8. 眼睛受伤陷下,弩肉突出。用地肤叶(洗去土)二两,捣烂榨汁,每取少许点眼。冬季无鲜叶,取干叶煮成浓汁亦可。

瞿 麦

释名

锯句麦、大菊、大半、石竹、南天竺草。

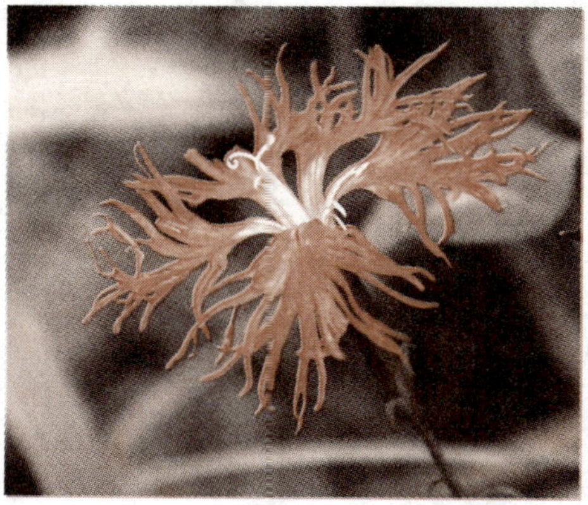

瞿麦

性味

(穗)苦、寒、无毒。

主治

1. 石淋。用瞿麦子捣为末,每服一匙,酒送下。一天服三次,三日后可下石。

2. 小便不利。用瞿麦二钱半,栝楼根二两,大附子一个,茯苓、山芋各三两,共研为末,加蜜和丸,如梧子大。每服三丸,一天服三次,如无效。每服可加至七八丸,以小便通畅、腹中温暖为见效。

3. 下焦结热(小便淋闭或有血出,或大小便出血)。用瞿麦穗一两,甘草(炙)七钱五分,山栀子仁(炒)五钱,共研为末。每次取七钱,加连须葱头七个,灯心草五十根,生姜五片,水二碗,煎至七成,随时饮服。此方名"立效散"。

4. 子死腹中,或发作后几天还生不下。用瞿麦煮成浓汁服下。

5. 眼睛红肿、生疮。用瞿麦炒黄、研细。以鹅涎调匀涂眼边。用瞿麦捣汁涂眼亦有效。

6. 鱼脐疔疮(此疮初起时,隆肿狭长,一端有白色突出点,形状像鱼脐,因此得名。是一种险症)。用瞿麦烧灰,调油敷患处。

7. 咽喉骨鲠。用瞿麦研末,每服一匙,水送下。一天服二次。

8. 竹木入肉。用瞿麦研为末，每服一匙，一天服三次，或用瞿麦煮汁服。一天服三次。

王不留行

释名

禁宫花、剪金花、金盏银台。

性味

（苗、子）苦、平、无毒。

主治

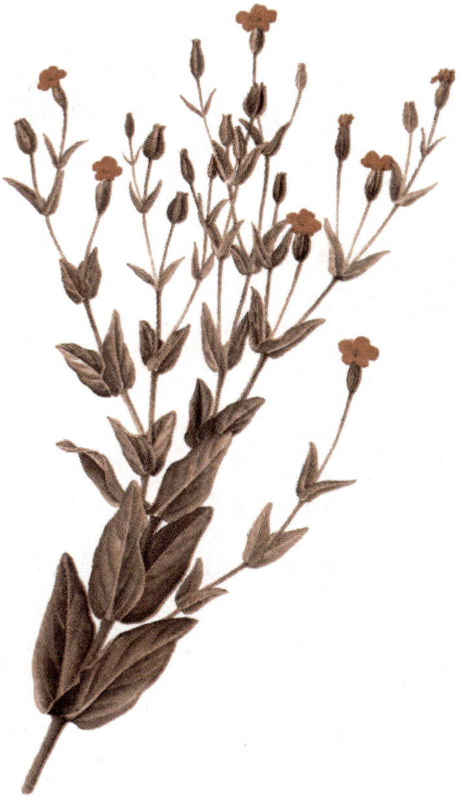

王不留行

1. 鼻血不止。用王不留行连茎、叶阴干，煎成浓汁温服。很快见效。

2. 大便后下血。用王不留行研为末，每服一钱，水送下。

3. 刀伤失血。用王不留行十分，蒴翟叶十分，桑根白皮十分，川椒三分，甘草十分，黄芩、干姜、芍药、厚朴各二分，前三味，烧存性，后六味，研为末。两组和匀。治在伤。每服一匙，水送下；治小伤，只需用末敷伤处即可。妇女产后亦可服用。此方名“王不留行散”。

4. 妇女乳少。用王不留行、穿山甲（炮）、龙骨、瞿麦穗、麦门冬，等分研末。每服一钱，热酒调下，服药后再吃猪蹄汤，并一日数次用木梳乳，助乳汁流出。此方名“涌泉散”。

5. 头风白屑。用王不留行、香白芷，等分为末，干掺头上。第二天清晨篦去。

6. 痈疽诸疮。用王不留行、桃枝、茱萸根皮各五两，蛇床子、牡荆子、苦竹叶、蒺藜子各三升，大麻子一升，以水二斗半，煮取一斗，多次洗患处。此方名"王不留行汤"。

7. 疔肿初起。用王不留行子研为末，加蟾蜍和丸，如黍米大。每服一丸，酒送下。汗出即愈。

葶苈

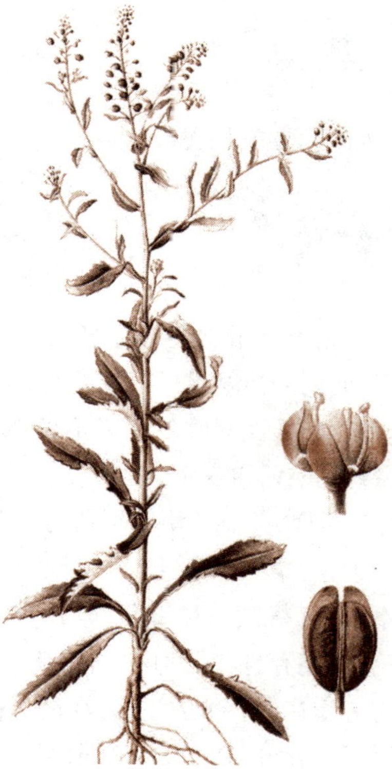

葶苈

释名

丁苈、大室、大适、狗荠。

性味

（苗、子）苦、平、无毒。

主治

1. 阳性水肿（面赤、烦渴、喘急、小便涩）。用甜葶苈一两半（炒后研末），汉防己末二两，和鸭血及头同捣极烂，做成丸子，如梧子大。视病情每服五至十丸，一天服三次，以小便通畅为验。

2. 遍身肿满，用苦葶苈（炒）四两，研细，和枣肉做成丸子，如梧子大。每服十五丸，桑白皮汤送下。一天服三次。

3. 大腹水肿。用苦葶苈二升，炒后研末，与雄鸡血及头一起捣至极烂，做成丸子，如梧子大。每服十丸，小豆汤送下。一天服三次。又方：葶苈二升，用酒五升泡一夜，服一合即通，一天服三次。又方：葶苈一两杏仁十枚，同熬成黄色。取出捣烂，分十次服。

4. 肺湿痰喘。用甜葶苈炒为末，加枣肉和成丸子服下。

5. 咳嗽上气（不能睡卧，或遍体气肿，或单面肿、足肿）。用葶苈子三升，经微火熬研后，装入布袋，泡在清酒五升中。几日后饮酒，每次一小杯。一天饮四次。如病急，等不到酒泡透，可以榨汁服。

6. 肺壅喘急。用葶苈炒黄，研为末，加蜜和成丸子，如弹子大。服药时先用大枣二十枚，加水三升，煎取二升，然后放入葶苈一丸，继续煎水至一升，一次服下，此方名“葶苈大枣泻肺汤”。

7. 月经不通。用葶苈一升，研为末，加蜜做成丸子，如弹子大，棉裹，纳入阴道中。过一夜，换药一次，汗出即可停药。

8. 突发癫狂。用葶苈一升，捣极细，加白犬血和成丸子，如麻子大。每服二丸，酒送下，三服即愈。

9. 虫牙用葶苈、雄黄，等分为末调腊月猪油点痛处。

10. 瘰疬已溃。用葶苈二合，豉一升，捣烂做成饼子，如钱大，厚二分。安在疮孔上，外用艾灸使受温热，但不可伤肉，亦不可灸初起之疮。

车前

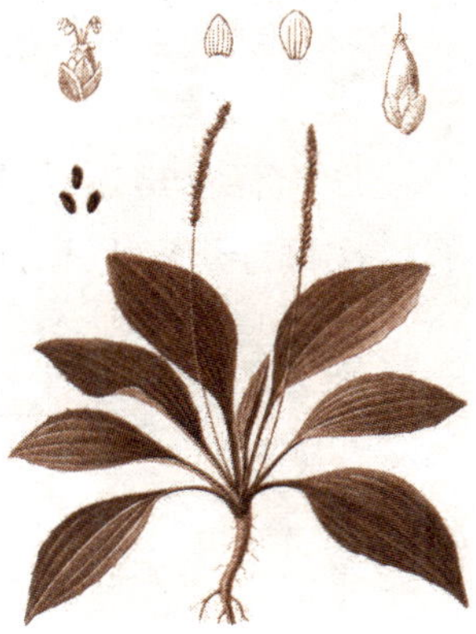
车前

释名

当道、浮以、马昔、牛遗、牛舌、车轮草、地衣、蛤蟆衣。

性味

甘、寒、无毒。

主治

1. 血淋作痛。用车前子晒干研细,每服二钱,车前叶煎汤送下。

2. 老人淋病(身体发热)。用车前子五合,煮汁,去渣,用汁煮米粥吃,有效。常服此方,亦可明目。

3. 妊妇热淋。用车前子五两,葵根(切)一升,加水五升,煎成一升半,分三次服。

4. 容易小产。用车前子研为末,每服一匙,酒送下。不饮酒者,可改用水送下。

5. 阴囊冷痛。肿满即成险症,用车前子研细,每服一匙,水送下,一天服二次。

6. 久患内障。用车前子、干地黄、麦门冬,等分为末,加蜜和丸,如梧子大。常服有效。

7. 补虚明目(肝肾均虚,眼昏黑花,或生障翳,迎风流泪)。用车前子、熟地黄(酒蒸后火焙)各三两,菟丝子(酒浸)五两,共研为末,加炼蜜和丸,如梧子大。每服三十丸,温酒送下。一天服二次,此方名“驻景丸”。

8. 小便不通。用车前草一斤,加水三升煎取一升半,分三次。一方:上方再加冬瓜汁或桑叶汁。

9. 小便尿血。用车前草捣汁五合,空心服。

10. 鼻血不止。用车前叶捣汁饮下。

11. 刀伤出血。用车前叶捣烂敷伤处。

12. 湿气腰痛。和车前叶连根七棵,葱白连须七棵,枣七枚,煮酒一瓶常服。

13. 喉痹、乳蛾。用车前草、凤尾草捣烂,加霜梅肉少许煮酒,共研取汁。

14. 两眼红痛。用车前草汁调朴硝末,卧时涂眼泡上,次日早晨洗去。

15. 目翳初起。用车前叶、敬杨叶等分,揉出汁,裹入两层桑叶中,悬阴处一夜。次日打开桑叶,以汁点眼。

火部

炭火

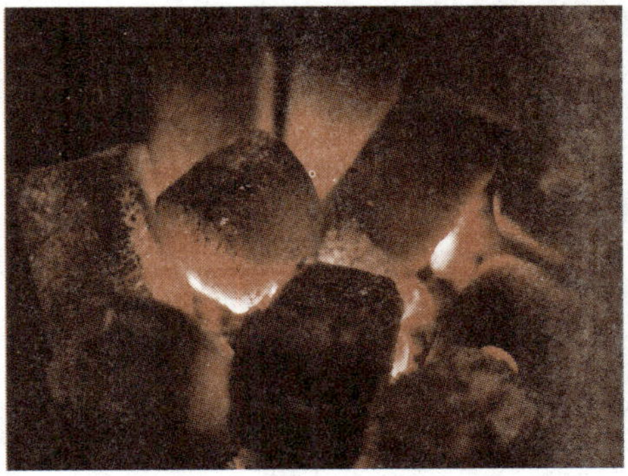

炭火

释名

炭能生火，但治病用的是炭或炭灰，并不是直接用炭火。

性味

阙如。

主治

木炭可治以下诸病：

1. 误吞金、银、铜、铁入腹。用炭烧红，趁热捶成细末，煎汤喝下。如无效，便刮取炭末三钱，井水调服，无效再吃，终能把误吞之物排出。

2. 咽头突然作梗。用木炭末和蜜做成丸子，分次含着并喝下。

3. 白虎风病（骨节像被什么东西咬碎似的，痛的地方，游走不定）。用炭灰五升、蚯蚓屎一升、红花七捻（一捻，是两个指头捏到的），合起来熬，熬后，用醋拌过，以布包好，趁热熨痛处。

4. 肠风下血。用紧炭三钱、枳壳烧灰五钱，共研为末，每服三钱，五更时服，米汤送下，天明再服一次，当天见效。忌食油腻。

5. 汤火灼伤。用炭末和香油调涂。

6. 白癞头疮。用木炭烧红,投入开水中,温洗有效。

7. 阴囊湿痒。用麸炭和紫苏叶,研末擦患处。

火针

释名

亦名燔针、淬针、烧针、煨针。

性味

阙如。

主治

火针,用的是钢针,是烧过的钢针。方法是:在灯盏里,放二十七茎灯草,注满麻油,把灯草点燃。然后把针不断蘸油,不断持向灯火里去烧。

要烧到通红才能用,用时须按穴道针刺。或针未烧红或是冷针,那不但不能治病,而且于人有害。

火针,“乃为筋寒而急者设”。所谓筋寒而急,指肌肉受寒,猛缩不已。

这是火针自古的用途。以后,又有人用以刺积块,又有人用以刺痈疽。

以后,还有人用以治伤寒症。那就不免要出些副作用了。总结火针的用途,行之有效者,有下列四项:

1. 治风寒筋急挛引痹痛,即所谓急抽筋。

2. 治瘫痪不仁。

3. 治症块、结积(腹中结块)。

4. 治痈疽发背，有脓无头。

前两项，按穴刺，拔针要快。拔针后，即用指头按穴孔，否则痛甚。第三项，针刺入，可转动，拔针要慢。第四项，要让脓流出来，所以不宜按穴孔。“凡用火针，太深则伤经络，太浅则不能去病。”应进针适当。

针后如有发热恶寒，这是对了症的表现，是好现象。据《灵枢经》讲：刺到病人内部如有知觉，就行了，刺到病人叫痛，就不算好。

病在脸部及夏天湿热在两脚时，都不可用火针。

灯火

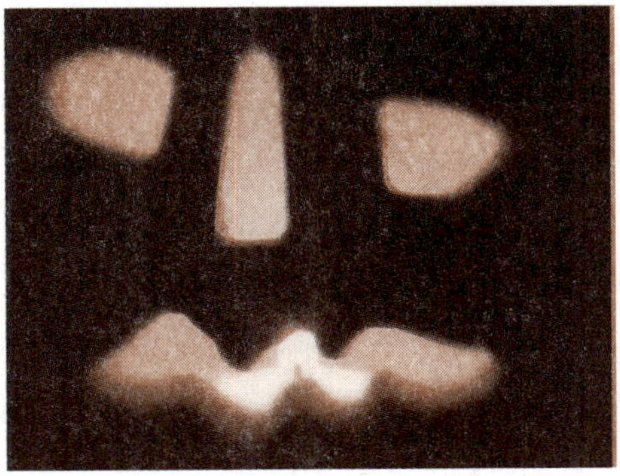

灯火

释名

指用胡麻油或苏子油点燃的灯。

性味

阙如。

主治

其他如鱼油、禽兽油、菜子油、棉花子油、桐油、豆油、石脑油（即石油原油）等所点燃的灯火，都对眼睛有害，不能用来治病。

小儿的凉风、昏迷、搐搦（抽筋）、窜视（眼珠隐在上眼睑里）等症及头风胀痛等，都可用灯火治疗。在小儿诸惊中，病孩仰向后者，以灯火照灼其囟门和两眉间的上下方；眼睛翻上不下者，应照灼脐的上下；不省人事的，应照灼手足心和胸部；手紧握、目往上翻者，应照灼囟门部位和两手心；口吐白沫者，应照灼口部和手足心。头风胀痛，可用灯心蘸麻油在头额太阳穴处照灼。外痔肿痛，则照灼患处。

婴儿初生，因冒寒气而欲绝者，这时勿剪断脐带，急烘絮把婴儿包好，同时烘热胞衣，又将灯盏放在婴儿脐下来回移动，令热气进入腹内，自然气回苏醒。

灯火亦治搅肠沙（手足冷，肚子痛，身上出红点）。用灯草蘸油点火灼触红点，有效。

谷部

胡麻

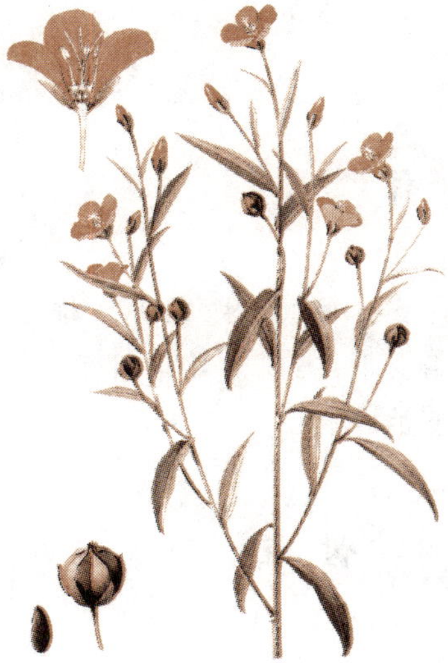
胡麻

释名

巨胜、方茎、狗虱、油麻、脂麻。叶名青蘘，茎名麻秸。

性味

甘、平、无毒。

主治

1. 腰脚疼痛。用新胡麻一升，熬香后，捣烂。每日吞服适量，以姜汁、蜜汤、温酒送下均可。

2. 手脚酸痛，微肿。用胡麻熬熟，研末，取五升加酒一升，泡一夜后随意饮用。

3. 偶感风寒。用胡麻炒焦，乘热捣烂泡酒饮用。饮后暖卧，以出微汗为好。

4. 热淋。用胡麻子、蔓菁子各五合，炒黄，装袋中，以水三升浸泡，每饭前取服一钱。

5. 疔肿恶疮。用胡麻（烧灰）、针砂，等分为末，加醋调敷患处。

6. 痔疮肿痛。用胡麻子煎汤洗。

7. 坐板疮疥。用生胡麻嚼烂敷涂。

8. 妇女乳少。用胡麻炒过,研细,加盐少许服下。

9. 汤火伤。用胡麻生研如泥,涂搽伤处。

10. 痈疮不合。用胡麻炒黑,捣烂敷涂。

11. 漏胎难产(血干涩,胎儿不能下)。用麻油半两,蜜一两,同煎开多次,温服,胎滑即下。他药无益。

12. 眉毛不长。用胡麻花阴干,研为末,泡麻油中,每日取擦眉部。

大麻

释名

火麻、黄麻、汉麻。雄者牡麻,雌者名苴麻、苎麻。花名麻麻勃。麻勃即大麻的花。

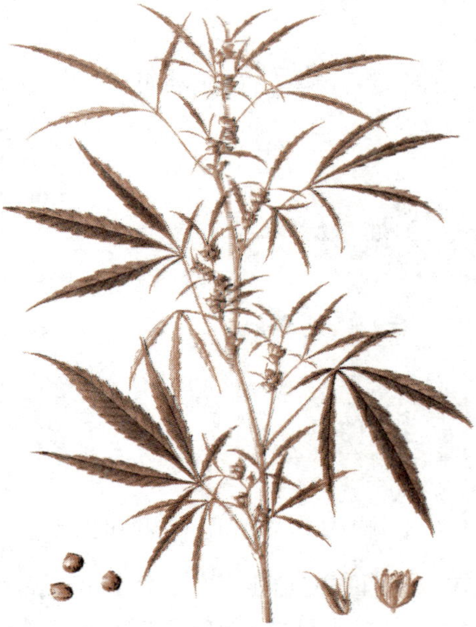

大麻

性味

麻勃:辛、温、无毒。

麻:辛、平、有毒。

大麻叶:辛、有毒。

主治

麻勃(大麻的花)

1. 记忆力衰退。用初秋收取的麻勃一升、有参二两,共研为末,蒸透。每睡醒时服一小撮。

2. 瘰疬初起。用初秋收取的麻花、中夏收取的艾叶各等分，作炷灸患处百壮。

3. 刀伤病麻木。用麻勃一两、蒲黄二两，共研为末。每服一小匙，酒送下。白天服三次，夜间服一次。

4. 风病麻木。用麻花四两、草乌一两（炒存性），共研为末，加炼蜜调成膏。每服三分，开水送下。

麻蕡（麻子连壳的总称，大麻的果实）

1. 大便秘，小便数。用麻子仁二升，芍药半斤，厚朴一尺，大黄、枳实各一斤，杏仁一升，一起熬研，加炼蜜和成丸子，如梧子大。每服十丸浆水送下。一天服三次。此方名“麻仁丸”。

2. 月经不通（或两、三月，或半年一次）。用麻子仁二升、桃仁二两，研匀，熟酒一升中浸一夜，每天服药一升。

3. 消渴（日饮数斗，小便赤涩）。用秋麻子仁一升，加水三升，煮开三四次。饮汁。

4. 血痢不止。用麻子仁汁煮绿豆空心吃，极效。

5. 刀伤淤血腹中。用大麻仁三升、葱白十四枚，捣烂，加水九升煮成一升半，一次服完，血出即愈。不尽时可再次服药。水九升煮成一升半，一次服完，血出即愈。不尽时可再次服药。

6. 发落不生。用麻仁汁煮粥常吃。

7. 小儿头疮。用麻仁五升，研细，水绞取汁，蜜调搽疮上。

大麻油

熬黑敷头上，治发落不生。

大麻叶

1. 下蛔虫。用大麻叶捣汁服五合。

2. 疟疾。用大麻叶，炒香，过一会，研为末，临发病前用茶或酒送服适量。

大麻的茎或茎皮

治破血,通小便,跌打损伤。
大麻根。带下崩中,热淋下血,跌打淤血。
沤麻汁。消渴、淤血。

小 麦

释 名

来。

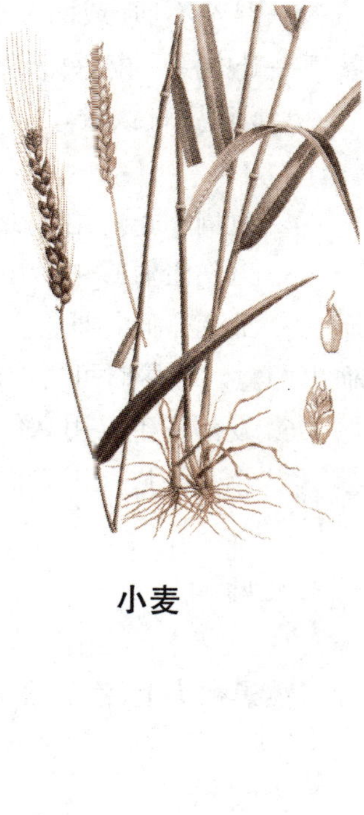
小麦

性 味

小麦(小麦的果实):甘、微寒、无毒。
浮麦:甘、咸、寒、无毒。
面粉:甘、温、有微毒。

主 治

小麦(小麦的果实)

1. 老人淋。用小麦一升、通草二两,加水三升煮成一升饮服。

2. 项瘿。用小麦一升,在醋一升中泡过,晒干为末,加海藻(洗净,研为末)三两,和匀,每服一匙,酒送下。一天服三次。

3. 白癜风。用小麦摊石上,烧铁物压出油,搽涂患处。

4. 汤火伤。用小麦炒黑，研为末，加腻粉，调油涂伤处。勿接触冷水。
5. 头疮。用小麦烧存性，研为末，调油敷患处。

浮麦

益气，除热，止自汗盗汗。

麦麸

1. 产后虚汗。用小麦麸、牡蛎等分为末加猪肉汁调服二钱。一天服二次。
2. 身上瘢痕。春夏用大麦麸，秋冬用小麦麸，筛粉，调油敷涂。
3. 小便尿血。麦麸炒香，以肥猪肉蘸食。
4. 热疮，汤火伤。用醋拌麦麸熨帖。

面粉

1. 内伤吐血。用面粉略炒，以京墨汁或藕节汁调服二钱。
2. 大出血（口、耳、鼻都出血）。用白面加盐少许，冷水调服三钱。
3. 泻痢。用白面一斤，炒焦黄，每天空心服一至二匙，温水送下。
4. 咽喉肿痛，不能吞食。用白面和醋调匀，涂喉外肿处。
5. 乳痈不消。用白面半斤，炒黄，加荆煮成糊敷涂，即消。
6. 刀伤血出。用生面干敷，五七日即愈。
7. 远行脚上起泡。水调生面涂上，一夜即消。
8. 火烧成疮。用炒面加栀子仁末，调油涂搽。
9. 防止受孕。用白面一升、酒一升，煮沸去渣，分三次服下（来月经的头一天晚上，第二天黎明及大明以后各服一次）。
10. 一切疔肿。用猪油调面封患处，有效。

麦粉

痈疽发背，无名肿毒。用陈年麦粉，久炒成黄褐色，冷定后，研为末，加陈醋调成糊，熬如黑漆，收存瓷罐中。同时摊纸上，剪孔贴患处，疼痛渐消。以后肿毒亦消。此方屡试屡验，药易得而功极显。

面筋

解热和中。

糗

消渴止烦。

麦苗

消酒毒，解时疾狂热，退胸膈热，利小肠。

麦取

阳毒、温毒、热极发狂，大渴及温热。

麦秆

烧灰加在去疣痣、蚀恶肉的药膏中。

大 麦

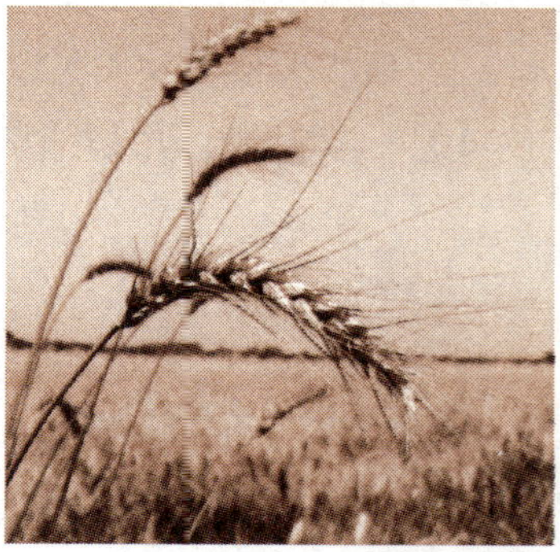

大麦

释名

牟麦。

性味

咸、温、微寒、无毒。

主治

1. 食饱烦胀。用大麦面熬香,每服一匙,开水送下。
2. 蠼螋尿疮。用大麦嚼敷,一天三次。
3. 汤火伤。用大麦炒黑,研为末,搽伤处。
4. 小便不通。用陈大麦秸煎浓汁一次服。

荞麦

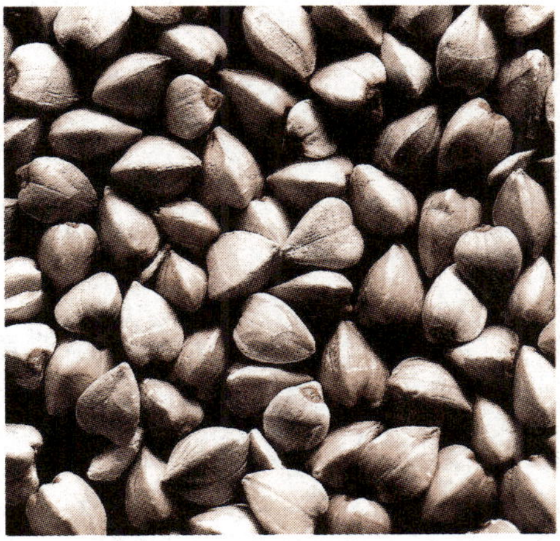
荞麦

释名

翘、乌麦、花荞。

性味

甘、平、寒、无毒。

主治

1. 咳嗽上气。用荞麦粉四两、茶末二钱、生蜜二两,加水一碗,搅于极匀,饮服。引气下降,即愈。

2. 水肿气喘。用生大戟一钱、荞麦面二钱,加水作饼炙熟为末,空心服,茶送下。以大小便通畅为度。

3. 赤白带下。用荞麦炒焦为末,加鸡蛋白和成丸子,如梧子大。每服五十丸,盐汤送下。一天服三次。

4. 噤口痢疾。每服荞麦面二钱,砂糖水调下。

5. 痈疽发背。用荞麦面、硫磺各二两,共研为末,加水做成饼,晒干收存,每取一饼磨水敷疮。

6. 汤火伤。用荞麦面炒黄,研末,水调敷伤处,有特效。

7. 瘰养成围颈。用荞麦(炒,去壳)、海藻、白僵蚕(炒,去丝),等分为末,白梅浸汤取肉,取一半和药末做成丸子,如绿豆大。每服六七十丸,睡卧时米汤送下。一天服五次。若与淡菜同服更好。

8. 绞肠痧。用荞麦面一撮,炒黄,水煎服。

9. 小肠疝气。用荞麦仁(炒,去尖)、胡卢巴(酒浸、晒干)各四两,小茴香(炒)一两,共研为末,加酒糊做成丸子,如梧子大。每服五十丸,空心服,盐酒送下。

10. 腹痛微泻。用荞麦做饭。连食三四次,即愈。

稻

释名

名杜、糯。(本草所指的稻,是指糯而言)。

性味

淘糯米水:甘、凉、无毒。

稻米:苦、温、无毒(一说味甘)。

主治

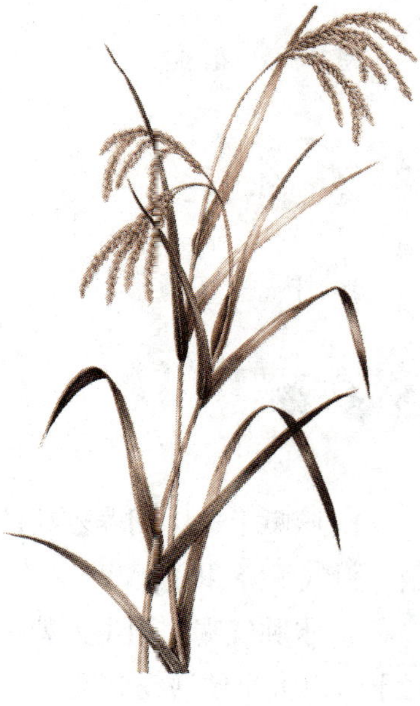

稻

稻米

1. 霍乱烦渴。用糯米三合、水五升、蜜一合,研汁分服。或煮汁服。

2. 消渴饮水。治方同上。

3. 下痢噤口。用糯谷一升,炒出白花,去壳,以姜汁拌湿,再炒为末。每服一匙,开水送下。三服即可止痢。

4. 鼻血不止。用糯米微炒黄,研为末,每服二钱,新汲水调下,同时少许入鼻中。此方名“独圣散”。

5. 自汗不止。用糯米、小麦麸同炒,研为末。每服三钱,米汤送下。或煮猪肉蘸末食。

6. 白带。用糙糯米、花椒等分,炒为末,加醋、糊成丸子如梧子大。每服三四十丸,饭前服,醋汤送下。

7. 胎动不安,下黄水。用糯米一合,黄芪、芎穷各五钱,加水一升煎成八合,分次服。

8. 腰痛虚寒。用糯米二升,炒热装袋中,拴靠在腰痛处。另以八角茴香研酒内服。

淘糯米水

益气,止烦渴霍乱,解毒。

糯稻花

阴干后供擦牙、乌须的配方使用。

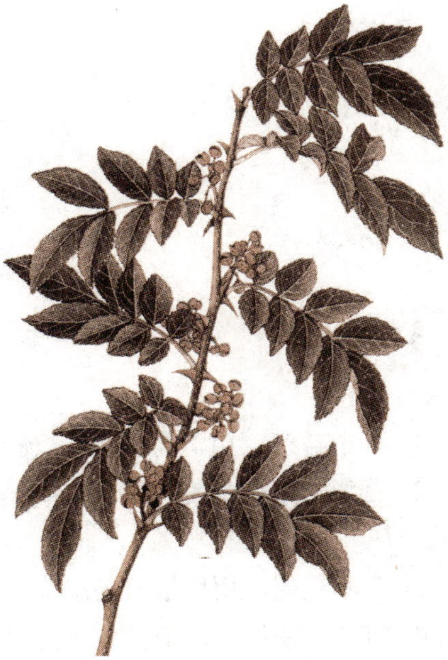

花椒

稻秆

1. 消渴饮水。取稻秆中心烧灰,每以开水泡灰一合,澄清后饮下。

2. 喉痹肿痛。稻草烧取墨烟,醋调吹鼻中或灌入喉中,吐出痰涎即愈。

3. 下血成痔。稻秆烧灰淋汁,热浸洗三五次,可愈。

4. 汤火灼伤。稻秆灰冷水中淘七遍,带湿摊伤处,药干即换。若是湿疮,则将稻秆灰淘后焙干,加油调涂。三五次可愈。

稷

释名

名粢。

性味

甘、寒、无毒。

主治

1. 补中益气。用羊肉一脚，熬汤，加稷米、葱、盐，煮粥吃。

2. 背痛。用稷米粉熬黑，加鸡蛋白调匀，涂布上，剪孔贴患处，药干即换。极效。

3. 卒心气痛。用稷根煎汤温服。

4. 难产。用稷根阴干，烧存性，研为末，以酒冲服二钱。

黍

释名

赤黍名门、穈，白黍中芑，黑黍中秬，一稃二米名秠。

性味

黍米：甘、温、无毒。久食令人多热烦。
丹黍米：甘、微寒、无毒。
黍茎和根：辛、热、有小毒。

主治

黍米：烧灰和油涂跌打伤，能止痛，不作瘢；嚼浓汁，涂小儿鹅口疮，有效。
丹黍米：止咳嗽，退热，亦治泻痢鳖瘕。
黍茎和根：利小便，止喘，去浮肿。

蜀黍

释名

蜀秫、芦、芦粟、木稷、荻粱、高粱。

性味

（米）甘、涩、温、无毒。

主治

（蜀黍米）温中，涩肠胃，止霍乱。（根）利小便，止喘满。

玉蜀黍

释名

玉高粱。

性味

（米）甘、平、无毒。

主治

（玉蜀黍米）调中开味，（根、叶）治沙淋。

粟

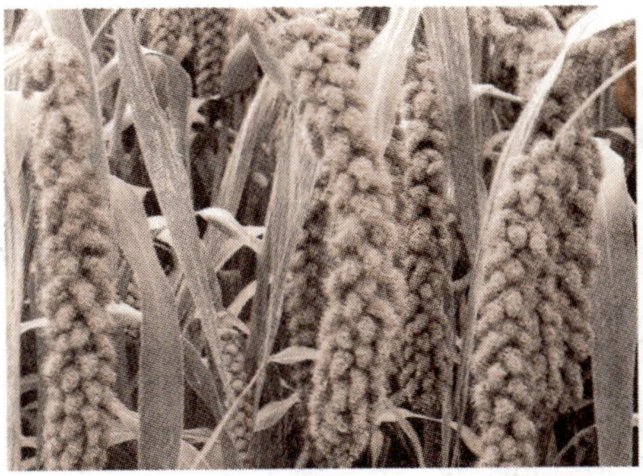
粟

释名

谷子，小米。

性味

粟米：咸、微寒、无毒。

主治

粟米

1. 胃热消渴。用陈粟米煮饭吃。

2. 反胃吐食（脾胃气弱，食不消化）。用粟米半升，捣成粉，加水做成丸子，如梧子大。取七枚煮熟，放一点盐，连汁空心吞服，或加少许醋吞下。

3. 鼻血不止。用粟米粉小煮服。

4. 汤火伤。用粟米焦，投水中，澄取汁，浓煎如糖，频搽伤上，能止痛，灭瘢痕。又方：粟米，半生半炒，研为末，酒调敷伤处。

粟泔汁

1. 眼热赤肿。用粟泔汁(淘粟水)发酸的沉淀,加生地黄等分,研匀摊于布上,方圆约二寸,贴目上熨热。药干即换。

2. 疳疮月蚀。用粟泔汁沉淀敷涂。

参子

释名

龙爪粟、鸭爪稗。

性味

甘、涩、无毒。

主治

补中益气,厚肠胃。

薏苡

释名

解蠡、芑实、䔡米、回回米、薏珠子。

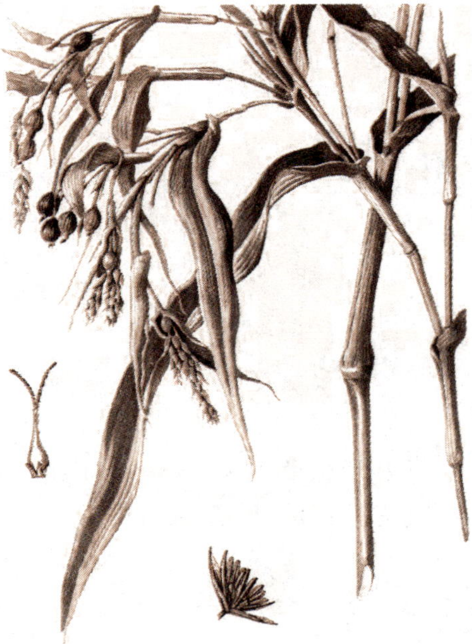

薏苡

性味

(仁、根)甘、微寒、无毒。

主治

1. 风湿身疼,日暮加剧。用麻黄三两,杏仁二十枚,甘草、薏苡仁各一两,加水四升,煮成二升,分两次服。

2. 水肿喘急。用郁李仁二两,研细,以水滤取汁,煮薏苡仁饭,一天吃两次。

3. 沙石热淋。用薏苡仁(子、叶、根皆可)水煎热饮(夏月次饮),以通为度。

4. 消渴。用薏苡仁煮粥吃。

5. 肺痿咳嗽,有脓血。用薏苡仁十两,捣破,加水三升煎成一升,以酒少许送服。

6. 痈疽不溃。吞服薏苡仁一枚。

7. 虫牙痛。用薏苡仁、桔梗研末点服。

8. 疝疾。用薏苡(以东壁黄土炒过),加水煮成膏服下。

9. 黄疸。用薏苡根煎汤频服。

10. 杀蛔虫。用薏苡根一斤,磨细,加水七升煮成三升服下,能将虫杀死打出。

11. 月经不通。用薏苡根一两,水煎服。

12. 牙齿风痛。用薏苡根四两,水煮含漱。

罂子粟

释名

米囊子、御米、象谷。

性味

(米)甘、平、无毒。

(壳)酸、涩、微寒、无毒。

主治

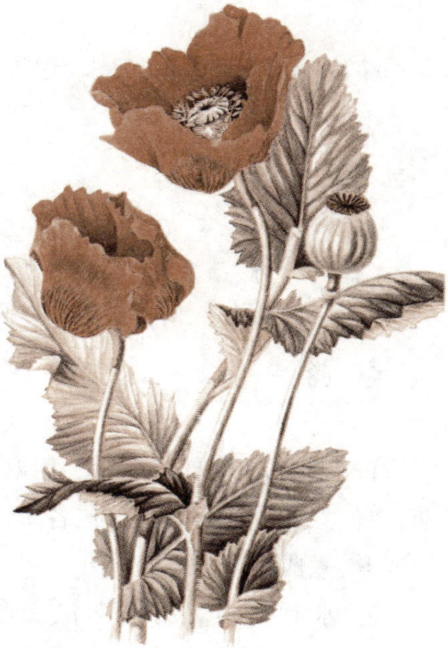

罂子粟

1. 反胃吐食。用白罂粟米三合、人参末三钱、生山芋五寸(切细),加水二升三合,煮成六合,再加生姜汁及盐少许,和匀分服。

2. 赤白痢。用罂粟米(炒)、罂粟壳(炙),等分为末,加炼蜜成丸子,如梧子大。每服三十丸,米汤送下。

3. 热痢便血。用粟壳(醋炙)一两、陈皮一两,共研为末。每服三钱,乌梅汤送下。

4. 久痢不止。用粟壳(醋炙)为末加蜜成丸子,如弹子大。每服一丸,以水一碗、姜三片,煎至八成温服。又方:粟壳十两(去膜),分作三分,一分醋炒,一分蜜炒,一分生用,并研为末,加蜜做成丸子,如芡子大。每服三十丸,米汤送下。又方:用粟壳(蜜炙)、厚朴(姜制)各四两,共研为末。每服一钱,米汤送下。忌食生冷。

5. 水泄不止。用罂粟壳一枚(去蒂膜),乌梅肉、大枣肉各十枚,加水一碗,煎至七成,温服。

6. 久咳不止。用粟壳,去筋,蜜炙为末。每服五分,蜜汤送下。

7. 久咳自汗。用粟壳二两半,去蒂膜。醋炒,取一两与乌梅半两焙干研末。每服二钱,临卧时开水送下。此方名“百劳散”。

阿芙蓉

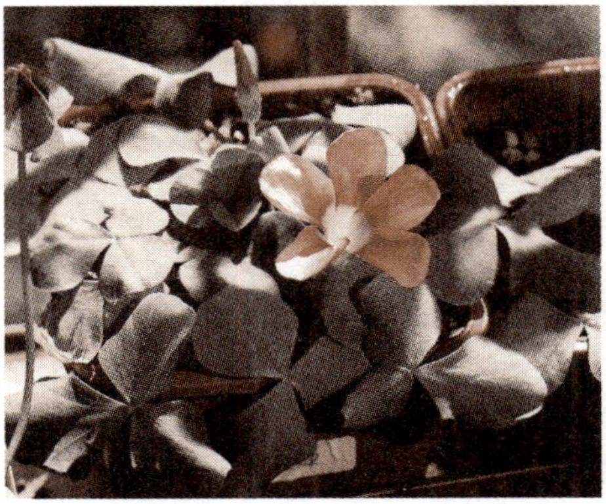

阿芙蓉

释名

阿片。俗作鸦片。

性味

酸、涩、温、微毒。

主治

1. 久痢。用阿芙蓉如小豆大小,每日空心服一次,温水化下。忌食葱蒜等物。

2. 赤白痢下。用阿芙蓉、木香、黄连、白术各一分,共研为末,加饭做成丸子,如小豆大。每服壮者一分,老幼半分,空心服,米汤送下。忌食酸物、生冷、油腻、茶、酒、面。又方:罂粟花未开时,外有两片青叶包着,花开即落,收取研末。每服一钱,米汤送下。赤痢用红花的包叶,白痢用白花的包叶。

大豆

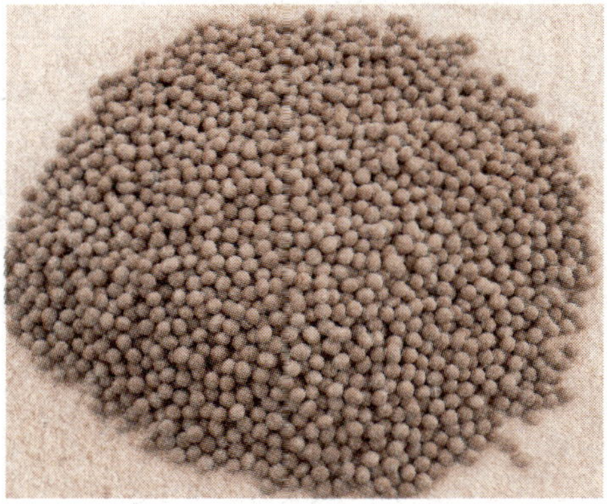
大豆

释名

菽。角名荚,叶名藿,茎名萁。

性味

黑大豆:甘、平、无毒。

主治

黑大豆

1. 中风口歪。用大豆三升,熬熟,至微烟出,放入瓶中,泡酒五升。经过一天以上,服酒一升,厚盖被令稍稍出汗。如已噤口,可加独活半斤,微微捶破同泡酒中。产后亦宜照此服药以防风气,又消结血。

2. 热毒攻眼,红痛、脸肿。用黑豆一升,分作十袋,沸汤中蒸过,交替着熨患处。

3. 身面浮肿。用乌豆一升,加水五升煮成三升,再加酒五升,又煮成三升,分三次温服。不愈再服。又方:用乌豆煮至皮干,研为末。每服二钱,米汤送下。

4. 腹中痞硬。用大豆半升、生姜作分,加水三升,煎成一升,一次服下。

5. 水痢不止。用大豆一升(炒过)、白术半两,共研为末。每服三钱,米汤送下。

6. 男子便血。用黑豆一升,炒焦,研为末,热酒淋过,去豆饮酒,极效。

7. 一切下血。用黑豆在皂角汤中微浸，炒熟去皮，研为末，加炼猪油和成丸子，如梧子大。每服三十丸，陈米汤送下。

8. 折伤、堕坠、淤血在腹。用大豆五升，加水一斗，煮汁成二升，一次服完。三服可愈。

9. 牙齿疼痛。用黑豆煮酒，频频漱口。

10. 胞衣不下。用大豆半升，加醇酒三升，煮成一升半，分三次服。

大豆皮

生用，治痘疮目翳；嚼烂，敷小儿尿灰疮。

豌豆

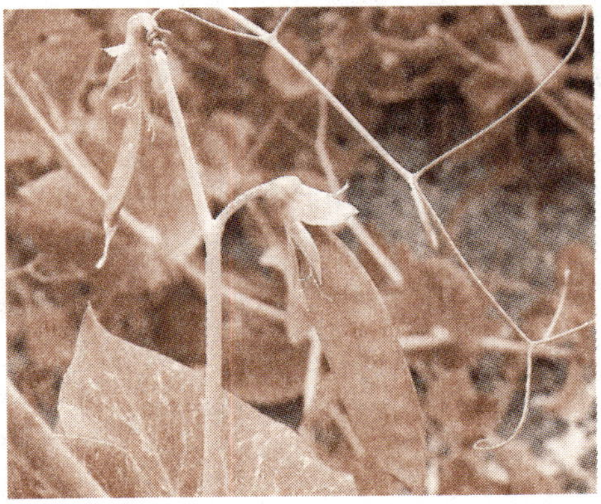

豌豆

释名

胡豆、戎菽、回鹘豆、毕豆、青小豆、青斑豆、麻累。

性味

甘、微辛、平、无毒。

主治

消渴，吐逆，止泻痢，利小便，不乳汁，消痈肿痘疮。

蚕豆

释名

胡豆。

性味

甘、微辛、平、无毒。

主治

快胃，和脏腑。

扁豆

释名

沿篱豆、蛾眉豆。其种子有黑白二种，白者温而黑者稍冷。

入药用白扁豆。

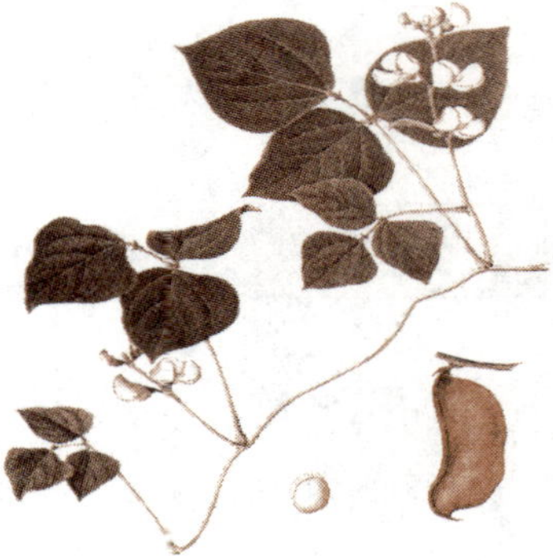

扁豆

性味

白扁豆：甘、微温、无毒。

主治

白扁豆

1. 霍乱吐利。用扁豆、香薷各一升，加水六升煮成二升，分次服。
2. 赤白带下。用白扁豆炒为末，每服二钱，米汤送下。
3. 堕胎中毒（妊妇服草药堕胎，引起腹痛）。用生白扁豆，去皮，研为末，米汤送服一匙。
4. 中砒霜毒。用白扁豆生研，加水绞取汁饮服。

扁豆花

1. 血崩不止。用白扁豆花焙干为末。每服二钱，空心服，炒米煮汤加盐少许送下。
2. 泻痢。用白扁豆花焙（正开放者），择取洁净的，勿以水洗，只以滚水烫过后，即和猪脊肉一条、葱一根、胡椒七粒，加酱汁一起拌匀，将烫花的水和面，包成小馄饨，炙熟食下。

大豆豉

释名

幽菽,亦名嗜。

性味

(淡豉)苦、寒、无毒。
(蒲州豉)咸、寒、无毒。

主治

1. 伤寒发汗(冰痛、身热、脉洪)。用葱白一小把、豉一升,棉裹住,加水三升,煮成一升,一次服下。如不出汗,再服一次,并加葛根三两。又不出汗仍须再服,并加麻黄三两。又方:用葱汤煮米粥,加盐豉吃下,取汗。又方:用豉一升,加童便三升,煮成一升,分次服,取汗。

2. 伤寒不止不解,胸中闷恶。用豉一升、盐一合,加水四升,煮成一升半,分次服,取吐。

3. 血痢不止。用豉、大蒜等分,捣成丸子,如梧子大。每服三十丸,盐汤送下。

4. 疟疾寒热。煮豉汤饮服,大吐即愈。

5. 盗汗不止。用豉一升,微炒香,放清酒三升中泡三天,取汁服(冷热均可)。如无效,可多服几剂。

6. 痰喘(雨天便发,坐卧不安,饮食不进)。用淡豆豉一两,蒸过,捣极烂,加砒霜末一钱,枯白矾三钱,做成丸子,如绿豆大。每服七丸,病甚者九丸,小儿五丸,冷茶或冷水送下。

7. 膝挛骨痛。用豉三五升,九蒸九晒,泡酒中,每空心饮适量。

8. 喉痹不语。煮豉汁一升服，盖被发汗。同时把桂末放在舌下含咽。

9. 口舌生疮，胸膈疼痛。用焦豉末含一夜即愈。

10. 胎动。用豉汁炒服。

11. 小儿丹毒。用豉炒至烟尽，研为末，油调敷涂。

12. 背痈。用香豉三升，加少量水捣成泥，照肿处大小做饼，厚约三分，铺疮上，留孔，以艾火烘灸。勿令肉破，一天二次。

13. 蠼螋尿疮。用豉捣烂敷涂。

14. 筋骨跌伤。用豉三升、水三升，煎成浓汁饮服。

15. 服药过量。饮豉汁。

16. 脚肿。饮豉汁，以渣敷肿处。

曲

释名

酒母。

性味

甘、温、无毒。

主治

1. 米谷食积。炒曲末，以开水调服二钱。一天服三次。

2. 赤白痢。用曲熬粟米粥吃，每次一匙。一天吃四至五次。

3. 酒毒下血。用曲一块，包湿纸中，煨为末空心服二钱，米汤送下。极效。

4. 胎动不安。用生曲饼研为末，加水绞汁服三升。

饴糖

释名

饧。

性味

甘、大温、无毒。

主治

1. 老人烦渴。用大麦一升,加水七升煎至五升,再加入赤饧二合,渴即取饮。

2. 鱼脐疔疮(此疮形如长弓,一端有准确出点,点上有孔,如鱼脐)。用饴糖涂搽,如糖已干,则烧灰涂搽。

3. 毒疮,火烧伤。治方同上。

醋

释名

酢、苦酒。

性味

(米醋)酸、苦、温、无毒。

主治

1. 霍乱吐泻。用盐醋煎服。
2. 脚转筋。用旧棉泡醋中。蒸热裹痛处,棉冷即换。直至痛止。
3. 腋下狐臭。用三年酽醋,和石灰敷涂。
4. 痈疽不溃。用醋调雀屎,取小豆敷疮头上,疮即可穿。
5. 牙齿疼痛。用米醋煮枸杞白皮一升,取半升含漱。
6. 蜈蚣咬毒。用醋磨生铁敷搽。
7. 蠼螋尿疮。用醋和胡粉敷搽。
8. 汤火灼伤。用酸醋淋洗,并以醋泥涂伤处,有效,亦无瘢痕。
9. 乳痈坚硬。用罐装醋,烧热石投入二次,即以热醋敷痈,醋冷则再次烧石热之。如此热敷数次即愈。

酒

释名

酒浆。

性味

（米酒）苦、甘、辛、大热、有毒。

主治

1. 米酒。行药势，通血脉，润皮肤，散湿气，除风下气，解马肉、桐油毒。
2. 愈疟酒。治诸疟疾，频频温饮。
3. 五加皮酒。去一切风湿痿痹，壮筋骨，填精髓。
4. 薏苡仁酒。去风湿，强筋骨，健脾胃。
5. 女贞皮酒。治风虚，补腰膝。
6. 地黄酒。补虚弱，壮筋骨，通血脉，治腹痛，变白发。
7. 当归酒。和血脉，坚筋骨，止诸痛，调经水。
8. 菖蒲酒。治风痹，通血脉，疗骨痿。
9. 枸杞酒。补虚弱，益精气，去冷风，壮阳道，止目泪，健腰脚。
10. 人参酒。补中益气，通治诸虚。
11. 茯苓酒。治头风虚眩，暖腰膝，主五劳七作伤。
12. 桑葚酒。补五脏，明耳目，治水肿。
13. 蜜酒。治风疹、风癣。
14. 蓼酒。久服聪耳明目、脾胃健壮。
15. 姜酒。治偏风、发热、心腹冷痛。

16. 葱豉酒。解烦热，补虚劳，治伤寒头痛寒热及冷痢肠痛，解肌发汗。

17. 茴香酒。治肾气痛、扁坠牵引及心腹痛。

18. 缩砂酒。消食、和中、下气，治心腹痛。

19. 茵陈酒。治风疾、筋骨挛急。

20. 百部酒。治一切咳嗽。

21. 海藻酒。治瘿气。

22. 松节酒。治冷风虚弱、筋骨挛痛、脚气缓痹。

23. 竹叶酒。治诸风热病。

24. 麻仁酒。治骨髓风毒痛、脚气缓痹。

25. 红曲酒。治腹中及产后淤血。

26. 花蛇酒。治诸风顽痹、瘫痪挛急、恶疮疥癣。

27. 蝮蛇酒。治恶疮诸瘘、恶风顽痹癫疾。

28. 豆淋酒。破血去风，治男子中风口歪、阴毒腹痛及小便尿血。亦治妇女产后一切中风疾病。

29. 虎骨酒。治臂胫疼痛、历节风、肾虚、膀胱寒痛。

30. 鹿茸酒。治阳虚痿弱、小便频数、劳损诸虚。

烧酒

释名

火酒、阿剌吉酒。

性味

辛、甘、大热、有大毒。

主治

消冷积寒气，燥湿痰，开郁结，止水泄；治霍乱、疟疾、噎膈、心腹冷痛、阴毒欲死；杀虫辟瘴，利小便，坚大便，洗赤目肿痛，有效。

糟

释名

粕。

性味

酒糟：甘、辛、无毒。
大麦醋糟：酸、微寒、无毒。
干饧糟：基、温、无毒。

主治

酒糟

1. 手足皲裂。用酒糟、猪油、姜汁盐等分，研烂，炒热搽患处裂肉甚痛，但不久即合口，再搽数次，冻伤即愈。

2. 鹤膝风。用酒糟四两、肥皂荚一个（去子）、芒硝一两、五味子一两、砂糖一两、姜汁半瓶，研匀，每日涂搽。加一点烧酒更好。

3. 打伤青肿。用湿纸铺伤处。纸上厚摊一块捣烂的酒糟（先烧过），过一阵,痛处如蚁行,热气上升,肿即消散。

大麦醋糟

气滞风壅、手背脚膝痛。炒热用布裹熨,三两换可愈。

干饧糟

1. 反胃、呕吐不止。用干饧糟六两、生姜四两,同捣做饼,或焙或晒,加炙甘草末二两,盐少许,煎汤服下。此方“甘露汤”。

2. 脾胃虚弱。用平胃散一斤加干饧糟(炒)二斤半、生姜一斤半、红枣三百个(煮取肉,焙干),一起研为末,逐日煎汤服。

木部

柏

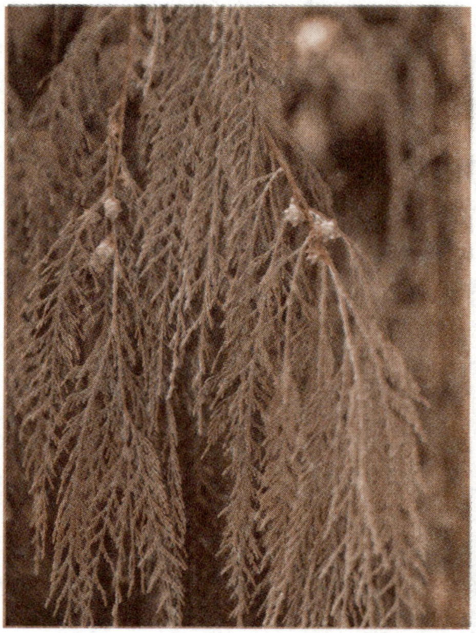
柏

释名

侧柏。

性味

柏实:甘、平、无毒。
柏叶:苦、微温、无毒。

主治

柏实

1. 平肝润肾。延年壮神。用柏实晒干,去壳,研末。每服二钱,温酒送下。一天服三次。又方:加松子仁等分,以松脂和丸服。又方:加菊花等分,以蜜和丸服。又方:用柏子仁二斤,研为末,泡酒中成膏,加枣肉三斤,白蜜、白术末、地黄末各一斤,捣匀做成丸子,如弹子大。每嚼一丸,一日三服。

2. 老人便秘。用柏子仁、松子仁、大麻仁,等分同研,加蜜、蜡做成丸子,如梧子大。每服二三十丸,饭前服,少黄丹汤调下。一天服二次。

3. 肠风下血。用柏子十四个,捶碎,贮布袋中,加入好酒三碗,煎至八成服下。

4. 小儿惊痫腹满,大便青白色。用柏子仁研为末,温水调服一钱。

柏叶

1. 中风(涎潮口噤,语言不出,手足垂)。

用柏叶一把去枝,葱白一把连根研如泥,加酒一升,煎开多次后温服。

2. 霍乱转筋。用柏叶捣烂裹脚上,另外再煎汁淋洗。

3. 吐血。用青柏叶一把、干姜二片、阿胶一挺(炙),加水二升,煮成一升,去渣,另加马通汁一升,再合煎为一升,滤过,一次服下。

4. 鼻血不止。用柏叶、榴花,共研为末,吹入鼻中。

5. 尿血。用柏叶、黄连焙过,研细,酒送服三钱。

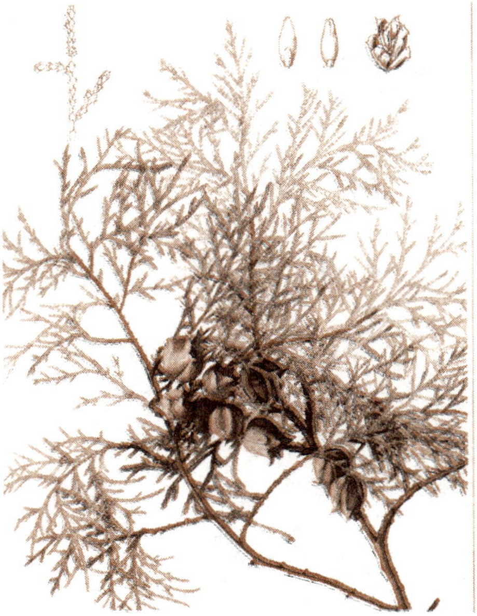

柏子仁

6. 大肠下血。用柏叶烧存性,研为末。每服二钱,米汤送下。

7. 月经不断。用侧柏叶(炙)、芍药等分,每取三钱,加水、酒各半煎服。对未婚妇女,用侧柏叶、木贼(炒至微焦),等分为末。每服二钱,米汤送下。

8. 汤火伤。用柏叶生捣涂搽,二三日后,止痛灭瘢。

9. 大麻风(眉发脱落)。将侧柏叶九蒸九晒后研为末,加炼蜜做成丸子,如梧子大。每服五至十丸。白天服三次,晚间服一次。百日之后,眉毛可再生。

10. 头发不生。用侧柏叶阴干研末,和麻油涂搽。

丁香

释名

丁子香、鸡舌香。

性味

辛、温、无毒。

主治

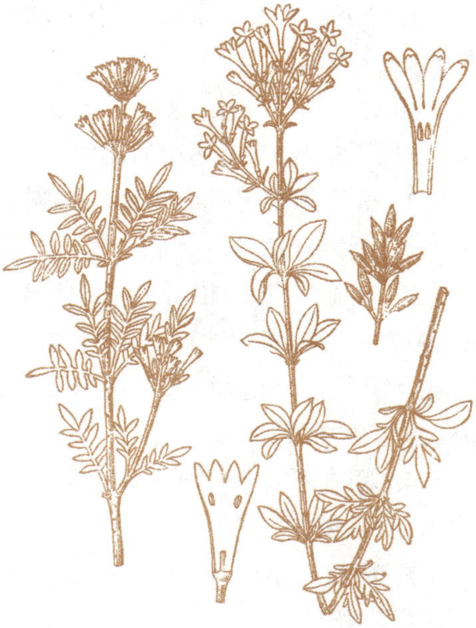

丁香

1. 突然心气痛。用丁香末，酒送服一钱。

2. 干霍乱（不吐不泻）。用丁香十四枚，研为末，开水一碗送下。不愈再服。

3. 小儿吐泻。用丁香、橘红等分，加蜜做成丸子，如黄豆大，米汤送服。如呕吐不止，可用丁香、生半夏各一钱，泡姜汁中一夜，晒干为末，以姜汁调面糊做成丸子，如黍米大。每服适量，姜汤送下。

4. 婴儿吐乳，粪呈青色。用乳汁一碗，放入丁香十枚，陈皮（去白）一钱，煎开多次后，细细送服。

5. 胃冷呕逆。用丁香三个，陈橘皮一块（去白，焙干），水煎，趁热服。

6. 朝食暮吐。用丁香十五个，研为末，加甘蔗汁、姜汁调成丸子，如莲子大，口中噙咽。

7. 反胃，气噎不通。用丁香、木香各一两，每取四钱，水煎服。

8. 妇女崩中。用丁香二两，加酒二升，煎成一升，分次服下。

9. 妇女难产。用丁香三十六粒、乳香三钱六分,共研为末,加活兔胆同捣,做三十六丸。每服一丸,好酒化下,此方名“如意丹”。

10. 鼻中息肉。用棉裹丁香塞鼻内。

11. 唇舌生疮。用丁香研末,棉裹含口中。

12. 乳痛。用丁香研末,水送服一匙。

松

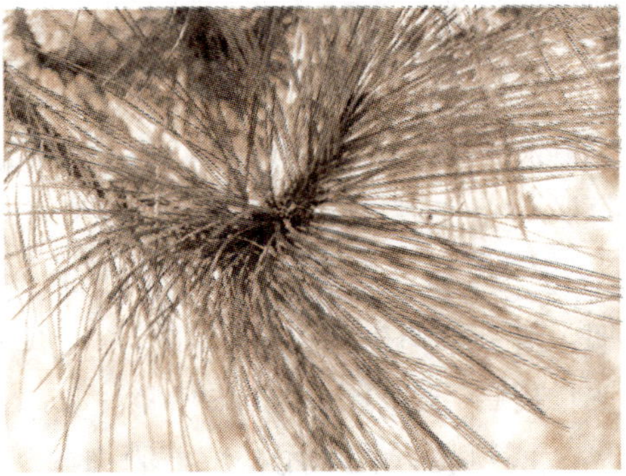

松

释名

松膏、松肪、松胶、松香、沥青。

性味

松脂:苦、甘、温、无毒。

松节:苦、温、无毒。

松叶:苦、温、无毒。

松花:甘、温、无毒。

主治

1. 关节酸疼。用松脂三十斤,炼五十遍,每取三升,和炼酥三升,搅稠。每天清晨空心服一匙。一天服三次。服药期间,以面食为好。忌食血腥、生冷、酸物。百日病愈。

2. 肝虚目泪。用炼过的松脂一斤,米二斗,水七斗,曲二斗造酒频饮。

3. 妇女白带。用松香五两,酒二升,煮干,捣烂,加酒、糊做成丸子,如梧子大。每服百丸,温酒送下。

4. 风虫牙痛。把松脂在滚水中泡化,漱口,痛即止。

5. 龋齿有孔。棉裹松脂塞孔中。

6. 久聋不听。用炼松脂三两，巴豆一两，和捣成丸，薄棉裹塞耳中，一天二次。

7. 一切肿毒。用松香八两，铜青二钱，蓖麻仁五钱，同捣做膏，摊贴患处。

8. 疥癣湿疮。松香研为末，加轻粉少许，先以油涂疮上，再撒上药末。几次即见效。

9. 阴囊湿痒。用松香末卷入纸筒内，每筒加花椒三粒，油浸三日，令纸筒燃烧滴油，取油搽患处。搽油前，以淘米水把患处洗净。

松节

1. 关节风痛。用松节(即松的茎干上的瘤状节)泡酒，每服一合，一天服五六次。

2. 转筋挛急。用松节一两，锉细，加乳香一钱，慢火炒焦，出火毒，研为末，每服一至二钱，热木瓜酒调下。

3. 风热牙痛。用油松节如枣大一块，切碎，加胡椒七个，浸热酒中，乘热再加飞过的白矾少许，即取以漱口，一至五次后见交。又方：用松节二两，槐白皮、地骨皮各一两，煎汤漱口，热漱冷吐。

4. 反胃吐食。用松节煎酒细饮。

5. 跌扑伤损。用松节煎酒服。

松叶

1. 预防瘟疫。松叶切细，每服一匙，酒送下，一天服三次，能防瘟疫。

2. 中风口邪。青松叶一斤，捣成汁，放酒中浸两宿，又在火旁取温一宿，初服半升，渐加至一升，以头面出汗为度。

3. 关节风痛。用松叶捣汁一升，在酒三升中浸七日，每服一合。一天服三次。

4. 脚气风疮。用松叶六十斤，锉细，加水四石，煮成五斗，和米五斗照常法酿酒。七日后，取酒饮，以醉为度。

5. 风牙肿痛。用松叶一把，盐一合，酒二升，共煎含漱。

6. 大风恶疮。用松叶二斤，麻黄(去节)五两，锉细，泡酒二斗中。几日后，每次温服一小碗，服至见效为止。

7. 阴囊湿痒。用松叶煎汤多洗。

松花：

润心肺、益气、除风、止血。

杉

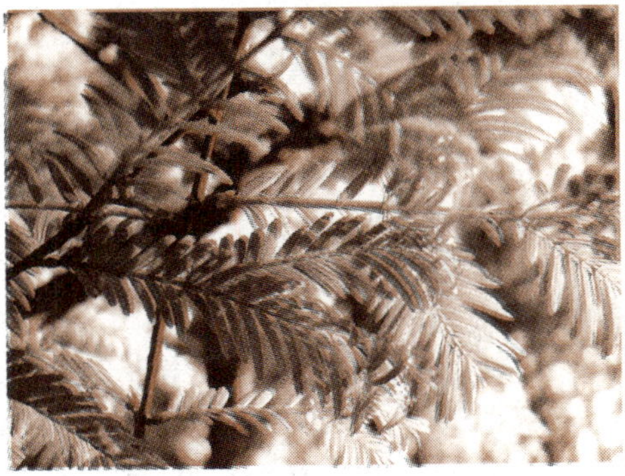

杉

释名

杉、沙木。

性味

杉材：辛、微温、无毒。

主治

1. 脚气肿满。用杉木节一升，橘叶（切细）一升（无叶可用皮代），大腹槟榔大一枚（连子打碎），童便三升，共煮成一升半，分两次服。若初服即见效。则不必再服。此方名“杉木汤”。

2. 小儿阴肿。用老杉木烧灰，加腻粉，调清油敷涂。

杉皮

刀伤、汤火伤。取老树皮烧存性，研末敷搽。或调鸡蛋清涂搽。

杉叶

风虫牙痛。同川芎、细辛煎酒含漱。

薰陆香

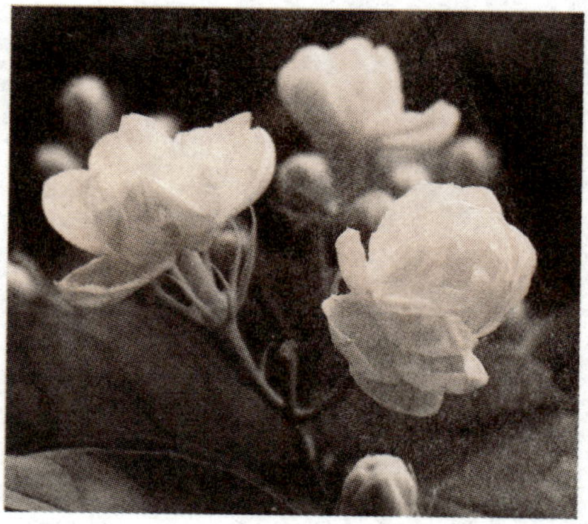
薰陆香

释名

马尾香、天泽香、摩勒香、多伽罗香。

性味

微湿、无毒。

主治

1. 口目㖞斜。用乳香烧烟熏病处,以顺其血脉。

2. 急慢惊风。用乳香半两,甘遂半两,共研为末。每服半钱,乳香汤送下。

3. 小儿双目内钓、腹痛。用乳香、没药、木香等分,水煎服。

4. 心气痛。用乳香三两,茶叶四两,共研为末,加冬季鹿血和成丸子,如弹子大。每服一丸,温醋化下。

5. 呃逆不止。用乳香同硫磺烧烟频嗅。

6. 梦遗。用乳香一块,拇指大,卧时细嚼,含至三更时咽下。三至五次即见效。

7. 血淋。取夹石的乳香研为末,米汤送服一钱。

8. 难产催生。用乳香五钱,研为末,加母猪血和成丸子。如梧子大。酒冲服五丸。又方:用乳香、朱砂,等分为末,加麝香少许,酒送服一钱。

9. 风虫牙痛。用乳香细嚼咽汁。又方:用乳香、川椒各一钱,共研细,化蜡和成丸子,塞病齿孔中。又方:用乳香、巴豆,等分研细,化蜡和成丸子,塞孔中。又方:用乳香、枯矾等分,化蜡和成丸子,塞孔中。

10. 漏疮脓血。用白乳香二钱,牡蛎粉一钱,共研为末,加米糕为丸子,塞孔中。

11. 阴茎肿痛。用乳香、葱白等分,捣烂敷涂。

12. 丹毒。用乳香研末,羊脂调涂。

安息香

释名

安息香,紫黑黄相和如玛瑙,研之色白者为上;粗黑中夹砂石、树皮者为次,乃渣滓结成也;有屑末不成块者为下,恐有他香夹杂也。修制最忌经火。

性味

辛、苦、平、无毒。

主治

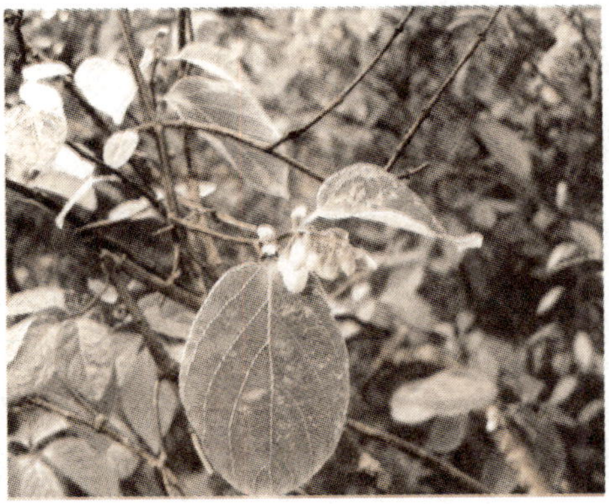
安息香

1. 突然心痛,或时发时止。用安息香研为末,开水送服半钱。

2. 小儿肚痛。用安息香酒蒸成膏,另用沉香、木香、丁香、藿香、八角茴香各三钱,香附子、缩砂仁、炙甘草各五钱,共研为末,以膏和炼蜜调各药做成丸子,如芡子大。每服一丸,紫苏汤化下。此方名"安息香丸"。

3. 关节风痛。用精猪肉四两,切片,裹安息香二两,另以瓶装一层灰。药放灰上,在大火上(火与瓶之间隔一铜板)烧出烟,即将瓶口对痛处熏治,勿令烟散走。

龙脑香

释名

片脑、羯婆罗香。膏名婆律香(即现在通称的冰片)。

性味

辛、苦、微寒、无毒。

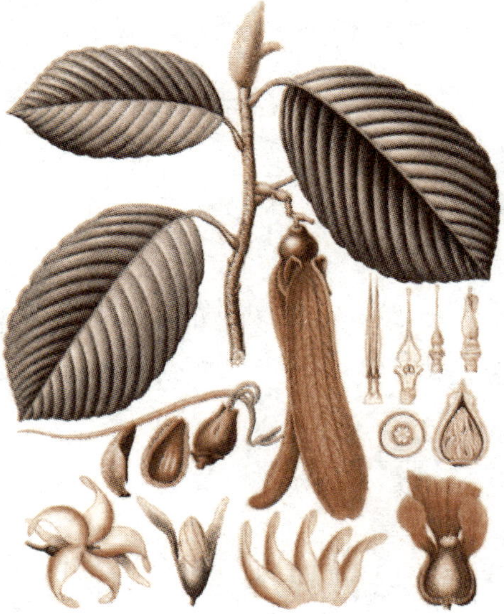

龙脑香

主治

1. 目翳。用龙脑末一两,每天点眼三至五次。

2. 风热上攻头目。用龙脑末半两,南蓬砂一两,频点两鼻孔中。

3. 头脑疼痛。用龙脑香一钱,卷纸中做成捻子,烧烟熏鼻,吐出痰涎即愈。

4. 风热喉痹。用灯芯一钱,黄蘖五分,并烧存性,白矾七分(煅过)、龙脑香三分,共研为末。每服一二分,吹入喉中患处,有奇效。

5. 中风牙闭。用龙脑香、天南星等分,每服二三分,擦牙二三十遍,口即可开。

6. 牙齿疼痛。用龙脑香、朱砂各少许擦牙,痛即止。

7. 内外痔疮。用龙脑香一二分,加葱汁化匀涂搽。

芜荑

释名

荑，无姑，木名。

性味

辛、平、无毒。

主治

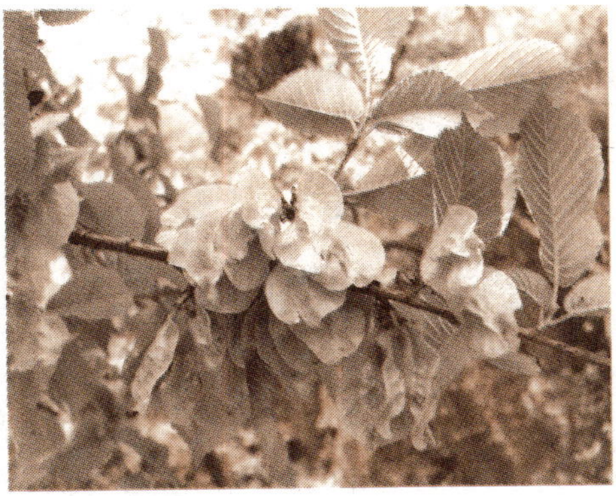

芜荑

1. 脾胃有虫，食即痛。面黄无色。用芜荑仁二两，和面炒成黄色，研为末。每服二匙，米汤送下。

2. 杀体内寄生虫。用生芜荑、生槟榔各四两，研为末，加蒸饼做成丸子，如梧子大。每服二十丸，开水送下。

3. 久泄，气多粪少。用芜荑五两，捣为末，加饭做成丸子，如梧子大。每日空心于饭前服三十丸，久服能安神保健。

4. 婴孩惊风后失声。用芜荑、神曲、麦蘖、黄连各一钱，分别炒过，共研为末，加猪胆汁调糊做成丸子。如黍米大。每服十丸，木通汤送下。

5. 虫牙作痛。芜荑仁放蛀齿孔中，很有效。

6. 腹中鳖瘕（平时好酒，血入于酒，则为酒鳖；平时多气，血凝于气，则为气鳖；虚劳痼冷，败血杂痰，则为血鳖。摇头掉尾，如虫之行，上侵入咽，下蚀入肛，或附胁背，或隐胸腹，大则如鳖，小或如钱）。用芜荑炒过煎汤服，同时服暖胃、益血、理中的药物乃可治。若服雷丸、锡灰之类，是不会见效的。

榆

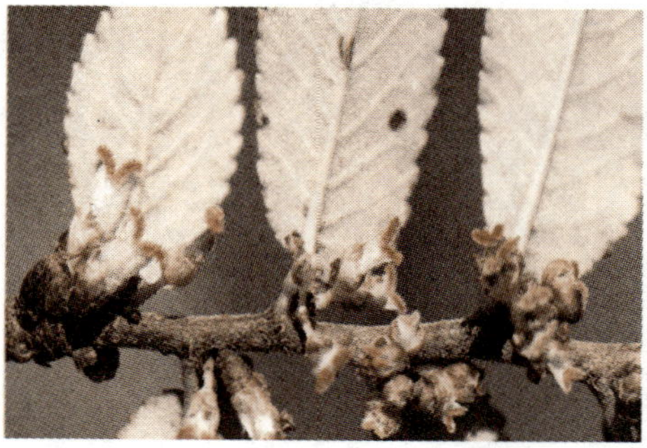

榆

释名

零榆。白者名粉。

性味

(白皮)甘、平、滑利、无毒。

主治

1. 喘不止。用榆白皮阴干,焙为末,每天清晨和晚上用末二钱,水五合,煎成胶状服下。

2. 虚劳白浊。用榆白皮二升,加水二斗,煮成五升,分五次服下。

3. 小便气淋(指小便时觉气胀而排尿困难)。用榆枝,石燕子煎水,每日饮服。

4. 五淋涩痛。用榆白皮阴干、焙研,每取五钱,加水五合,煎如胶,一天服二次。

5. 口渴多尿。用榆皮二斤,去黑皮,加水一斗,煮成一升。每服三合,一天服三次。

6. 身体突然浮肿。用榆皮捣为末,同米煮粥吃,以小便能畅为效。

7. 早产后流血不止。用榆白皮、当归(焙)各半两,加生姜水煎服。

8. 胎死腹中或母因病欲堕胎。用榆白皮煮汁服二升。

9. 头、身长疮。用榆白皮研为末,调油涂搽。

10. 火伤成疮。嚼榆白皮敷涂。

11. 五色丹毒(又名游肿)。榆白皮研为末,调鸡蛋白涂搽。

12. 背疽。用榆根白皮,切细,清水洗净,捣至极烂,调香油敷搽,留出疮头透气。药干则以苦茶润湿,若药已不粘,须另换新调的药。

13. 小儿瘰疬。用榆白皮生捣如泥,封涂患处。经常换药。

榆叶

1. 消水肿,利小便,下石淋。用榆树嫩叶做汤或炒吃。
2. 胆热虚劳不眠。用榆叶、酸枣仁等分,加蜜做成丸子,每日服适量。
3. 酒鼻。用榆叶煎汁常洗。

柳

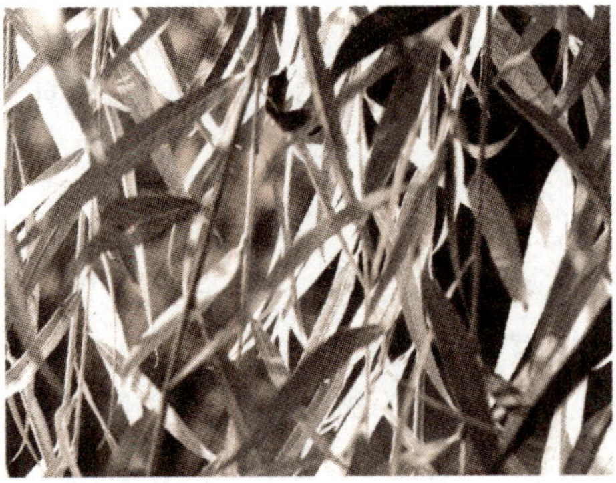

柳

释名

小杨、杨柳。

性味

柳华:苦、寒、无毒。
柳叶:苦、寒、无毒。
枝及根白皮:苦、寒、无毒。

主治

柳华

1. 吐血咯血。用柳絮焙过,研为末,米汤送服一钱。

2. 刀伤血出。用柳絮包敷即可。

3 脸上脓疮。用柳絮、腻粉等分,调灯油涂搽。

4. 走马牙疳。用柳花烧存性,加麝香少许涂搽。

5. 大风疠疮。用杨柳四两,捣成饼,贴壁上,干后取下,泡淘米水中一时,取出焙干,研为末,取二两,加白花蛇、乌蛇各一条(去头尾,酒浸用肉),全蝎、蜈蚣、蟾蜍、雄黄各五钱,苦参、天麻各一两,共研为末,水煎麻黄取汁,与各药同熬,做成丸子,如梧子大,朱砂为衣。每服五十丸,温酒送下。一天服三次,以愈为度。

柳叶

1. 小便白浊。用清明柳叶煎汤代茶,以愈为度。

2. 小儿丹毒。用柳叶一斤,加水一斗,煮取汁三升,洗患处。一天宜洗七八次。

3. 眉毛脱落。用垂柳阴干,研为末,放在铁器中加姜汁调匀,每夜涂抹眉部。

4. 无名恶疮。用柳叶或皮,水煎汁。加盐少许洗患处。

5. 漆疮。用柳叶煎水洗。

枝及根白皮

1. 黄疸初起。用柳枝煮浓汁半升,一次服下。

2. 脾胃虚弱,食欲不振,病似反胃噎膈。取新柳枝一大把,熬汤,煮小米做饭。加酒、面做饭滚成珠子,晒干,装袋中悬挂通风处。用时,烧滚水随意下米,待米浮起查看无硬心则为米熟。一次吃完。稍久,面和米就会分散开,这样制成的米,名“络索米”。

3. 走注气痛(身上忽有一处如被人打痛,痛处游走不定,有时觉痛和极冷)。用白酒煮杨柳白皮趁热熨痛处。

4. 风毒肿痛。治方同上。

5. 项下瘿气。用柳根(水边露出者)三十斤,加水一斛。煮取一升,泡糯米三斗,加常法酿酒,每日饮服适量。

6. 齿龈肿痛。用垂柳枝、槐白皮、桑白皮、白杨皮等分,煎水,热含冷吐。又方:用柳枝、槐枝、桑枝,煎水熬膏,加姜汁、细辛末、芎末,调匀擦牙。

7. 风虫牙痛。用杨柳白皮一小块含嚼,取汁渍齿根,几次即愈。又方:用柳枝一握,锉碎,加盐少许,浆水煎含,甚效。又方:柳枝(锉细)一升,大豆一升,合炒至豆熟,加清酒三升泡三天后,含漱吐涎。

8. 耳痛有脓。把柳根切细,捣至极烂,封贴痛处,药干即换。

9. 漏疮肿痛。用柳根伸出的红须每日煎水洗。又方:用柳条在罐内烧烟熏痛处。

10. 乳痛初起。用柳根皮捣至极烂,包布中,火上烤热熨患处。布冷即换。

11. 反花恶疮(肉翻出如饭粒,根深脓溃)。用柳枝叶三斤,加水五升煎至三升,再熬成糖稀状。每天涂搽三次。

12. 背起丹毒。用柳木灰加水调涂。

13. 汤火灼疮。用柳皮烧灰涂搽。亦可用根白皮煎猪油涂搽。

14. 痔疮如瓜,肿痛如火燎。用柳枝煎浓汤洗后,艾灸三五壮,大泻脓血即愈。

诃黎勒

释名

诃子。

性味

苦、温、无毒。

主治

1. 下气消食。用诃子一枚,研为末,另以水一升,在瓦器中煎开几次后下

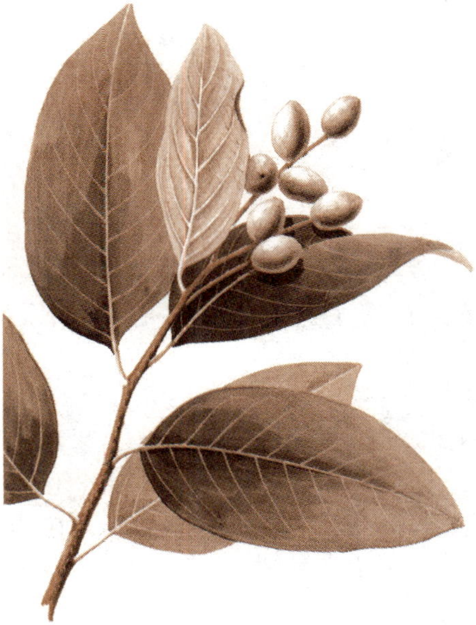

诃黎勒

药，再煎开几次，加盐少许饮服。又方：夜含诃子一个，天明时嚼咽。又方：用诃子三枚，包湿纸中煨熟。去核细嚼，牛乳送下。

2. 久咳。用生诃子一枚，含口内咽汗。咳止后，胃口很差，不想吃东西，可煎槟榔汤一碗服下，立即开胃。

3. 呕逆不食。用诃子皮二两，炒过，研为末，加糊做成丸子，如梧子大，每服二十丸，空心服，开水送下。

4. 小儿风疾闭，语音不畅，气促喘闷脾足动摇。用诃子（半生半炮，去核）、大腹皮等分，水煎服。此方名“二圣散”。

5. 气痢水泻。用诃子十枚，面裹煨熟，去核，研为末，一次服完，稀饭送下。加饭调药末和成丸子服亦可。方中也有加入木香的。又方：用诃子、陈橘皮、厚朴各三两，捣碎，筛过，加蜜做成丸子，如梧子大，每服二三十丸，开水送下。

6. 赤白痢。用诃子十二个，六个生用，六个煨熟，去核焙干，研为末。赤痢用生甘草汤下，白痢用炙甘草汤下。不止，再服药。

7. 男子下疳。用大诃子烧灰，加入麝香少许，先以淘米水洗患处再搽药，或以荆芥、黄蘖、甘草、马鞭草、葱白煎汤洗亦可。

无患子

释名

桓、木患子、噤娄、肥珠子、油珠子、菩提子、鬼见愁。

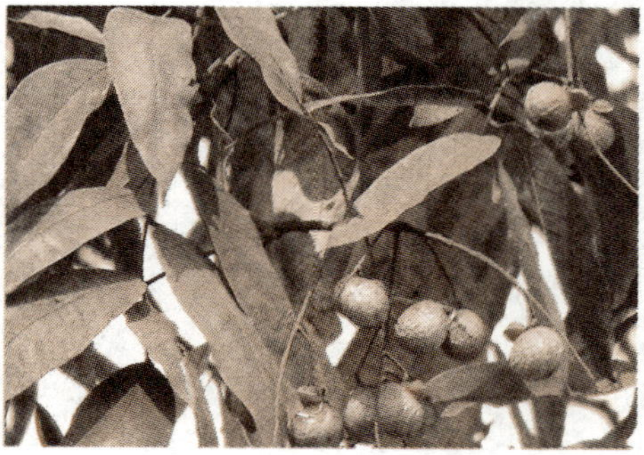

无患子

性味

子皮（即核外肉）微苦、平、有小毒。

子中仁：辛、平、无毒。

主治

子皮

1. 去风明目。用无患子皮、皂角、胡饼、草菖蒲，同捶碎，加浆水调作弹子大，取以泡汤洗头，能去风明目。

2. 洗面去斑。将无患子捣烂，加白面和为丸，每日取以洗面，去垢及斑，甚效。

子中仁

牙齿肿痛。用肥珠子一两，大黄、香附各一两，青盐半两，泥土固封，火煅，研细。每日取以搽牙。

皂荚

释名

皂角、鸡栖子、乌犀、悬刀。

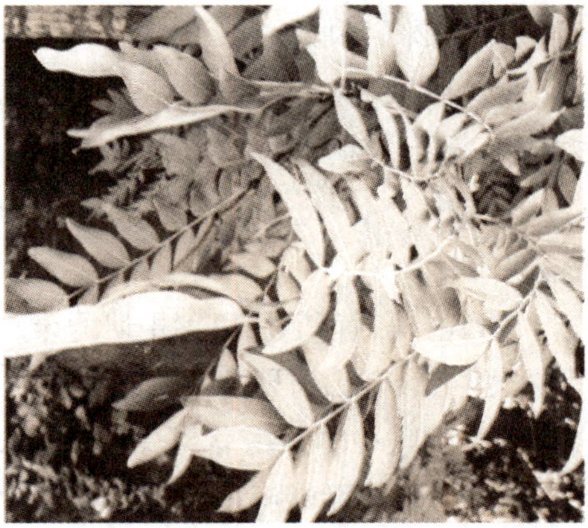

皂荚

性味

皂荚：辛、咸、温、有小毒。

皂角子：辛、温、无毒。

皂角刺：辛、温、无毒。

木皮、根皮：辛、温、无。

主治

皂角子

1. 腰脚风痛,不能履地。用皂角子一千二百个,洗净,以酥少许熬香,研为末,加蜜做成丸子,如梧子大。每服三十丸,空心服,以蒺藜子、酸仁汤送下。

2. 大肠虚秘(时泻时秘)。治方同上,服至百丸,以通为度。

3. 下痢不止。用皂角子瓦焙为末,加米糊和成丸子,如梧子大。每服四五十丸,陈茶送下。

4. 肠风下血。用皂角子、槐实各一两,加粘谷糠炒香,去糠,研为末,每服一钱,陈粟为汤送下。此方名“神效散”。

5. 里急后重。用无蛀的皂角子(米糠炒过),加枳壳(炒过),等分为末,以饭和末成丸子,如梧子大。每服三十丸,热汤送下。

6. 小儿流涎(由于脾热有痰)。用皂角子仁半两,半夏(姜汤泡七次)一钱二分,共研为末,加姜汁调成丸子,如麻子大。每服五丸,温水送下。

7. 妇女难产。吞皂角子二枚。

8. 风虫牙痛。用皂角子研为末,棉裹末约弹子大两颗,醋煮热,交替熨患处。每颗可熨三至五次。

9. 一切疔肿:(1)中风口噤,涎潮涌上。用皂角一挺,去皮,以猪油涂,炙成黄色,研为末,每服一钱,温酒调下。体壮者可服二钱,以吐出风涎为度。

(2)中风口歪。用皂角五两,去皮,为末,加陈年老醋调匀,左涂右侧,右涂左侧。药干再涂。

(3)中暑不省。用皂荚一两(烧存性),甘草一两(微炒为末),以温水调一钱灌下。

(4)喉痹封口。用皂荚生研为末,取少许点患处,同时以醋调药厚涂项下。不久,病处裂破出血即愈。

(5)咽喉肿痛。用皂荚一挺,去皮,米醋浸、炙七次,勿令过焦,研为末。每次少放入咽,吐涎则痛止,病渐愈。

(6)风邪痰。用皂荚(烧存性)四两,苍耳根、茎、叶(晒干)四两,密陀僧一两,共研为末,做成丸子,如梧子大,以朱砂为衣。每服三四十丸,枣汤送下。一天服二次,病稍减,只服二十丸。此方名“抵住丸”。

(7)咳逆上气、唾浊,不能睡卧。用皂荚(炙,去皮、子)研为末,加蜜做成丸子,如梧子大。每服一丸,枣膏汤送下。白天服三次,夜间服一次。

(8)痰喘咳嗽。用长皂荚三长(去皮、子),一荚中装半夏十粒,一荚中装中巴豆,蜜制关夏。再一起火炙成黄色,研为末。每用二三分,于临卧时以姜汁调服。有特效。

(9)牙病喘息,喉中有声。用肥皂荚两挺,酥炙取肉,研为末,加蜜做成丸子,如豆大。每服一丸,以微泻为度,不泻再服药。一天服一次。

(10)腹部肿痛。用皂荚(去皮、子)炙黄为末,加酒一斗,煮开以后饮服。一天服三次。

(11)二便不通。皂荚烧过,研为末,稀饭送服三钱,立通。又方:用皂荚炙过,去皮、子,研为末,加酒、面糊成丸子。每服五十丸。酒送下。又方:用皂荚烧出烟,放在桶内,人坐桶上受烟熏。亦有效。

(12)黄肿气喘。用无蛀的皂角,去皮、子,醋涂,炙焦为末,取一钱,加巴豆(去油膜)七枚,以淡醋研,好墨和成丸子,如麻子大。每服三丸,饭后服,陈橘皮汤送下。一天服三次,隔二日增药一丸,以愈为度。

(13)身、面发肿。用皂荚去皮炙黄。锉取三升,放酒一斗中浸透后煮沸。每服一升,一天服三次。

(14)脚气肿痛。用皂角、赤小豆,共研为末,酒醋调匀贴患处。

(15)突然头痛。用皂角研末,吹入鼻中,令打喷嚏。

(16)风热牙痛。用皂角一挺,去子,装满盐,再加白矾少许,黄泥封固,火煅后研为末,每日搽牙。

(17)风虫牙痛。用皂荚研末涂齿上,有涎即吐去。又方:用皂荚、食盐,等分为末,每日搽牙。

(18)肠风下血。用长皂角五挺,去皮、子、酥炙三次,研为末,精羊肉十两,细切,捣烂,和皂角末为丸,如梧子大。每服二十丸,温水送下。

(19)脱肛。用无蛀的皂角五挺,捶碎,加水揉取汁浸患处,自收上。收后以热水烫腰肚上下,令皂角气行,好不再脱肛。另外还须用皂角去皮,酥炙为末,加枣肉和成丸子,米汤送服三十丸。

(20)肾囊偏痛。用皂角连皮研末,调水敷涂痛处。

(21)肛门肿痛。用皂角(炒焦)、水粉(炒),等分为末,热醋调匀,摊贴患处,频频以水潮润。又方:用皂角七片,煨黄,去皮,出火毒后研为末。每服五钱,空心服,温酒送下。

(22)妇女吹乳。用皂角去皮,蜜炙,研细,酒送服一钱。又方:"妇人吹奶法如何？皂角烧灰蛤粉和。热酒一杯调八字(一字等于分五厘)，管教时刻笑呵呵。”

(23)疔肿恶疮。用皂角去皮，酥炙焦。研为末，加麝香、人粪各少许，调匀涂患处，几天后疮根拔出。

(24)小儿头疮。用皂角烧黑为末，剥去疮痂敷涂。几次即愈。

(25)足上风疮(甚痒)。用皂角炙热烙患处。

(26)大风诸癞。用皂角二十条，炙过，去皮、子，以酒煎稠，滤过。冷后，加入雪糕做成丸子，如梧子大。每服五十丸，酒送下。

(27)积年成疮。用皂角放猪肚内煮熟，去掉皂角，只吃猪肚。

(28)鱼骨鲠咽。用皂角研末，吹鼻取嚏。

(29)肾风阴痒。用稻草烧皂角，烟熏十多次，痒即止。用皂角子仁研末敷涂，几日可愈。

10. 年久瘰疬。用无蛀皂角子一百粒，米醋一升，硇砂二钱，同煮干，炒酥。依疬子多少，每一疬子服一粒，细嚼后米汤送下。酒浸煮服亦可。体虚的病人不用硇砂。

皂角刺

1. 小便淋闭。用皂角刺(烧存性)、破故纸，等分为末，酒送服适量。

2. 肠风下血。用皂角刺灰二两，胡桃仁、胡故纸(炒)、槐花(炒)各一两，共研为末。每服一钱，米汤送下。

3. 伤风下痢(伤风久不愈，下痢脓血一天数十次)。用皂角刺、枳实(麸炒)、槐花(生用)各半两，共研为末，加炼蜜做丸子，如梧子大。每服三十丸，米汤送下。一天服二次。

4. 胎衣不下。用皂角刺烧成灰，研末，酒送服三钱。

5. 乳痈。用皂角刺(烧存性)一两，蚌粉一钱，共研为末，每服一钱，温酒送下。

6. 疮肿无头。用皂角刺烧灰，研末，酒送服三钱，另嚼葵子三五粒，以患处如针刺即见效。

7. 大风疠疮。用黄蘗末、皂角刺灰各三钱，研匀，空心服，酒送下。服药后，吃粥两三天及补气药数剂。如四肢浮肿，有针刺出水再服，忌一切鱼肉和引风之物。

8. 背疮不溃。用皂角刺(麦麸炒黄)一两、绵黄芪(焙)一两，甘草半两，共研为末。每服一钱，以酒一碗，乳香一块，煎七分，去渣乘热送下。

木皮、根皮

风热痰气，杀虫，产后肠脱。

合 欢

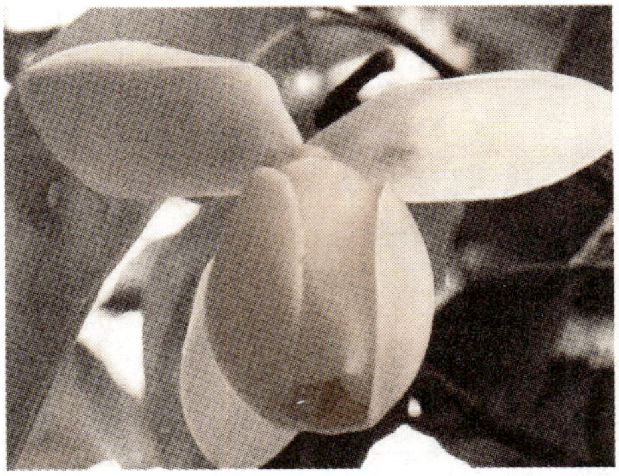

合欢

释名

合昏、夜合、青裳、萌葛、乌赖树。

性味

（木皮）甘、平、无毒。

主治

1. 肺痈。取合欢皮一掌大，加水三升，煮成一半，分二次服。

2. 跌打损伤。用合欢皮，把粗皮去掉，炒成黑色，取四两，与芥菜子（炒）一两，共研为末，每服二钱，卧时服，温酒送下。另以药末敷伤处，能助接骨。

3. 小儿撮口风。用合欢花枝煮成浓汁，揩洗口腔。

4. 中风挛缩。用合欢枝、柏枝、槐枝、桑枝、石榴枝各五两，生锉；另取糯米五升，黑豆五升，羌活二两，防风五钱，细曲七升半。先以水五斗煎五枝，取二斗五升浸米，豆蒸熟，加曲与防风、羌活，照常法酿。密封二十日后，压汁饮服，每饮五合，常有酒气即可，不宜过醉致吐。

槐

释名

槐树。

性味

槐实(亦称槐角)苦、寒、无毒。

槐花:苦、平、无毒。

槐叶:苦、平、无毒。

木皮、根白皮。

主治

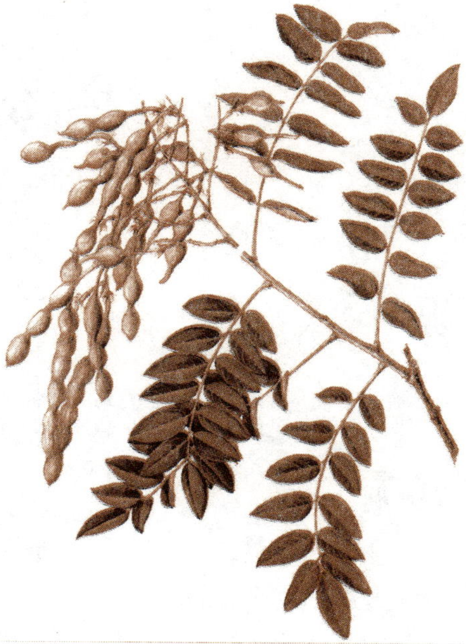

槐实

木皮、根白皮

1. 中风身直,眼能转动。用槐皮(黄白者)切细,加酒或水六升,煮成二升,分次服。

2. 风虫牙痛。用槐树白皮一把,切细,加酪一升煮过,去渣,放一点盐,含漱。

3. 蝼蝛恶疮。用槐白皮浸醋中半日后洗患处。

槐叶

1. 肠风痔疾。用槐叶一斤,蒸熟晒干,研为末,煎饮代茶。久服还能明目。

2. 鼻气窒塞。水煮槐叶，五升煮成三升，加入葱，豉调和，煎饮。

槐枝

1. 风热牙痛。用槐枝烧，烙痛处。
2. 血崩、白带。用槐枝烧灰，每服一匙，饭前服，酒送下。一天服二次。
3. 阴疮湿痒。用槐枝煎水热洗。

槐花

1. 鼻血不止。用槐花、乌贼骨等分，半生半炒，研为末，吹入鼻内。
2. 吐血不止。用槐花烧存性，加麝香少许，研匀，糯米汤送服三钱。
3. 咯血、唾血。用槐花炒过，研细，每服三钱，糯米汤送下。服药后须静卧一二小时。
4. 尿血。用槐花（炒）、郁金（煨）各一两，共研为末。每服二钱，淡豉汤送下。立效。
5. 屙血。用槐花、荆芥穗，等分为末，酒送服一匙。又方：用柏叶三钱，槐花六钱，每日煎汤服。又方：用槐花、枳壳等分，炒存性，研为末，水送服二钱。
6. 妇女漏血。用槐花烧存性。研为末。每服二三钱，饭前服，温酒送下。
7. 中风失音。炒槐花，三更后仰卧嚼咽。
8. 痈疽发背（凡中热毒，眼花头晕，口干舌苦，心惊背热，四肢麻木，觉有红晕在背部）。用槐花一堆，炒成褐色，泡好酒一碗中，乘热饮酒，汗出即愈，如未退，再炒一服。
9. 疔疮肿毒。用槐花微炒，核桃仁二两，放入酒一碗中煎开多次，热服。疮未成者二三服，疮已成者一二服，即可见效。
10. 白带不止。用槐花（炒）、牡蛎（煅），等分为末。每服三钱，酒送下。

槐实

1. 肠风泻血。用槐角（去梗，炒）一两，地榆、当归（酒焙）、防风、黄芩、枳壳（麸炒）各半两，共研为末，加酒、糊做成丸子，如梧子大。每服五十丸，米汤送下。此方名“槐角丸”。
2. 大肠脱肛。用槐实、槐花等分，炒为末，蘸羊血炙熟吃（用猪肾去皮蘸末炙熟吃亦可),以酒送下。

3. 内痔、外痔。用槐角一半,捣成汁,晒,浓,取地胆为末,同煎成丸,如梧子大。每服十丸,水送下。做丸时,也做成挺子,纳肛门内。地胆末可用苦参末代替。

4. 目热昏暗。用槐角、黄连各二两,共研为末,加蜜做成丸子,如梧子大。每服二十丸,浆水送下。每天二次。

5. 大热心闷。用槐角烧为末,酒送服一匙。

楝

释名

苦楝。实名金铃子。

性味

苦、寒、有小毒。

主治

1. 热厥心痛(或发或止,身热足寒,长期不愈)。先灸太溪、昆仑两穴,引热下行,然后内服金铃散。用金铃子、玄胡索各一两,共研为末,每服三钱,温酒调下。

2. 小儿冷疝(气痛、阴囊浮肿)。用金铃子(去核)五钱,吴茱萸二钱半,共研为末,加酒、糊做成丸子,如黍米大。每服二三十丸,盐汤送下。

3. 疝气肿痛,阴囊偏坠。用楝子肉五两,分作五份:一两用破故纸二钱炒黄,一两用小茴香三钱,食盐半钱同炒,一两用莱菔子一钱同炒,一两用牵牛子三钱同炒,一两用斑蝥七枚(去头足)同炒。炒后,分别拣去食盐、莱菔、牵牛、班蝥，只留破故纸、茴香，与楝子同研为末，加酒、面糊为丸子，如梧子大。每服五十丸，酒送下。又方：用楝子经酒润过，取肉一斤，分作四份：一份用小麦一合，斑蝥四十九个同炒熟，去蝥；一份用小麦一合，巴豆四十九枚同炒熟，去豆；一份用小麦一合，巴戟肉一两同炒熟。去戟；一份用小茴香一合，食盐一两同炒熟，去盐。再加破故纸（酒炒）一两，广木香（不见火）一两，一起研为末，酒煮面糊成丸子，如梧子大。每服五十丸，空心服，盐汤送下。一天服三次。又方：用楝子肉四十九个，分作七份：一份用小茴香五钱同炒，一分同破故纸二钱半同炒，一份用黑牵牛二钱半同炒，一份用食盐二钱同炒，一份用萝卜子二钱半同炒，一份用巴豆十四个同炒，一份用斑蝥十四个（去头足）同炒。炒后，分别拣去萝卜子、巴豆、斑蝥三味，另加入青木香五钱，南木香、官桂各二钱半，各药共研为末，酒煮面糊成丸子，如梧子大。每服三十丸，饭前服，盐汤送下。一天服三次。

4. 脏毒下血。用苦楝子炒黄并研为末，加蜜做成丸子，如梧子大。每服十至二十丸，米汤送下。

5. 腹中有虫。用楝实在苦酒中浸一夜，棉裹好，塞入肛门内。一天换二次。

6. 小便如膏，排出困难。用苦楝子、茴香等分，炒研为末。每服一钱，温酒送下。

7. 小儿瘖疾。用苦楝子、川芎，等分为末，加猪胆汁调成丸子，米汤送服。

根及木皮

1. 消渴有虫。用苦楝根白皮一把，切细，焙干，加麝香少许，添水二碗，煎成一碗，空心服下。打下虫后，其渴自止。

2. 小儿蛔虫。用楝木皮削去苍皮，加水煮汁，随小儿年龄适量饮食。又方：用楝木皮研末，米汤送服二钱。又方：用根皮同鸡蛋煮熟，空心吃，次日可将虫打尽。又方：用苦楝皮二两，白芜荑半两，共研为末，每取一至二钱，水煎服。此方“抵圣散”。又方：用楝白皮（去粗）二斤，切细，加水一斗，煮成汁三升，再熬成膏。五更时，温酒送服一匙，以虫下为度。

3. 小儿诸疮（恶疮、秃疮、蠼螋疮、浸淫疮等）。用楝树皮或枝烧灰敷疮上。如是干疮，则用猪油调灰涂搽。

4. 蜈蚣或蜂螯伤。和楝树枝叶捣汁搽。

椿 樗

释名

香者名椿，臭者名樗。山樗名栲、虎目树、大眼桐。

性味

（白皮及根皮）苦、温、无毒。

主治

1. 小儿疳疾。用椿白皮晒干，取二两研末，另以粟米淘净，研成浓汁，和末做成丸子，如梧子大。十岁小儿可服三四丸，米汤送下。其他年龄的小儿酌量加减。另外，还以丸纳竹筒中，吹入鼻内。

2. 休息痢（日夜泻痢，腥臭不可近，脐腹疼痛）。用椿根白皮、诃黎勒各半两，丁香三十个，共研为末，加醋，糊做成丸子，如梧子大。每服五十丸，米汤送下。又方：用椿根白皮，水漂三日，去黄皮，焙为末。每一两，加木香二钱，以粳米饭调药成丸。每服一钱二分，空心服，米汤送下。

3. 秋痢兼腰痛。取樗根一大两，捣碎，筛过，以好面调皂角子做小团，加水煮熟。每日空心服十枚。不须禁忌，有特效。

4. 赤白痢。用香椿洗过，刮取皮，晒干为末，水送服一钱，立效。

5. 长年屙血。用樗根二钱，加水一碗煎至七成，再加半碗酒服下。或做丸服亦可。

6. 白带。用椿根白皮、滑石，等分为末，加粥做成丸子，如梧子大。每服一百丸，空心服，开水送下，又方：椿根白皮一两半，干姜（炒黑）、白芍药（炒黑）、黄蘖（炒黑）各二钱，共研为末，加粥做成丸子，如梧子大。每服一百丸，空心服，开水送下。

7. 白浊。治方同上。

杜仲

释名

思仲、思仙、木棉。

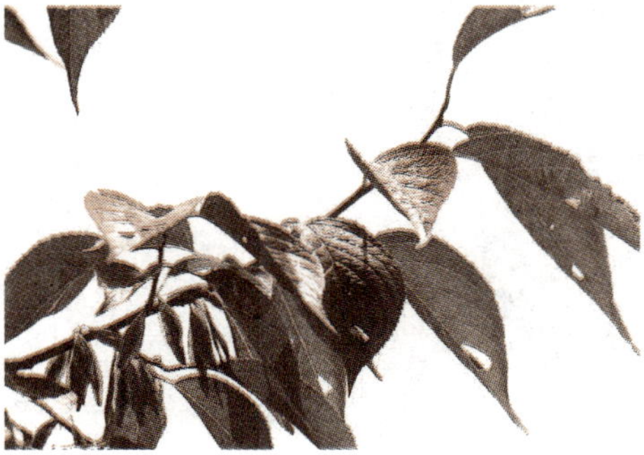

杜仲

性味

辛、平、无毒。

主治

1. 肾虚腰痛。用杜仲去皮,炙黄,取一大斤,分作十剂。每夜用一剂,在水一升中浸至五更,煎成三分之二,去渣留汁,放入羊肾三四片,煮开几次,加上椒盐作羹,空心一次服下。此方中再加薤白茎,或五味子半斤亦可。

2. 风冷伤肾,腰背虚痛。用杜仲一斤,切细,炒过,放酒二升中浸十日。每日服三合。又方:用杜仲研为末,每日清晨以温酒送服二钱。

3. 病后虚汗及自流汗。用杜仲、牡蛎,等分为末,卧时以水送服五小匙。不止,再服。

4. 产后诸疾及胎体不安。杜仲去皮,瓦上焙干,捣为末,煮枣肉调末为丸,如弹子大。每服一丸,糯米汤送下。一天服二次。

厚朴

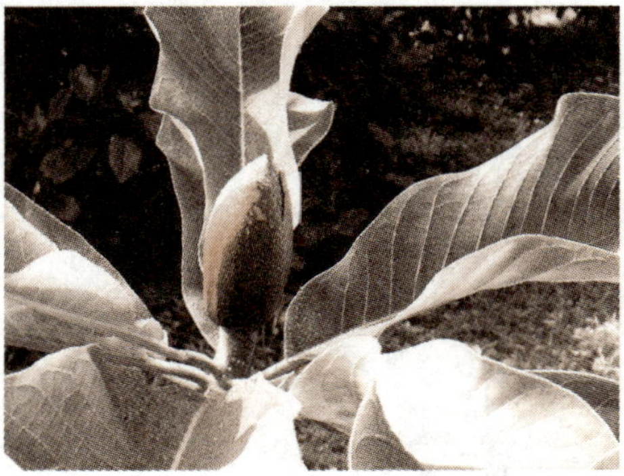

厚朴

释名

烈朴、赤朴、厚皮。树名榛，子名逐折。

性味

苦、温、无毒。

主治

1. 脾胃虚损。用厚朴(去皮，切片)、生姜(连皮，切片)二斤，在水五升中同煮干，去姜，焙朴，再以干姜四两，甘草二两，同厚朴一起，在水五升中煮干，去甘草，焙干、朴为末加枣肉、生姜同煮熟，去姜，把枣肉、药末捣匀做成丸子，如梧子大。每服五十丸，米汤送下。方中再加熟附子亦可。此方名“厚朴煎丸”。

2. 痰呕逆。饮食不下。用厚朴一两，姜汁炙黄，研为末，每服二匙，米汤调下。

3. 腹前胀满。用厚朴(制)半斤，甘草、大黄各三两，枣十枚，大枳实五枚，桂二两，生姜五两，加水一培，煎成四升，温服八合。一天服三次，呕吐者再加半夏五合。此名“厚朴七物汤”。

4. 气胀心闷，饮食不下，久患不愈。用厚朴以姜汁炙焦后研为末。每服二匙，陈米汤调下，一天服三次。

5. 反胃、下泻。治方同上。

6. 霍乱腹痛。用厚朴(炙)四两，桂心二两，枳实五枚，生姜二两，加水六升，煎取二升，分三次服下。此方名“厚朴汤”。

7. 久痢。用厚朴三两,黄连三两,加水三升,煎成一升,空心细细服下。

8. 大肠干结。用厚朴(生研)、猪脏(煮熟捣烂)和成丸子,如梧子大。每服三十丸,姜水送下。

9. 尿浑浊。用厚朴(姜汁炙)一两,白茯苓一钱,加水、酒各一碗,煎成一碗,温服。

10. 月经不通。有厚朴三两(炙过,切细),加水三升,煎成一升,分二次空心服下。三四剂之后,即见特效。方中加桃仁、红花亦可。

蘖木

释名

蘖。根名檀(俗作黄柏)。

性味

苦、寒、无毒。

主治

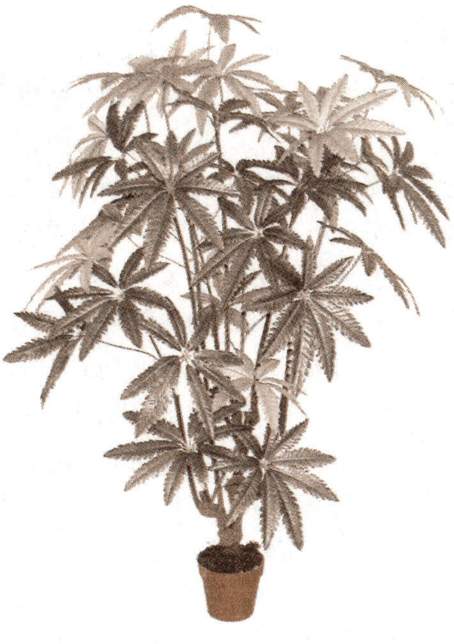

蘖木

1. 男女诸虚(如小便淋漓,遗精白浊等症)。用黄蘖(去皮,切细)二斤,熟糯米一升,在童便中九浸九晒,再蒸过晒干,研为末,加酒煮面糊做成丸子,如梧子大。每服一百丸,温酒送下。

2. 痔漏下血。用黄蘖皮(刮净)一斤,分作四份:三份分别用酒、醋、童便各浸七天,洗、晒后焙干;另一份生炒成黑色。四份共研为末,加炼蜜做成丸子,如梧子大。每服五十丸,空心服,温酒送下。久服可以除根。此方名"蘖皮丸"。

3. 赤白浊。用黄蘖皮(刮净)一斤,分作四份,分别在酒、蜜、人乳、淘糯米水中浸透,炙干,共研为末,加米饭做成丸子,如梧子大。每服五十丸,空心服,温酒送下。此方名"百补丸"。

4. 下血数升。用黄蘖一两,去皮,以鸡蛋白涂炙为末,加水调成丸子,如绿豆大。每服七丸,温水送下。此方名"金虎丸"。

5. 小儿热泻。用黄蘖削皮,焙为末,加米汤和丸,如粟米大。每服一二十丸,米汤送下。

6. 赤白浊及梦泄精滑。用黄蘖(炒)、真蛤粉各一斤,共研为末,每服一百丸,空心服,温酒送下。又方:再加知母(炒)、牡蛎粉(煅)、山药(炒)等分为末,调糊做成丸子,如梧子大。每服八十丸,盐汤送下。

7. 积热梦遗(心神恍惚,膈中有热)。用黄蘖末一两,片脑一钱,加炼蜜做成丸子,如梧子大。每服十五丸,麦门冬汤送下。

8. 消渴,食多,尿多。用黄蘖一斤,加水一升,煮开几次,渴即饮用。如此数日,可见效果。

9. 热极呕血。用黄蘖蜜涂炙干,研为末,麦门冬汤调服二钱。

10. 眼目昏暗。每天清晨含黄蘖一片,吐唾液洗眼,坚持,不停,保无目疾。

11. 口舌生疮。用黄蘖放口内含噙。又方:蜜渍黄蘖,取汁含噙,吐涎。又方:蜜炙黄蘖、青黛各一分,研为末,加生龙脑少许,敷患处。又方:用黄蘖、细辛,等分为末;或黄蘖、干姜,等分为末,敷患处。

12. 鼻中生疮。用黄蘖、槟榔,共研为末,调猪油涂搽。

13. 唇疮痛痒。用黄蘖研末,调蔷薇根汁涂搽。

14. 鬈毛毒疮(生头中,初时如葡萄,极痛)。用黄蘖一两,乳香二钱半,共研为末,另以槐花煎水,调末成饼,贴疮上。

15. 乳痈初起。用黄蘖末和鸡蛋白涂搽,药干即换。

16. 痈疽肿毒。用黄蘖皮(炒)、川乌头(炮)等分为末,唾液调涂患处,留出疮头,频频以淘米水润湿。

17. 小儿脓疮,遍身不干。用黄蘖末加枯矾少许,敷搽即愈。

18. 男子阴疮。用黄蘖、黄芩等分,煎汤洗患处,洗后用黄蘖、黄连研末敷搽。

19. 臁疮。用黄蘖末一两,轻粉三钱,调猪胆汁涂搽。单用蜜炙黄蘖研末敷搽。

20. 冻疮裂痛。用乳汁调黄蘖末涂搽。

棕榈

释名

棕榈。

性味

笋及子花(即棕榈的果实):苦、涩、平、无毒。有人认为有毒。

皮(即干燥的叶鞘纤维):苦、涩。

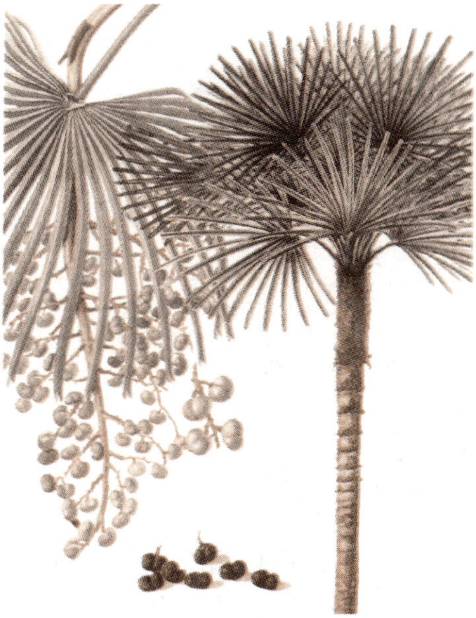
棕榈

主治

笋及子花

涩肠止泻,崩中带下。

皮

1. 鼻血不止。用棕榈烧灰,吹入流血的鼻孔内。
2. 血崩不止。用棕榈皮烧存性,空心服三钱,淡酒送服。
3. 屙血。用棕榈皮半斤,栝楼一个,共烧成灰。每服二钱,米汤调下。
4. 泻痢。用棕榈皮烧存性。研为末,水送服一匙。
5. 小便不通。用棕榈皮烧存性,水酒送服二钱即通。

乌臼木

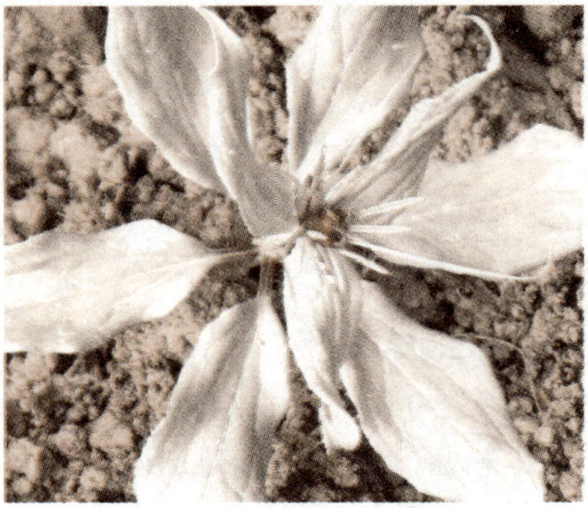

乌臼木

释名

鸦臼(通称乌桕)。

性味

苦、微温、无毒。

主治

1. 小便不通。用乌桕根皮,煎汤饮服。

2. 大便不通。用乌桕根一寸,劈破,煎水半碗服下,立通。不宜多吃。

3. 大、小便均不通。用乌桕根白皮,干后研为末。先以芒硝二两煎汤服,取吐,再以热水送服乌桕根皮末二钱。

4. 水气虚肿,小便涩。用乌桕根皮、槟榔、木通各二两,共研为末。每服二钱,米汤送下。

5. 脚气湿痒成疮。用乌桕根白皮研为末敷涂。过一会有涎出,即效。

6. 婴儿胎毒满头。用水边乌桕根皮晒干,研为末,加雄黄末少许,调生油涂搽。

7. 疔肿。用乌桕捣取自然汁,取一至二碗,下泻去毒即愈。未泻再服。冬季无叶,可用根代。

巴 豆

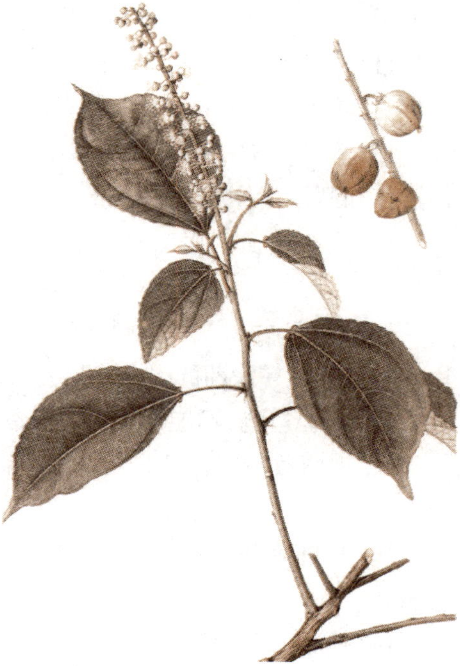
巴豆

释名

名巴菽、刚子、老阳子。

性味

辛、温、有毒。

主治

1. 一切积滞。用巴豆一两，蛤粉二两，黄蘗三两，共研为末，调水做成丸子，如绿豆大。每服五丸，水送下。

2. 宿食不化，大便闭塞。用巴豆仁一升，清酒五升，同煮三日三夜，研烂，合酒微火煎至能团成丸子，做丸如豌豆大。每服一丸，水送下。想呕吐者服二丸。

3. 水蛊大腹，皮肤色黑。用巴豆九十枚（去皮、心，炙黄），杏仁六十枚（去皮、类，炙黄），共捣丸如小豆大。每服一丸，水送下，以泻为度。

4. 心痛腹胀，大便不通。用巴豆二枚（去皮、心，炙黄），杏仁二枚，棉包捶碎，以热水一合，捻取白汁取下。

5. 食疟、积疟。用巴豆（去皮、心）二钱，皂荚（去皮、子）六钱，捣烂和成丸子，如绿豆大。每服一丸，冷汤送下。

6. 滞泻痢，腹痛里急。用杏仁（去皮、尖）、巴豆（去皮、心）各四十九枚，同烧存性，研成泥，熔蜡和成丸，绿豆大。每服二三丸，煎大黄汤送下。隔日一服。在本方中加百草霜三钱亦可。

7. 气痢赤白。用巴豆一两，去皮心，炒过，研为末，加熟猪肝和成丸子，如绿豆大。空心服，米汤送下三四丸。

8. 泻血不止。用巴豆一个，去皮，放入事先开了小孔的鸡蛋中，纸包好，煨熟。去豆吃蛋，病即止。体虚的病人分作二次服。甚效。

9. 夏月水泻不止。用巴豆一粒烧存性，黄蜡和成一丸，水送服。

10. 小儿吐泻。用巴豆一粒烧存性，黄蜡豆大一块，熔滴水中，一起捣匀做成丸子，如黍米大。每服五至七丸，莲子灯心汤送下。

11. 干霍乱（心腹胀痛，吐泻不出）。用巴豆一枚，去皮心，热水研服，能吐泻好，见效。

12. 寒痰气喘。用青橘皮一片，包巴豆一粒，麻子线捆好，烧存性，研为末，加清汁和酒一杯，慢慢饮服。有特效。

13. 舌上出血。用巴豆一枚，乱发一团（如鸡蛋大），烧存性，研为末，酒冲服。

14. 中风口歪。用巴豆七枚，去皮，研烂，左歪涂右手心，右歪涂左手心，再以热水一杯放在涂药的手上，不久，口即复原，然后把药洗去。

15. 小儿口疮，不能吃乳。用巴豆一粒，连油研烂，加黄丹少许，剃去小儿囟门头发，把药敷贴好，待四边起小水泡，即用温水洗去，再以菖蒲汤洗过，便不会长成疮。

16. 风瘙隐疹，心下迷悄。用巴豆五十粒，去皮，加水七升，煮成二升，取汁搽患处。

17. 疥疮。用巴豆十粒，炮黄花菜，去皮心，研为末，加酥和腻粉少许，把疮抓破搽上。注意本剂不得近目及肾囊。如必须在这些部位搽药，须先用黄丹涂过。

18. 荷钱癣。用巴豆仁三个，连油捣成泥，包薄布内搽患处。每天搽一至二次，几日即愈。

19. 一切恶疮。用巴豆三十粒，麻油煎黑，去豆，以油调硫磺、轻粉末，频涂疮上，有效。

20. 痈疽恶内。用巴豆仁炒焦，研成膏药点痛处，可以解毒；涂淤肉上，腐处自消。方中加少许乳香亦可，此方名“乌金膏”。

21. 疣痣。和巴豆一钱（石灰炒过），砒一钱，糯米（炒）五分，共研为末，点患处。

大风子

释名

(别名)麻风子。

性味

辛、热、有毒。

主治

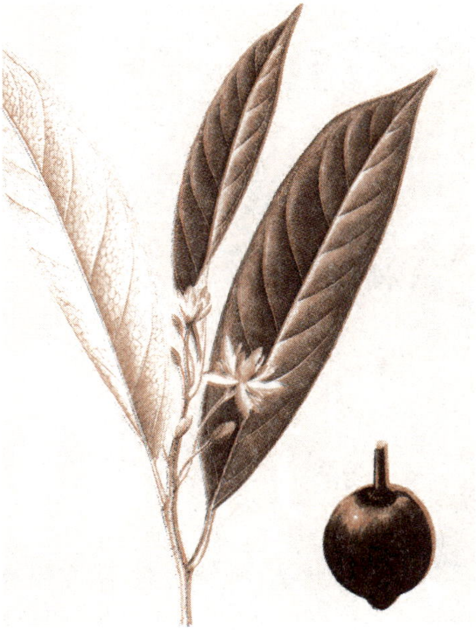
大风子

1. 大风疮裂。大风子烧存性,和麻油、轻粉研匀涂疮。另外还用大风子壳煎汤洗浴。此方亦治杨梅恶疮。

2. 大风诸癞。用大风子油一两,苦参末三两,加少量酒。和糊做成丸子,如梧子大。每服五十丸,空心服,温酒送下。同时用苦参汤洗浴。手背皲裂。用大风子捣烂涂搽。

阿　魏

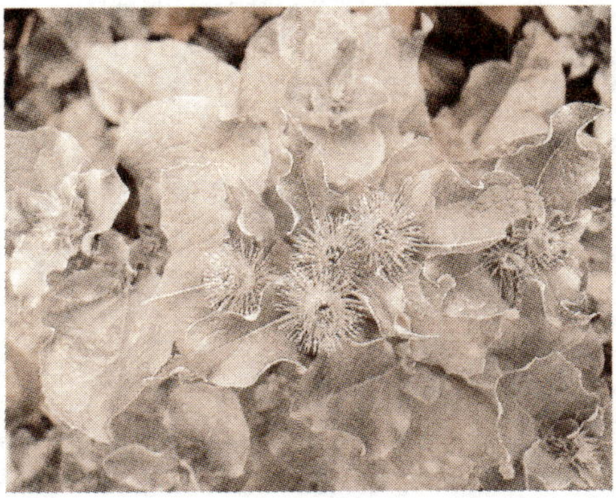
阿魏

释名

阿虞、薰渠、哈昔尼。

性味

辛、平、无毒。

主治

1. 疝气疼痛(败精恶血,结在阴囊,并非一般的偏坠)。用阿魏二两,裹在醋和荞麦面做成的饼中,火上煨熟;另用大槟榔二枚,钻孔,乳香填满,也裹在荞面中煨熟。另用硇砂末一钱,赤芍药一两,各药一起糊成丸子,如梧子大。每服三十丸,饭前服,酒送下。

2. 脾积结块。用鸡蛋五个,阿魏五分,黄蜡一两,同煎化,分十次空心服,水送下。诸物不忌,腹痛无妨。十日后大便下血即愈。

3. 腹内痞块。用阿魏五钱,五灵脂(炒令烟尽)五钱,共研为末,调狗胆汁和成丸子,如黍米大。每服三十丸,空心服唾液送下。忌羊肉、醋、面。

4. 疟疾寒热。用阿魏、胭脂各一块,如豆大,研匀,调蒜膏敷虎口上。又方:用阿魏、丹砂各一两,共研为末,加米糊和成丸子,如皂角子大。每服一丸,空心服,参汤送下。

5. 牙齿虫痛。用阿魏、臭黄,等分为末,加糊做成丸子,如绿豆大。每取一丸,棉裹纳入齿痛一侧的耳中,有效。

桑

释名

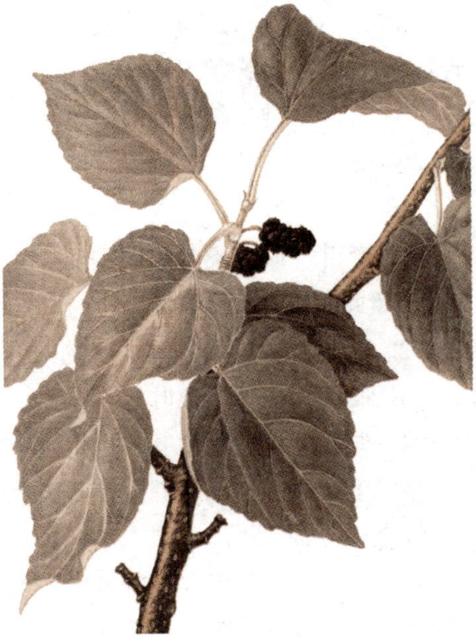

桑

子名椹。

性味

桑根白皮：甘、寒、无毒。

桑叶：苦、甘、寒、有小毒。

桑枝：苦、平。

桑柴灰：辛、寒、有小毒。

主治

桑柴灰

1. 目赤肿痛。用桑灰一两，黄连半两，共研为末。每用一钱，汤澄清后洗眼。

2. 青盲。用桑灰煎汤洗眼，坚持有效。

3. 身、面水肿，坐卧不得。用桑枝烧灰淋汁煮赤小豆，每饥时即吃豆，不喝豆汤。

4. 白癜风。用桑柴灰二斗，蒸于甑内，取锅中热汤洗患处。几次即愈。

5. 头风白屑。用桑灰淋汁洗头。

6. 大麻风。用桑柴灰热汤淋取汁洗头，再用大豆磨浆洗，用绿豆粉泡熟水洗。三日一洗头，一日一洗脸。不过十次见效。

桑枝

1. 水气脚气。用桑条二两炒香,加水一升煎至二合,每日空心饮服。

2. 风热臂痛。用桑枝一小节,切细,炒过,加水三升,煎成二升,一日服尽(有人臂痛,诸药不效,服此数剂即愈)。

3. 紫白癜风。用桑枝十斤,益母草三斤,加水五斗,煮成五斤,去渣,再熬成膏。每于卧时服半合,温酒调下。以愈为度。

桑叶

1. 青盲。取青桑叶焙干研细,煎汁乘热洗目,坚持必见效。有患此病二十年者,照此洗浴,双目复明。

2. 风眼多泪。取冬季不落的桑叶,每日煎汤温洗。或加芒硝亦可。

3. 眼红涩痛。用桑叶研末,卷入纸中烧烟熏鼻,有效。

4. 头发不长。用桑叶、麻叶煮淘米水洗头。七次后,发即速长。

5. 吐血不止。用晚桑叶焙干,研为末,凉茶送服三钱,血止后,宜服补肝、肺的药物。

6. 肺毒风疮。用好桑叶洗净。蒸熟一宿,晒干,研为末,水调服二钱。

7. 痈口不收。用经霜黄桑叶,研末敷涂。

8. 汤火伤疮。用经霜桑叶烧存性,研为末,油调敷涂。数日可愈。

9. 手足麻木,不知痛痒。用霜降后桑叶煎汤频洗。

桑葚

1. 水肿胀满。用桑心皮切细,加水二斗,煮汁一斗,放入桑葚,再煮取五升,和糯米饭五升酿酒饮服。此方名"桑葚酒"。

2. 瘰疬结核。用桑葚(黑熟者)二斗,取汁,熬成膏。每服一匙,白汤调下。一日服三次,此方名"文武膏"。

桑根白皮

1. 咳嗽吐血。用新鲜桑根白皮一斤,浸淘米水中三宿,刮去黄皮,锉细,加糯米四两，焙干为末。每服一钱，米汤送下。

2. 消渴尿多。用入地三尺的桑根，剥取白皮，炙至黄黑，锉碎，以水煮浓汁，随意饮服，亦可加一点米同煮，但忌用盐。

3. 产后下血。用桑白皮，炙过，煮水饮服。

4. 月经后带红不断。锯桑根取屑一撮，酒冲服。一天服三次。

5. 跌伤。用桑根白皮五斤，研为末，取一升，煎成膏，敷伤处，痛即止。亦无宿血。

6. 刀伤成疮。用新桑白皮烧灰，与马粪调匀涂疮上，换药数次即愈。

7. 发枯不润。用桑根白皮、柏叶各一斤，煎汁洗头，有效。

8. 小儿流涎（脾热，胸膈有痰）。用新桑根白皮捣取自然汁服下。

9. 小儿丹毒。用桑根白皮煮汁洗浴，或研为末，调羊膏涂搽。

10. 石痈（坚硬，不作脓）。用桑白皮阴干为末，熔胶和酒调涂，以痈软为度。

楮

释名

构、构桑。

性味

楮实：甘、寒、无毒。

楮叶：甘、凉、无毒。

树白皮：甘、平、无毒。

皮间白汁：甘、平、无毒。

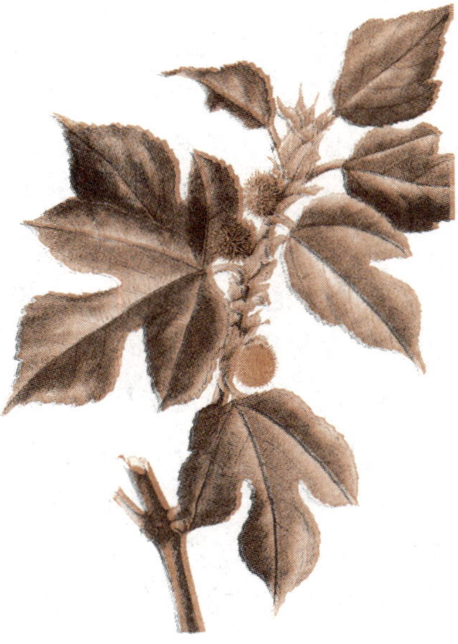

楮

主治

楮实

1. 水气蛊胀。用楮实一斗,水二斗,熬成膏;另以茯苓三两,白丁香一两半,共研为末,将膏和末调成丸子,如梧子大。从少到多,服到小便清利,腹胀减轻为度,后服治中汤续治。忌食甘苦峻补药物及发物,此方名"楮实子丸"。

2. 肝热生翳。用楮实子研细,饭后以蜜汤送服一钱。一天服二次。

3. 喉痹、喉风。用楮实阴干,每取一个研为末,水送服。病重者可服二个。

4. 石疽(长在身上、脸上,状如疖子而皮厚)。用楮实捣烂敷涂。

5. 刀伤出血。治方同上。

6. 目昏难视。用楮实、荆芥穗各五百枚,共研为末,加炼蜜做成丸子,如弹子大。每嚼服一丸,饭后服,薄荷汤送下,一天服三次。

楮叶

1. 老少瘴痢,日夜十余次。用干楮叶三两,熬捣为末。每服一匙,乌梅汤送下。一天服二次,另取羊肉裹药末塞肛门内,痢出即止。

2. 脱肛。用楮叶阴干为末,每服二钱,米汤调下,同时将药末敷在肠上。

3. 小便白。用楮叶为末,加蒸饼做成丸子,如梧子大。每服三十丸,开水送下。

4. 全身水肿。用楮枝熬叶成膏,每服一匙,空心服。一天服三次。

5. 虚肥面肿(但脚不肿)。用楮叶八两,加水一斗,煮取六升,去渣,用汁煮米粥,常食勿绝。

6. 中风不语。用楮枝叶锉细,酒煮汁出。随时饮服适量。

7. 吐血、鼻血。用楮叶捣汁一二升,随时温饮适量。

8. 目翳。用楮叶,晒干,研为末,加麝香少许。每取黍米大一团点眼内,翳自脱落。

9. 疝气。用楮叶、雄黄,等分为末,加酒、糊做成丸子,如梧子大。每服五十丸,盐酒送下。

10. 癣疮湿痒。用楮叶捣烂敷涂。

11. 痔瘘肿痛。用楮叶半斤捣烂封涂。

12. 蛇咬伤。用楮叶、麻叶一起捣烂，取汁涂伤处。

树白皮

1. 肠风下血。用秋季楮皮阴干为末，酒送服三钱，或加入麝香少许。一天服二次。

2. 血痢、血崩。用楮树皮、荆芥，等分为末，冷醋调服一钱。血崩，煎服。

3. 浮肿。用楮白皮、猪苓、木通各二钱，桑白皮三钱，陈皮、橘皮各一钱，生姜三片，加水三盅煎服。一天服一剂。

4. 膀胱石水（四肢瘦削，小腹胀满）。用楮根白皮、桑根白皮各三升，白术四两。黑大豆五升，加水一斗，煮成四升，再加清酒二升，煮成三升。每服一匙，一天两次。

5. 目中翳膜。用楮白皮晒干，烧灰。研为末。每点少许。一天点三至五次。

皮间白汁

颈癣，蜂蝎蛇虫咬伤，病后胀满。

栀　子

释名

木丹、越桃、鲜支。

性味

苦、寒、无毒。

主 治

1. 鼻血。用山栀子烧灰吹入鼻中。屡试皆效。

2. 小便不通。用栀子仁十四个，独头蒜一个，盐少许，捣烂贴脐上及阴囊，过一会即通。

3. 血淋涩痛。用生栀子、滑石等分，葱汤送服。

4. 下泻鲜血。用栀子仁烧灰，水送服一匙。

5. 热毒血痢。用栀子十四枚，去皮，捣为末，加蜜做成丸子，如梧子大。每服三丸，一天服三次，疗效显著。亦可用水煎服。

6. 临产下痢。用栀子烧过。研为末，米汤送服三钱。若上焦热，则连壳用。

7. 热水肿。用栀子烧过，研为末，米汤送服三钱。若上焦热，则连壳用。

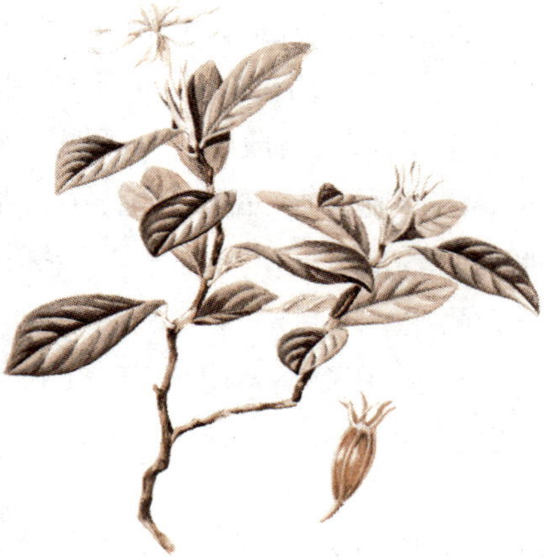

栀子

8. 霍乱转筋，心腹胀满，吐泻不得。用栀子十几枚，烧过，研为末，熟酒送服。

9. 胃脘火痛。用大栀子七枚(或九枚)炒焦，加水一碗，煎至七成，加入生姜汁饮下，痛立止。如此病是复发，还要加服玄明粉一钱，才能止痛。

10. 热病食劳复(指热病之后因饮食不慎或房事不慎而使旧病复发)。用栀子三十枚，加水三升，煎取一升服下。须出微汗为好。

11. 小儿狂躁(蓄热在下，身热狂躁，昏迷不食)。用栀子仁七枚，豆豉五钱，加水一碗，煎至七成服下，或吐或不吐，均有效。

12. 赤眼肠秘。用山栀子七个，钻孔煨熟，加水一升，煎至半升，去渣，放入大黄三钱，温服。

13. 风痰头痛。用栀子末和蜜浓敷舌上，得吐即止痛。

14. 火焰丹毒。用栀子捣烂和水涂搽。

15. 眉中练癣。用栀子烧过，研为末，调油敷涂。

16. 伤折肿痛。用栀子、白面同捣烂，敷涂痛处，甚效。

17. 汤火伤疮。用栀子末和鸡蛋清调浓敷涂。

酸枣

释名

山枣。

性味

（酸枣）酸、平、无毒。

主治

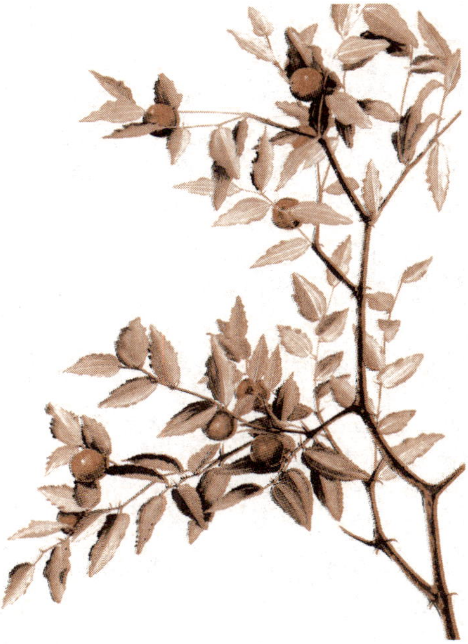

酸枣

1. 胆风沉睡（胆风毒气，虚实不调，昏沉多睡）。用酸枣仁一两（生用），蜡茶二两，以生姜汁涂炙微焦为散。每取二钱，加水七分煎至六分，温服。

2. 胆虚不眠（心多惊悸）。用酸枣仁一两，炒香，捣为散。每服二钱，竹叶汤调下。又方：再加人参一两，辰砂半两、乳香二钱半，调蜜做成丸子服下。

3. 振悸不眠。用酸枣仁二升，茯苓、白术、人参、甘草各二两，生姜六两，加水八升，煮成三分，分次服。此方称"酸枣仁汤"。

4. 虚烦不眠。用酸枣仁二升，干姜、茯苓、川芎各二两，甘草（炙）一两，先以水一斗煮枣仁，得汁七升，再放入其余各药同煮，最后得汁三升，分次服下。此方名"酸枣仁汤"。

5. 骨蒸不眠。用酸枣仁一两，加水二碗研绞取汁，下粳米二合煮粥。粥熟后，再下地黄汁一合，煮匀吃下。

6. 盗汗。用酸枣仁、人参、茯苓，等分为末，每服一钱，米汤送下。

白棘

释名

棘刺、棘针、赤龙爪。花名刺原。

性味

(白棘)辛、寒、无毒。

主治

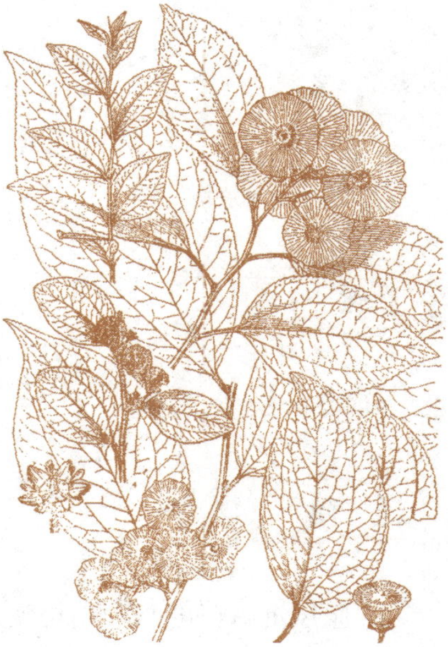

白棘

1. 小便尿血。用白棘三升,加水五升,煮取二升,分三次服。

2. 内脏虚冷,腹胁刺痛。用白棘一合(焙过),槟榔二钱半,加水一碗,煎至五分,再加好酒半碗,煮开几次后,分二次服。

3. 睫毛倒生。用白棘一百二十个,地龙二条,木贼一百二十节,木鳖子仁二个,共炒为末,摘去倒毛,每日以药末吸入鼻内三五次。睫毛即不再倒生。

4. 龋齿腐朽。用白棘二百枚(朽落地者),加水三升,煮成一升,含漱。或烧棘涂病齿,再敷雄黄末。

5. 小儿口噤,惊风不乳。用白棘烧为末,水送服一钱。

6. 小儿丹肿。用水煮白棘根汁洗搽。

7. 痈前痔漏。治方同上。

8. 疔疮。用白棘(倒钩者)三枚,丁香七枚,放入瓶中烧存性,加未满月的婴儿粪和匀,每日涂疮三次。

9. 诸肿有脓。用白棘烧灰,水送服一钱。一夜之间,肿即可出头。

金樱子

释名

刺梨子、山石榴、山鸡头子。

性味

酸、涩、平、无毒。

主治

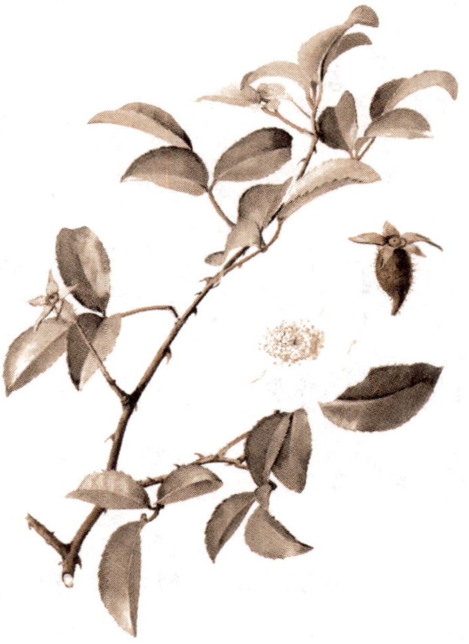

金樱子

1. 活血强身。霜后摘取金樱子果实,捣去刺,劈去核,以水淘洗后,再捣烂,放入大锅水中熬煎。不得绝火。煎至水减半时,过滤,继续熬煎成膏。每服一匙,用暖酒一碗调下。

2. 补血益精。用金樱子(去刺及子,焙过)四两,缩砂二两,共研为末,加炼蜜和成丸子,如梧子大。每服五十丸,空心服,温酒送下。

3. 久痢不止。用罂粟壳(醋炒)、金樱子等分为末,加蜜做成丸子,如芡子大。每服五至七丸,陈皮煎汤化下。

4. 痈肿。用金樱子嫩叶捣极烂,加盐少许涂肿处,留出疮头透气。

5. 刀伤出血。夏季采金樱子叶,同桑叶、叶等分,阴干,研为末,敷伤处,血止口合。此方名"军中一捻金"。

6. 驱寸白虫(即绦虫)。用金樱子根二两,锉细,加糯米三十粒,注入水二升煎至五合,空心服,不久虫即泻下。

郁 李

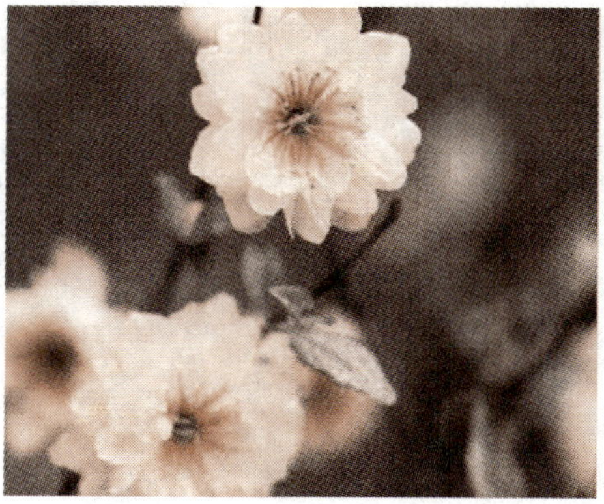
郁李

释名

车下李、爵李、雀梅、常棣。

性味

酸、平、无毒。

主治

1. 小儿惊痰实,二便不通。用大黄(酒浸后炒过)、郁李仁(去皮,研为末)各一钱,滑石末一两,一起捣和成丸子,如黍米大。二岁小儿服三丸,其他儿童根据情况加减,开水送下。

2. 肿满气急,睡卧不得。用郁李仁一合,捣成末,和面做饼吃,吃下即可通便,气泄出后即愈。

3. 心腹胀满,二便不通,气急喘息,脚气浮肿。用郁李仁十二分,捣烂,水磨取汁,薏苡三合,捣如粟大。一同煮粥吃下。

4. 皮肤血汗。用郁李仁(去皮,研细)一钱,鹅梨捣汁调下。

鼠李

释名

楮李、鼠梓、山李子、牛李、皂李、赵李、牛皂子,乌槎子、乌巢。

性味

(子)苦、凉、微毒。

主治

1. 诸疮寒热。用鼠李生捣敷涂。
2. 虫牙肿痛。用鼠李煎汁,空腹饮一碗,是时频频含漱。
3. 痘疮黑毁。采黑熟了的鼠李子,捣烂取汁,熬成膏,瓷瓶收存,须令透气。每服如皂角大一团。煎桃胶汤化下。约过两小时,再服一次痘疮自然红活,方中加麝少许更好,如无新鲜鼠李子,取干者加水熬膏亦可。

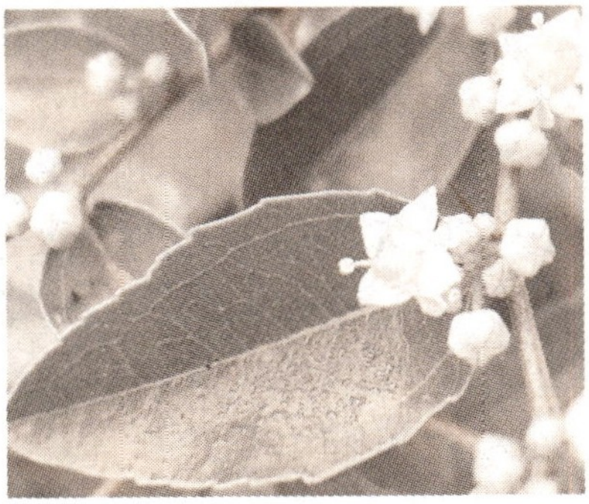

鼠李

女贞

释名

贞女、冬青、蜡树。

性味

(实)苦、平、无毒。

主治

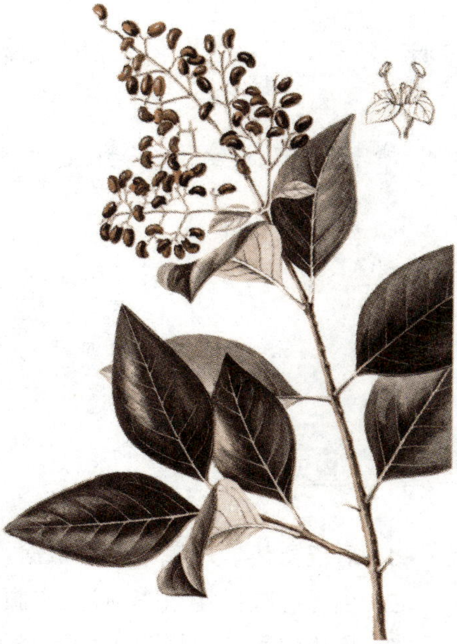

女贞

1. 补肾滋阴。取女贞子,去梗叶,浸酒中一日夜,擦去皮,晒干,研为末,待旱莲草出时,采数石,捣汁熬浓,和末做成丸子,如梧子大。每夜服百丸,酒送下。十多天之后,体力增加,老人不再起夜。又能变白发为黑色,强腰膝,起阴气。又方:用初冬采收后阴干的女贞实,酒浸一日,蒸透晒干,取一斤四两;夏季采收并阴干的旱莲草,取十两;晚春采收并阴干的桑葚子,取十两。三味共研为末,加炼蜜做成丸子如梧子大。每服七八十丸,淡盐汤送服。若是五月份采的幼桑葚,八月份采的旱莲,则可直接捣汁和药,不用加蜜。

2. 风热赤眼。用女贞子不限量,捣汁熬膏,净瓶收存,埋地中七日后,取以点眼。

3. 口舌生疮,舌肿胀出。取女贞叶捣汁含浸吐涎。

4. 一切眼疾,用女贞叶捣烂,加朴硝调匀贴眼部。

枸杞

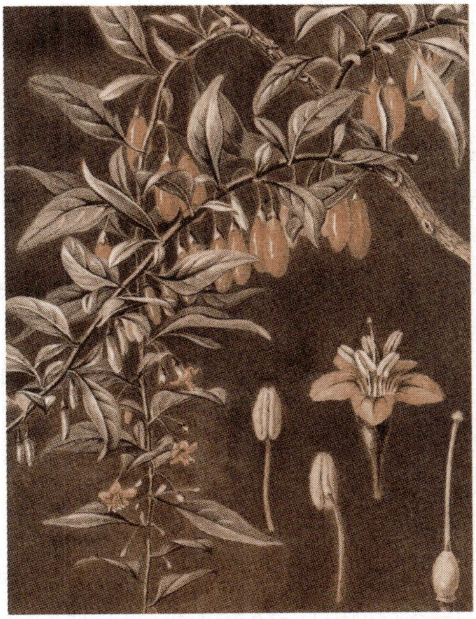

枸杞

释名

枸棘、苦杞、甜菜、天精、地骨、地辅、地仙、却暑、羊乳、仙人杖、西王母杖。

性味

苦、寒、无毒。

主治

1. 肾经虚损,眼目昏花,或云翳遮睛。将枸杞子一斤,好酒润透。分作四份:一份用蜀椒一两炒,一份用小茴香一两炒,一份用芝麻一两炒,一份用川楝肉一两炒。炒后拣出枸杞,加熟地黄、白术、白茯苓各一两,共研为末,加炼蜜做成丸子,每天服适量。此方名“四神丸”。

2. 壮筋骨,补精髓。用枸杞根、生地黄、甘菊花各一斤,捣碎,加水一石,煮取汁五斗,以汁炊糯米五斗,拌入细曲,照常法酿酒,待熟澄清,每日饮三碗。此方名“地骨酒”。

3. 骨蒸烦热(包括一切虚劳烦热及大病后烦热)。用地骨皮二两,防风一两,甘草(炙)半两,和匀。每取五钱,加生姜五片,水煎服。此方名“地仙散”。

4. 肾虚腰痛。将枸杞根、杜仲、萆薢各一斤,好酒三斗浸泡,密封土罐中再放锅内煮一天,常取饮服。

5. 赤眼肿痛。用地骨皮三斤,加水三斗,煮成三升,去渣,放进盐一两,再煮成二升,频用洗眼和点眼。

6. 小便出血。用新地骨皮洗净，捣取自然汁。无汁则加水煎汁。每服一碗，加一点酒，饭前温服。

7. 风虫牙痛。用枸杞根白皮，煎醋含漱。

8. 口舌糜烂（膀胱移热于小肠，口舌生疮，心胃热，水谷不下）。用柴胡、地骨皮各三钱，水煎服。此方名“地骨皮汤”。

9. 男子下疳。先以浆水洗过，再搽地骨皮末，即可生肌止痛。

10. 妇女阴肿或生疮。用枸杞根煎水多洗。

11. 痈疽恶疮，脓血不止。地骨皮不拘多少，洗净，刮去粗皮，取出细穰。以地骨皮煎汤洗，令脓血尽，以穰敷贴患处，很快见效。

12. 足趾鸡眼，作痛作疮。用地骨皮同红花研细敷涂。

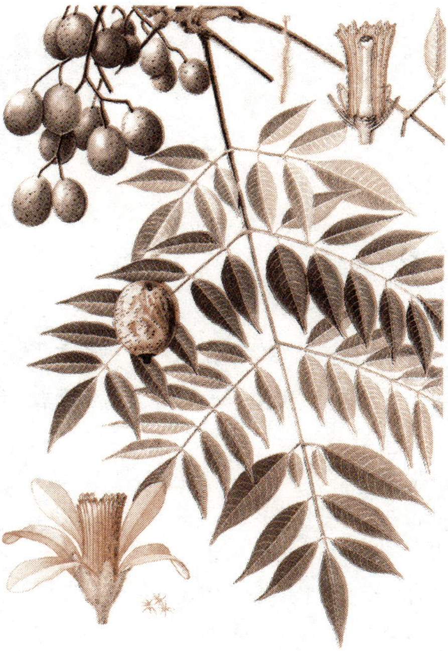

川楝

13. 目涩有翳。用枸杞叶、车前叶各二两，捣出汁，以桑叶裹，悬阴地一夜。取汁点眼，不过三五次，即见效。

14. 五劳七伤，房事衰弱。用枸杞叶半斤，切细，加粳米二合，豉汁适量，一起煮成粥。每日食用，有效。

果部

杏

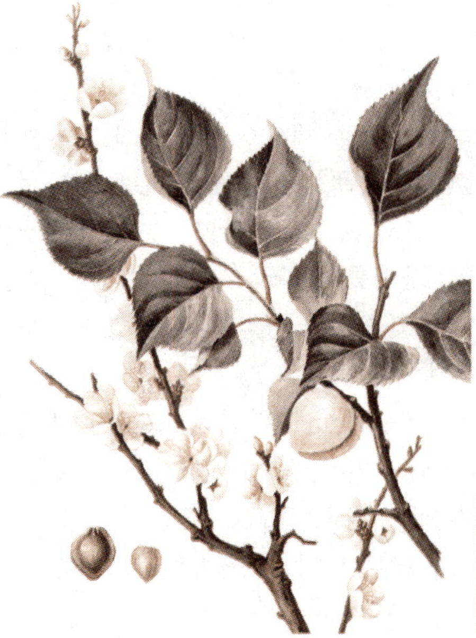
杏

释名

甜梅。

性味

(核仁)甘、苦、温、冷、利,有小毒。

主治

1. 咳嗽寒热。用杏仁半两,去皮尖,在童便中浸七日,取出,温水淘洗,研如泥,加童便三升煎如膏。每服一钱,熟水送下。

2. 上气喘急。用杏仁、桃仁各半两,去皮类,炒研,加水调生面和成丸子,如梧子大。每服十丸,姜蜜汤送下。以微泻为度。

3. 喘促浮肿,小便淋沥。用杏仁一两,去皮尖,熬后磨细,和米煮粥,空心吃二合。

4. 头面风肿。用杏仁捣成膏,调鸡蛋黄涂布上,包头面。药干又涂。七八次可愈。

5. 偏风不遂,失音不语。生吞杏仁七枚,逐日增加至四十九枚,周而复始。食后饮竹沥,直到病愈。

6. 喉痹痰嗽。用杏仁去皮、熬黄,取三分,加桂末一分,研泥裹含咽汁。

7. 喉热生疮。治方同上。

8. 肺病咯血。用杏仁四十个,以黄蜡炒黄,研青黛一钱加入,捣烂,包在切开的柿饼中,外裹湿纸,煨熟吃下。

9. 血崩。用甜杏仁上的黄皮,烧存性,研为末。每服三钱,空心服,热酒送下。

10. 痔疮下血。用杏仁(去皮尖及双仁者)加水三升,研磨,滤汁,煎至五成,同米煮粥吃。

11. 耳出脓汁。用杏仁炒黑,捣成膏,裹棉中塞耳内。一天换药三四次。

12. 鼻中生疮。用杏仁研为末,调乳汁敷涂。

13. 虫牙。用杏仁烧存性,研烂纳虫孔中,杀虫去风,其痛便止。重者两次可见效。

14. 目中翳遮(但瞳子未破)。用杏仁三升,去皮,面裹作三包,火灰中煨熟,去面,研烂,压去油。每取一钱,加铜绿一钱,研匀点眼。

15. 目生弩肉,或痒或痛,渐掩瞳仁。用杏仁(去皮)二钱半,腻粉半钱,研匀,以棉裹箸头蘸药点弩肉上。又方:用生杏仁七枚,去皮细嚼,吐于掌中,乘热以棉裹箸头蘸药点弩肉上,不过四五次可见效。又方:用杏仁研膏,人乳化开,一天点三次。

16. 小儿脐烂成风。用杏仁去皮研烂敷涂。

17. 停食不化,气满膨胀。用红杏仁三百粒,巴豆二十粒,同炒色变,去豆不用,研杏为末,橘皮汤调下。

18. 白癜风。用杏仁连皮尖,每晨嚼几粒擦患处令发赤,临卧时再如法擦一次。

19. 诸疮肿痛。用杏仁去皮,研烂,滤取膏,加轻粉、麻油调搽,极效。

梅

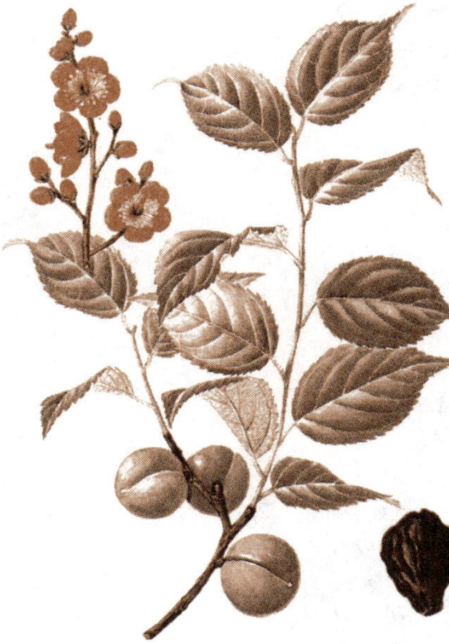
梅

释名

梅树。

性味

(生梅、青梅)酸、平、无毒。

(乌梅,即青梅熏黑者)酸、温、平、涩、无毒。

主治

1. 痈疽疮肿。用盐梅烧存性,研为末,加轻粉少许,以香油涂搽患处四围。

2. 喉痹乳蛾。用青梅二十枚,盐十二两,淹五天;另用明矾三两,桔梗、白芷、防风各二两,皂荚三十个,共研为末,拌梅汁和梅,收存瓶中。每取一枚,噙咽津液。凡中风昏厥,牙关不开,用此方搽牙,很有效。

3. 泻痢口渴。用乌梅煎汤代茶喝。

4. 赤痢腹痛。用陈白梅同茶、蜜水各半煎服。

5. 大便下血及久痢不止。用乌梅三两烧存性,研为末,加醋煮米糊和成丸子,如梧子大。每服二十丸,空心服,米汤送下。

6. 小便尿血。用乌梅烧存性,研为末,加醋、糊做成丸子,如梧子大。每服四十丸,酒送下。

7. 血崩。用乌梅肉七枚,烧存性,研末,米汤送服。一天服二次。

8. 大便不通。用乌梅十颗,泡热水中去核,做成枣子大的丸子,塞肛门内,不久后可通便。

9. 霍乱吐泻。用盐梅煎汤细细饮服。

10. 蛔虫上行。出于口鼻，用乌梅煎汤频饮，并含口中好安。

11. 主咳。用乌梅肉微炒，罂粟壳去筋膜，蜜炒，等分为末。每服二钱，睡时蜜汤调下。

12. 伤寒。用乌梅十四枚，盐五合，加水一升煎取半升，一次服下取吐，吐后须避风。

桃

释名

桃枭、桃奴、枭景、神桃。

性味

核仁：苦、甘、平、毒。

桃枭（桃实在树上经冬不落者）：苦、微温、有小毒。

桃花：苦、平、无毒。

桃叶：苦、平、无毒。

桃叶：苦、平、无毒。茎及白皮（树皮、根皮皆可用，根皮更好）：苦、平、无毒。

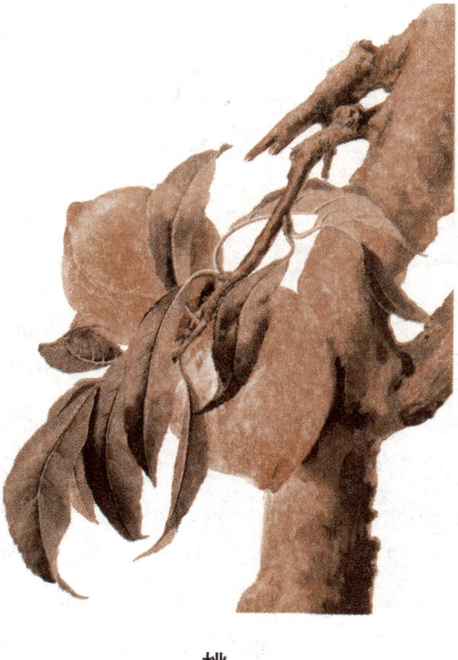

桃

桃胶（桃树茂盛时，以刀割树皮，久则有胶溢出，采收，以桑灰汤浸泡过，晒干备用）：苦、平、无毒。

主治

核仁

1. 半身不遂。用桃仁二千七百枚，去皮尖及双仁，放好酒一半三升中浸二十一天，取出晒干，捣细做成丸子，如梧子大。每服二十丸，以原酒送下。

2. 上气咳嗽，胸满气喘。用桃仁三两，去皮尖。加水一升研汁，和粳米二合煮粥食。

3. 尸疰鬼疰(即肺结核)。用桃仁五十枚，研成泥，加水煮取四升取吐。

4. 崩中漏下。用桃核烧存性，研为末，每服一匙，酒送下。一天服三次。

5. 大便不快，里急后重。用桃仁三两(去皮)，吴茱萸二两，食盐一两，同炒熟，去茱萸、食盐，单取桃仁几粒细嚼。

6. 风虫牙痛。用桃仁烧出烟火，安放痛齿上咬住。如此五六次即愈。

桃枭

1. 疟疾。用桃枭十四枚，巴豆七粒，黑豆一两，研匀，加冷水调成丸子，如梧子大，朱砂为衣。发病日五更服一丸，水送下。服药两次可愈。此方称"家宝通神丸"。

2. 盗汗不止。用桃枭一个，霜梅二个，葱根七个，灯心二根，陈皮一钱，稻根、大麦芽各一撮，加水二盅煎服。

桃花

1. 大便艰难。用桃花为末，水送服一匙即通。

2. 腰脊作痛。取桃花一斗一升，水二斗，曲六升，米六斗，如常法酿酒。每服一升，一天服三次。

3. 粉刺。用桃花、丹砂各三两，共研为末。每服一钱，空心服，水送下。一天服三次。

桃叶

1. 二便不通。用桃叶捣汁半升服(冬季可用桃皮代叶)。

2. 鼻内生疮。用桃叶嫩心捣烂塞鼻内。无叶可用枝代。

3. 身面癣疮。用桃叶捣汁搽。

茎及白皮

1. 黄疸。用筷子粗细的桃根一小把,切细,煎浓汤,空心一次服完。黄散后,可时时饮清酒一杯,则眼黄易散。忌食热面、猪、鱼等物。

2. 肺热喘急。用桃皮、芫花各二升,加水四升煮成一升。将布巾绞药汁温胸口、四肢等处。

3. 喉痹塞痛。用桃皮煮汁服。

4. 突患瘰疬。取桃树白皮贴疮上,灸二三次,有效。

5. 热病口疮。用桃枝煎浓汁含漱。

6. 痔痛。用桃根煎汤浸洗。

7. 水肿尿短。用桃皮三斤,去内外皮,加水二斗煮取一斗。以汁一半泡秫米一斗,加一半泡女曲一升,如常法酿酒。每服一合,一天服三次,以体中有热见药效。小便多,是病将愈的迹象。忌食生冷及一切毒物。

8. 妇女闭经(数不通,面色萎黄,唇口青白,腹内成块,肚上筋起,腿胫浮肿)。用桃树根、牛蒡根、马鞭草根、牛膝、莲蓬各一斤,锉细,以水三斗煎成一斗,去渣,更以慢煎成饧状收存,每服一匙,热酒调下。

9. 牙疼颊肿。用桃白皮、柳白皮、槐白皮各等分,煎酒热漱,冷即吐去。

桃胶

1. 虚热作渴。用弹丸大小桃胶一块含口中,止渴。

2. 石淋。用桃木胶如枣大一块,夏以冷水三合,冬以开水三合调服。一天服三次,当有石排出。石尽即停药。

3. 血淋。用桃胶(炒)、木通、石膏各一钱,加水一碗,煎至七成,饭后服。

4. 产后下痢,里急后重。用桃胶(焙干)、沉香、蒲黄(炒)各等分,研为末。每服二钱,饭前服,米汤送下。

梨

释名

快果、果宗、玉乳、蜜父。

性味

(实)甘、微酸、寒、无毒。

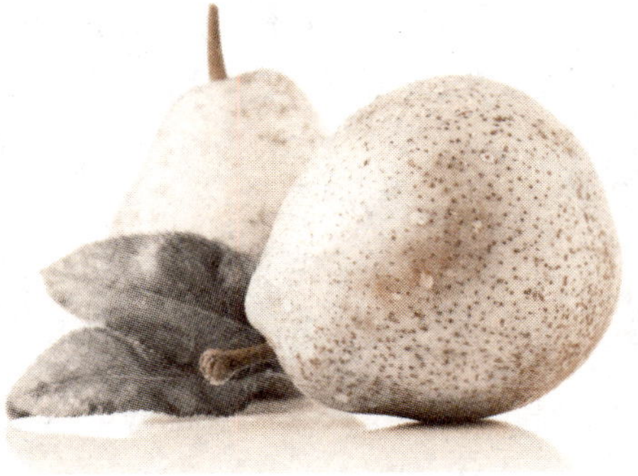

梨

主治

1. 消渴。用梨捣取汁,加蜜水同熬,收存瓶中。每次以热水或冷水调服,直至病愈。

2. 咳嗽。用好梨去核,捣汁一碗,放入椒四十粒,煎开,去渣,加黑饧一两,待化匀后,细细含咽。又方:用梨一个,刺五十孔。每孔放椒一粒,裹一层面在灰火内煨熟,冷后去椒食梨。

3. 痰喘气急。将梨挖空,装入小黑豆填满,留盖合上捆好,放糠火中煨熟,捣成饼。每日食适量,甚效。

4. 赤目弩肉。取好梨一个,捣取汁,以棉裹黄连片一钱浸眼中,仰卧点汁入眼。

5. 反胃,药物不下。用大雪梨一个,以丁香十五粒刺入。包湿纸几层,煨熟吃下。

6. 蠼螋尿疮。用梨叶汁敷涂,药干即换。

木 瓜

释名

木瓜海棠、光皮木瓜、木瓜花、木梨、木李、榠楂、文冠果、文官果。

性味

酸、温、无毒。

主治

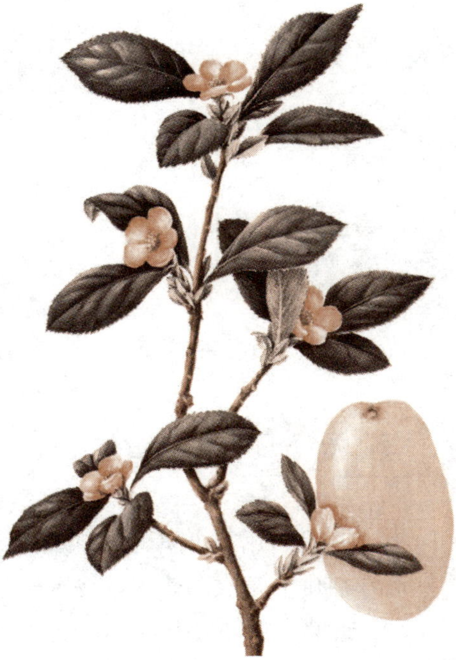

木瓜

1. 项强筋急，不可转侧。用木瓜二个，取盖去瓤，填入药二两，乳香二钱半，盖严，捆好，蒸烂，捣成膏。每用三钱，以生地黄汁半碗，酒二碗暖化温服。

2. 脚痉挛痛。用木瓜数枚，加酒水各半煮烂，捣成膏乘热贴痛处，外用棉花包好。一天换药三至五次。

3. 霍乱转筋。用木瓜一两，酒一升，煮服。不饮酒者煮汤服。另外还用煎汤热敷足部。

4. 肚肾脾三经气虚（表现为肿满、顽痹、憎寒壮热、呕吐、自汗霍乱吐泻）。用大木瓜四个，切盖挖空待用。一个填入黄芪、续断末各半两，一个填入苍术、橘皮末各半两，一个填入乌药、黄松节末各半两（黄松节即茯神中心木），一个填入威灵仙、苦葶苈末各半两。各瓜以原盖盖好，浸酒中，然后取出甑蒸，晒干。三浸、三蒸、三晒，最终捣为末，以榆皮末加水，糊做成丸子，如梧子大。每服五十丸，温酒或盐汤送下。

5. 肾虚胀痛。用木瓜三十枚,去皮核,挖空,以甘菊花末青盐末各一斤填满,蒸熟,捣成膏,再加入新艾茸二斤,和成丸子,如梧子大,每服三十丸,米汤送下。一天服二次。

枣

释名

枣实。

性味

甘、辛、热、无毒。

主治

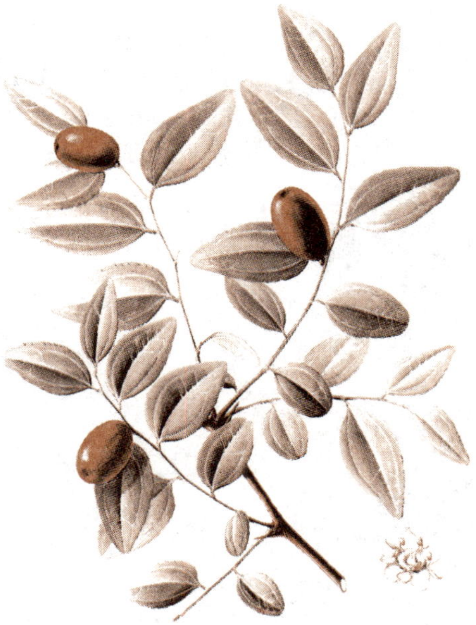

枣

1. 调和胃气。用干枣去核,缓火烤燥,研为末,加少量生姜末,开水送服。

2. 反胃吐食。用大枣一枚去核,加斑蝥一个去头翅,一起煨熟,去斑蝥,空心服,开水送下。

3. 伤寒病后,口干咽痛、喜唾。用大枣二十枚,乌梅十枚,捣烂,加蜜做成丸,口含咽汁,甚效。

4. 妇女脏燥(悲伤欲泣,精神不正常)。用大枣十枚,小麦一升,甘草二两,合并后每取一两小煎服。此方名"大枣汤",亦补脾气。

5. 大便燥塞。用大枣一枚去核,加轻粉半钱入枣中,煨熟服,枣汤送下。

6. 烦闷不眠。用大枣十四枚,葱白七根,加水三升煮成一升,一次服下。

7. 上气咳嗽。用枣二十枚,去核,以酥四两,微火煎,倒入枣肉中渍尽酥,取枣收存。常含一枚，微微咽汁。

8. 肺疽吐血。用红枣（连核烧存性）、面药煎（煅过），等分为末。每服二钱，米汤送下。

9. 耳聋鼻塞。取大枣十五枚（去皮、核），蓖麻子三百枚（去皮），一起捣碎，棉裹塞耳鼻，一天一次，经一个多月，即可闻声音和辨香臭。先治耳，后治鼻，不可并塞。

10. 诸疮久溃。用枣膏三升煎水频洗。

山 楂

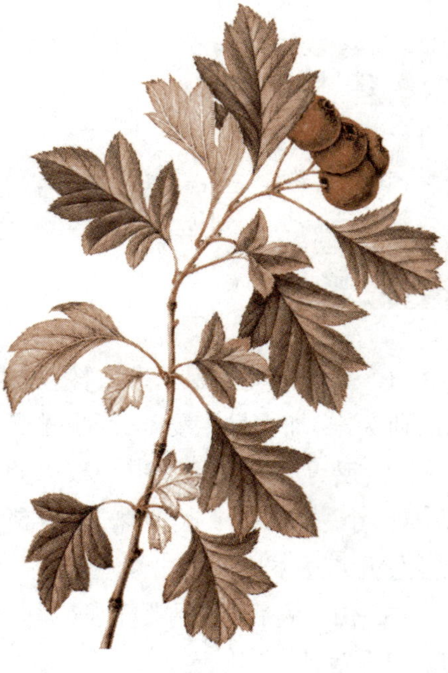

山楂

释名

赤爪子、鼠楂、猴楂、茅楂、羊还球、棠球子、山里果。

性味

酸、冷、无毒。

主治

1. 食肉不消。用山楂肉四两，水煮食，并饮其汁。

2. 偏坠疝气。用山楂肉、茴香（炒）各一两，共研为末，加糊做成丸子，如梧子大。每服一百丸，空心服，白开水送下。

3. 老人腰痛及腿痛。用山楂、鹿茸（炙），等分为末，加蜜做成丸子，如梧子大。每服百丸，一天服二次。

4. 肠风下血。用山楂(已干)研为末,艾汤调下,甚效。

5. 痘疹不快。用干山楂研为末,开水送服,疹即出。又方:用山楂五个,酒煎,加水温服。

柿

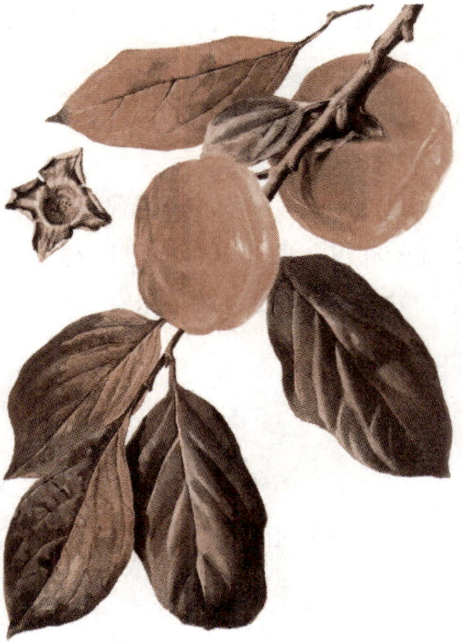

柿

释名

柿子。

性味

烘柿:甘、寒、涩、无毒。

白柿、柿霜:甘、平、涩、无毒。

乌柿:甘、温、无毒。

柿蒂:涩、平。

主治

烘柿

1. 肠风下血。用白柿烧灰,水送服二钱。

2. 小便血淋。用干柿三枚,烧存性,研为末,陈米汤送服。

3. 热淋涩痛。用干柿、灯心等分,水煎,每日饮服。

4. 小儿秋痢。用以粳米煮粥,熟时加入干柿末,再煮开两三次吃下。

5. 反胃吐食。用干柿三枚,连蒂捣烂,酒送服,甚效。不能同时服其他药物。

6. 痰嗽带血。用大柿饼饭上蒸熟，批开，每用一枚掺青黛一钱，临卧时服，薄荷汤送下。

7. 耳聋鼻塞。用干柿三枚，细切，以粳米三合，豆豉少许煮粥。每日空心服下。

8. 臁疮。用柿霜、柿蒂等分，烧过，研末敷涂。甚效。

9. 中桐油毒。吃干柿饼可解。

乌柿

杀虫，疗刀伤火伤，生肉止痛。服药口苦及呕逆，食少许即止。

柿蒂

呃逆不止。用柿蒂、丁香各二钱，生姜五片，水煎服。或将两药研为末，开水冲服亦可。此方名“济生柿蒂散”。一方：再加人参一钱。一方：再加良姜、甘草等分。一方：再加青皮陈皮。一方：再加半夏生姜。

柿木皮

1. 下血。用柿木皮晒、焙，研末，米汤送服二钱。两服可止。

2. 汤火伤疮。用柿木皮烧灰，调油敷涂。

柿

涩下焦，健脾胃，消宿血。

柿根

血崩、血痢、下血。

橘

释名

橘树。

性味

橘实：甘、酸、温、无毒。

黄橘皮：（红皮、陈皮）辛、苦、温、无毒。

青橘皮：苦、辛、温、无毒。

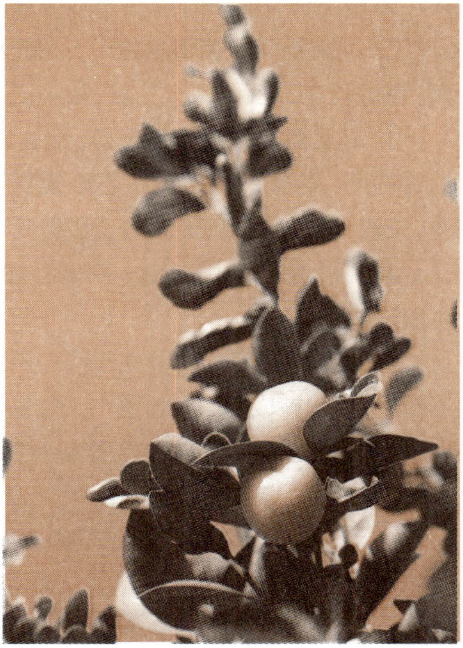
橘

主治

橘叶

消肿散毒。治肺痈、乳痈、胁痛。

橘核

1. 腰痛。用橘核、杜仲各二两，炒、研为末。每服二钱，盐酒送下。
2. 小肠疝气及阴核肿痛。用橘核五钱，炒、研为末，老酒煎服，或加酒、糊做丸服。

橘瓤上筋膜(橘络)

口渴吐酒。炒熟煎饮,甚效。(现用以治痰滞经络、咳嗽、胸胁作等症。)

青橘皮

1. 酒食后饱满。用青橘皮一斤,分作四份:四两用盐汤泡,四两用百沸汤泡,四两用醋泡,四两用酒泡。三日后取出,去白切丝,以盐一两炒至微焦,研为末。每服二钱,用茶末四分,水煎温服。此方名"快膈汤"。

2. 理脾快气。用青橘皮一斤,晒干,焙过,研为末,加甘草末一两,檀香末半两,和匀收存。每用一至二钱,放一点盐,开水送服。

3. 健胃解酒。用青皮一斤,泡去甘味,去瓤炼净,加盐五两,炙甘草六两,舶茴香四两,甜水一斗,共煮,不断搅拌,水尽后,以慢火把药焙干,去掉甘草、茴香,只取青皮收存,每于饭后嚼服数片,有益脾胃。

4. 疟疾寒热。用青皮一两烧存性,研为末,发病前以温酒送服一钱,临发时再服一次。

5. 乳癌(乳房内有核如指头,不痛不痒,五、七年成痈,名乳癌)。用青皮四钱,加水一碗半煎成一碗,徐徐服下。一天服一次,或用酒送服亦可。

6. 耳出汁。用青皮烧过。研为末,包棉中,塞耳内。

7. 唇燥生疮。用青皮烧过,研为末,调猪油涂搽。

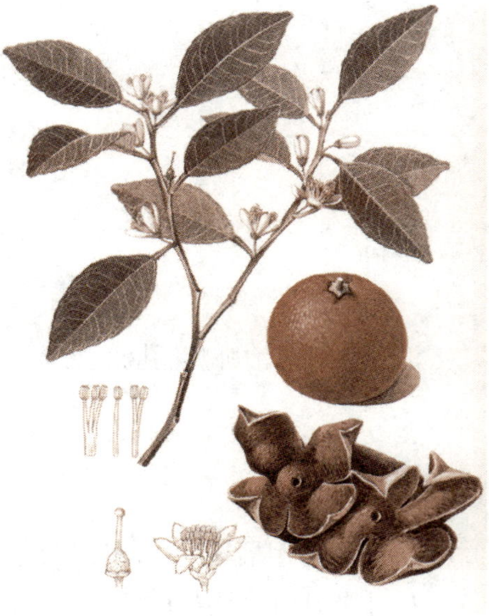

陈皮

黄橘皮

1. 湿痰停滞,咳嗽唾稠黏。用陈橘皮半斤,放砂锅内,下盐五钱,化水淹过煮干;另用粉甘草二两,去皮蜜炙。二味共研为末,蒸饼做成丸子,如梧子大。每服百丸,开水送下。此方名"润下丸"。

2. 脾气胀满。用橘皮四两,白术二两,共研为末,加酒、糊做成丸子,如梧子大。每服三十丸,饭前服,木香汤送下。一天服三次。此方名“宽中丸”。

3. 伤寒及一切杂病,干呕,手足逆冷。用橘皮四两,生姜一两,加水二升,煎取一升,徐徐饮服。此方名“橘皮汤。”

4. 霍乱吐泻(不拘男女,但有一点胃气存者,服之再生)。用广陈皮(去白)五钱,真藿香五钱,加水二碗,煎成一碗,时时温服。又方:用陈皮末二钱,开水送服。不省人事者可灌服,同时烧砖渍醋,乘热包布中放在心下熨按好复苏。

5. 反胃吐食。用橘皮(壁土炒香)研为末,每服二钱。以生姜三片,枣肉一枚,加水二盅,煎成一盅温服。

6. 痰膈气胀。用陈皮三钱,水煎热服。

7. 突然失声。用橘皮半两,水煎徐饮。

8. 经年气嗽。用橘皮、神曲生姜(焙干),等分为末,蒸饼和成丸子,如梧子大。每服三五十丸,饭后,临醒时各服一次。有人因久嗽服此方,结果不但这个病治好了,连原患的膀胱气也治好了。

9. 化食消痰。用橘皮半两微熬,研为末,水煎代茶,细细饮服。

10. 大肠秘塞。用陈皮连白,酒煮过,焙干,研为末。每服二钱,温酒送下。

11. 风痰麻木。用橘红一斤,水五碗,煮烂去渣,再煮至一碗,一次服下。取吐为愈,不吐,可加瓜蒂末。

12. 疟疾。用橘皮(去白,切)在生姜自然汁中浸泡一夜,取出熬煮,再焙干研末。每服三钱,以陈枣十个,加水一碗,煎成半碗,于发病前送下,同时吃枣。

13. 产后尿闭。用陈皮一两,去白,研为末。每服二钱,空心服,温酒送下,一服即通。

14. 乳痈(未成者即散,已成者即溃,痛不可忍者即不痛)。用陈橘皮泡开水中,去白,晒干,加面炒至微黄,研为末,每服二钱,以麝香调酒送下。初发者一服见效。名“橘香散”。

15. 耳出汁。用陈皮烧过,研为末,取一钱,加麝香少许,每日搽敷。此方名“立效散”。

16. 趾甲嵌肉,步履困难。用浓煎陈皮汤浸泡患处,甲肉自离,轻手将甲剪去,以虎骨末敷之即安。

安石榴

释名

若榴、丹若、金罂。

性味

甘石榴：苦、酸、温、涩、无毒。
酸石榴：酸、温、涩、无毒。
酸榴皮：酸、温、涩、无毒。

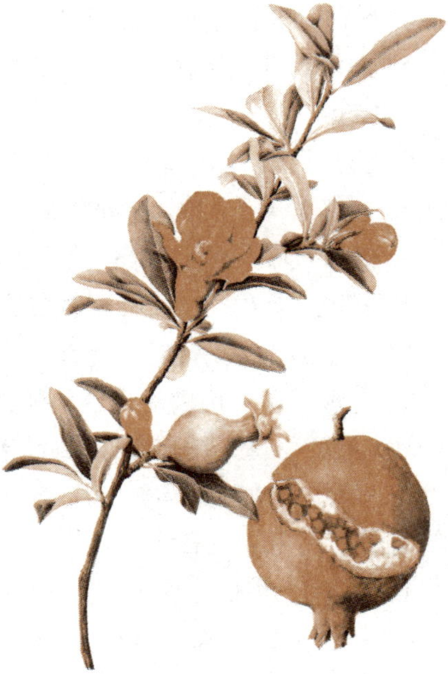

安石榴

主治

甘石榴

咽喉燥渴，杀虫。

酸石榴

1. 肠滑久痢。用酸石榴一个，煅烟尽，出火毒一夜，研为末，仍以酸石榴一块煎汤送下，神效无比。此方名“黑神散”。

2. 久泻不止。治方同上。

3. 小便不禁。用酸石榴烧存性，无石榴时，可用枝烧灰代替。每服二钱，用柏白皮切、焙四钱，煎汤一碗，加入榴灰再煎至八成，空心温服。晚上再服一次。

酸榴皮

1. 赤白痢下。用酸榴皮炙黄为末,加枣肉或粟米饭和丸如梧子大。每服三十丸,空心服,米汤送下。一天服三次,如觉寒滑,可加附子、赤石脂各一倍。

2. 久痢久泻。用陈酸榴皮,焙、研为末。每服二钱,米汤送下。有特效。

3. 疔肿恶毒。以针刺肿毒四围,疮上盖石榴皮,四围贴一圈面,艾灸患处,以痛为度。灸后在疗上撒榴末,包裹好,隔夜能将毒根拔出。

4. 肚子生疮(黄水浸淫,痒痛溃烂)。用酸榴皮煎汤,冷定后,每日搽洗,直至病愈。

酸榴根

1. 蛔虫病。用酸榴根一把,洗锉,加水三升煎取半碗,五更时温服尽,当下打下虫一大团,虫患自此根绝。可食粥补身体。

2. 女子经闭。用酸榴根一把炙干。加水二大碗浓煎为一碗,空心服。未通再服。

3. 赤白下痢。治方同上。

银杏

释名

白果、鸭脚子。

性味

(核仁)甘、苦、平、涩、无毒。

主治

1. 寒嗽痰喘。用白果七个煨熟，以熟艾做成七丸，每果中放入艾丸一颗，纸包再次煨香，去艾吃下。

2. 哮喘痰嗽。用白果五个，麻黄二钱半，甘草（炙）二钱，加水一杯半，煎至八成，睡前服。此方名“鸭掌散”。又方：白果二十一个（炒黄），麻黄三钱，苏子二钱，款冬花、法半夏、桑白皮（蜜炙）各二钱，杏仁（去皮尖）、黄芩（微炒）各一钱半，甘草一钱，加水三杯，煎成二杯，随时分作二次服下，不用姜。

3. 咳嗽失声。用白果仁四两，白茯苓、桑白皮各二两，乌豆半升（炒），蜜半斤，一起煮熟，晒干为末，以乳汁半碗拌湿，九蒸九晒，做成丸子，如绿豆大，每服三五十丸，开水送下。极效。

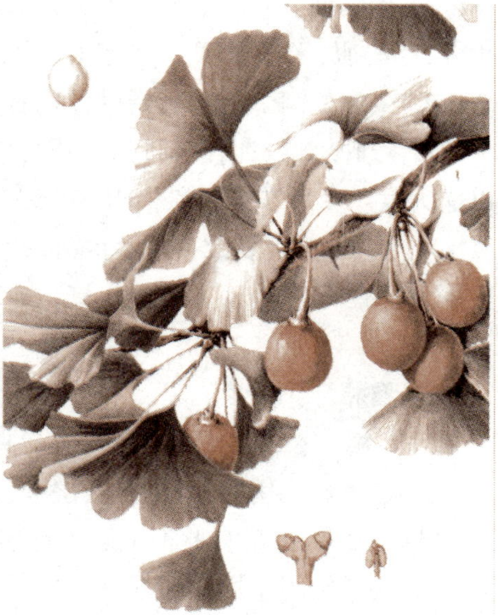

银杏

4. 小便频数。用白果十四枚，一半生，一半煨，食之有效。

5. 小便白浊。用生白果仁十枚，擂水服。一天服一次。病愈为止。

6. 赤白带下。用白果、莲肉、江米各五钱，胡椒一钱半，共研为末，以乌云骨鸡一只，去肠填药，瓦器煮烂，空心服下。

7. 肠风下血。用白果煨熟，出火气后，米汤送服。

8. 虫牙。每天饭后嚼生白果一二个，有效。

9. 手足皲裂。生白果嚼烂，每夜涂搽。

10. 头面癣疮。生白果仁切断，频搽患处，直至病愈。

胡桃

释名

羌桃、核桃。

性味

(核仁)甘、平、温、无毒。

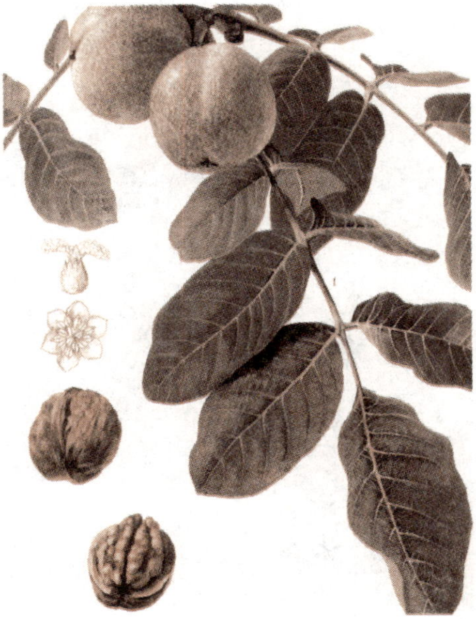

胡桃

主治

1. 肾亏溢精。用胡桃肉、白茯苓各四两,附子一枚(去皮切片),与姜汁、蛤粉一起,焙干研末,加蜜做成丸子,如梧子大。每服三十丸,米汤送下。

2. 小便频数。用胡桃煨熟,卧时嚼服,温酒送下。

3. 石淋。用胡桃肉一升,细米煮,另煮浆粥一升,一并服下。

4. 痰喘咳嗽。临卧时嚼服胡桃肉三颗,生姜三片,喝几口开水,再服胡桃和生姜如上数。次日即可痰消咳止。

5. 老人喘嗽,醒卧不得。用胡桃肉(去皮)、杏仁(去皮尖)、生姜各一两,研为膏,加炼蜜少许,和丸如弹子大。每卧时嚼服一丸,姜汤送下。

6. 多食酸物,齿不着力。细嚼胡桃即解。

7. 赤痢不止。用桃仁、枳壳各七个,无蛀皂角一个,新瓦上烧存性,研为细末,分作八服。每临卧时一服,二更一服,五更一服,荆芥茶送下。

8. 血崩不止。用胡桃仁五十枚,灯上烧存性,研作一服,空心时以温酒调下。

9. 小肠气痛。用胡桃一枚,烧为研末,热酒送服。

10. 一切痈肿(未成脓者)。用胡桃十个,煨熟去壳,加槐花一两,研末捣匀,热酒调服。

11. 小儿头疮。用胡桃和皮,灯上烧存性盖碗中出火毒后,加轻粉少许,调生油涂,几次即愈。

12. 火烧成疮。用胡桃仁烧黑研敷。

荔枝

释名

离枝、丹荔。

性味

实:甘、平、无毒。

核:甘、温、涩、无毒。

主治

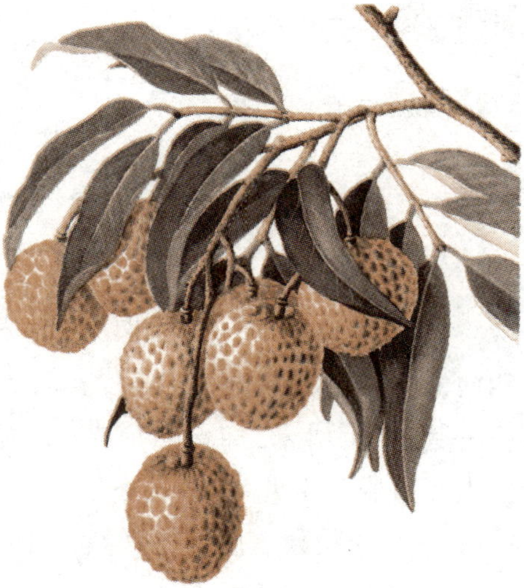

荔枝

实

1. 痘疮不发。用荔枝肉浸酒饮,肉亦吃下。忌生冷。

2. 风牙疼痛。用荔枝连壳烧存性,研末搽牙即止。

3. 呃逆不止。用荔枝七个,连皮核烧存性,研为末,开水调下,立止。

核

1. 脾痛。用荔枝核为末,每服二钱,醋送下。数服即愈。

2. 疝气。用荔枝核(炒黑)、大茴香(炒),等分为末。每服一钱,温酒送下。又方:用荔枝核四十九个,陈皮(连白)九钱,硫磺四钱,共研为末,加盐水调面糊成丸子如绿豆大。遇痛时空心酒服九丸。不过三服见效。此方名“玉环来笑丹”。

3. 睾热丸肿痛。用荔枝核、青橘皮、茴等分,各炒过,研细,酒送服二钱,一天服三次。

龙眼

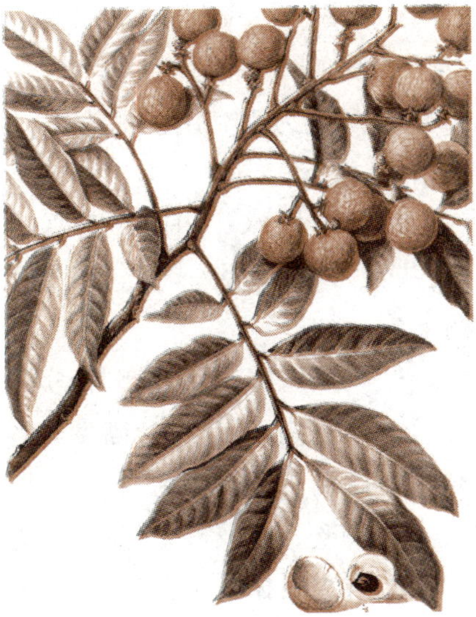

龙眼

释名

龙目、圆眼、益智、亚荔枝、荔枝奴、骊珠、燕卵、蜜脾、鲛泪、川弹子。

性味

(实)甘、平、无毒。

主治

思虑过度,劳伤心脾,健忘怔忡,虚烦不眠,自汗惊悸。用龙眼肉、酸枣仁(炒)、黄芪(炙)、白术(焙)、茯神各一两,木香半两,炙甘草二钱半,切细。各药配齐后,每服五钱,加姜三片,枣一枚,水二盅煎成一盅,温服。此方名“归脾汤”。

槟榔

释名

宾门、仁频、洗瘴丹。

性味

苦、辛、温、涩、无毒。

主治

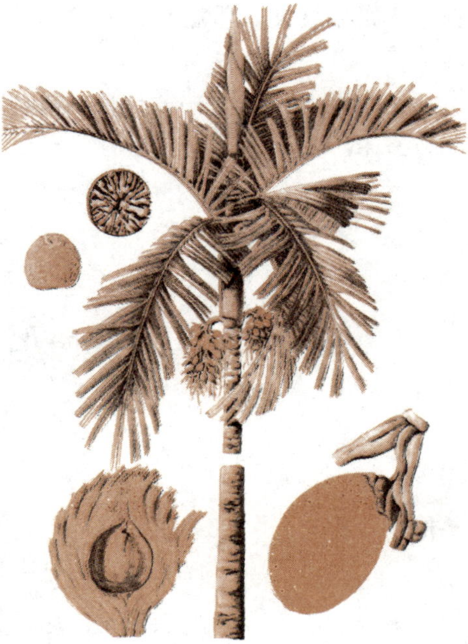

槟榔

1. 痰涎为害。用槟榔为末，每服一钱，开水送下。

2. 口吐酸水。用槟榔四两，橘皮一两，共研为末，每服一匙，空心服，生蜜汤调下。

3. 伤寒胸闷。用槟榔、枳实，等分为末，每服二钱，黄连煎汤送下。

4. 心气痛。用槟榔、高良姜各一钱半，陈米百粒，水煎服。

5. 腰痛。用槟榔为末，酒送服一钱。

6. 脚气。用槟榔十二枚，研为末，分二次服，以姜汁温酒调下。

7. 大小便秘。用槟榔为末，蜜汤调服二钱。或以童便、葱白同煎服亦可。

8. 小便淋痛。有用面煨槟榔、赤芍药各半两为末，每取三钱，以灯心水煎好，空心服下。一天服二次。

9. 肠寄生虫。用槟榔十多枚，研为末，先以水二升半煮槟榔皮至一升，调末一匙，空心服。经一天，有虫排出，如未排尽，可再次服药。又方：槟榔半两，炮过，研为末，每服二钱，以葱、蜜煎汤调服。

10. 口吻生疮。用槟榔烧过。研末，加轻粉敷搽。

11. 耳出脓。用槟榔末吹耳内。

马槟榔

释名

马金囊、马金南、紫槟榔。

性味

（核仁）苦、甘、寒、无毒。

主治

1. 难产。临时细嚼马槟榔核仁数枚，用井水送服，不久即可分娩。

2. 断产（绝育）。常嚼马槟榔二枚，水送服，久之子宫变冷，自不受孕。

3. 恶疮肿毒。用马槟榔一枚，冷水送服，另用一二枚嚼敷患处。

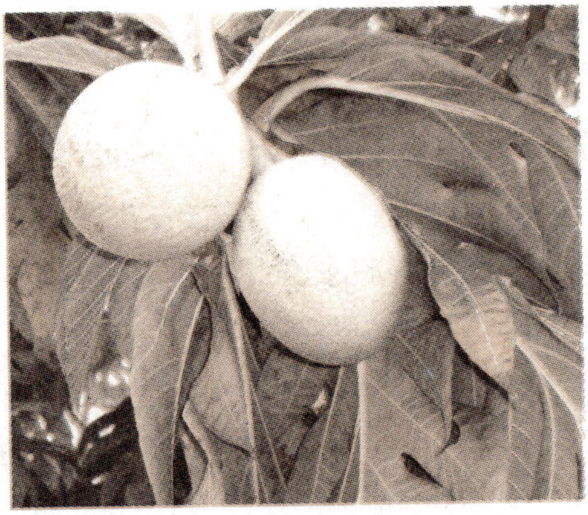

马槟榔

吴茱萸

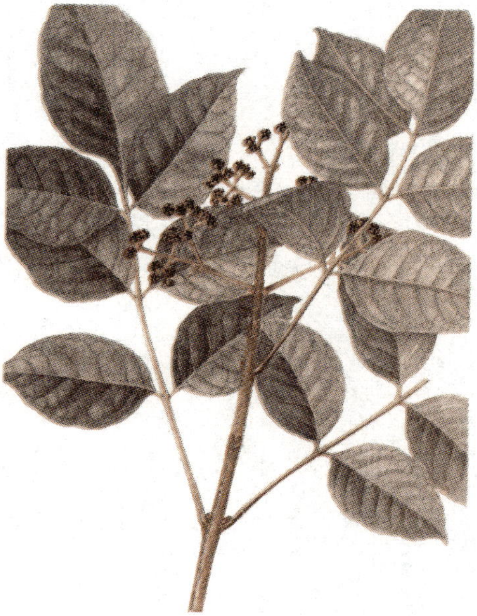
吴茱萸

释名

曲药子、伏辣子、茶辣、臭泡子。

性味

辛、温、有小毒。

主治

1. 中风(口角偏斜,不能语言)。用茱萸一升,姜豉三升,清酒五升,合煎开数次,冷后每服半升。一天服三次。微汗即愈。

2. 全身发痒。用茱萸一升,加酒五升,煮成一升半,乘温擦洗,痒即停止。

3. 冬月感寒。用吴茱萸五钱煎汤服,以出汗为度。

4. 呕吐、胸满、头痛。用茱萸一升,枣二十枚,生姜一两,人参一两,加水五升煎成三升,每服七合,一天服二次,此方名"吴茱萸汤"。

5. 心腹冷痛。用吴茱萸五合,加酒三升煮开,分三次服。

6. 小肠疝气(偏坠疼痛,睾丸肿硬,阴部湿痒)。用吴茱萸(去梗)一斤,分作四份。四两泡酒,四两泡醋,四两泡开水,四两泡童便。经一夜后,都取出焙干,加泽泻二两,共研为末,以酒和粉调成丸子,如梧子大。每服五十丸,空心服,盐汤或酒送下。此方名"夺命丹",亦名"星斗丸"。

7. 妇女阴寒,久不受孕。用吴茱萸、川椒各一升,共研为末,加炼蜜做丸子,如弹子大。以棉裹纳入阴道中,令子宫开即可受孕。

8. 胃气虚冷,口吐酸水。用吴茱萸在开水中泡七次,取出焙干,加干姜(炮),等分为末。每服一钱,热汤送下。

9. 转筋入腹。用茱萸(炒)二两,加酒二碗,煎成一碗,分二次服。得泻即愈。

10. 老人多年水泄。用吴茱萸三钱,泡过,取出,加水煎,放一点盐后服下。

11. 赤白痢(脾胃受湿,下痢腹痛,米谷不化)。用吴茱萸、黄连、白芍药各一两,同炒为末,加蒸饼做成丸子,如梧子大。每服二三十丸,米汤送下。此方名"戊己丸"。又方:用川黄连二两,吴茱萸二两(汤浸七次),同炒香,分别研为末,各与粟米饭做成丸子,如梧子大,收存备用。每服三十丸。赤痢,以甘草汤送服黄连丸;白痢,以干姜汤送服茱萸丸;赤白痢,两丸各用十五粒,米汤送下。此方名"变通丸"。又方:用吴茱萸二两,黄连二两,同炒香,各自为末。以百草霜二两,加饭同黄连做成丸子;以白芍药末二两,加饭同茱萸做成丸子,各如梧子大,收存备用。每服五十丸。赤痢,以乌梅汤送服连霜丸;白痢,以米汤送服茱芍丸;赤白痢,两种药丸各服二十五粒。此方名"二色丸"。

12. 腹中积块。用茱萸一升捣烂,和酒同煮,取出包软布中熨积块处,冷则炒热再熨。块如移动,熨也移动,直至积块消除。

13. 牙齿疼痛。用茱萸煎酒含漱。

14. 老小风疹。用茱萸煎酒涂搽。

15. 痈疽发背。用吴茱萸一升捣为末,加苦酒调涂布上贴患处。

16. 寒热怪病(发寒发热不止,几天后四肢坚硬如石,敲起来发铜器声,日渐瘦弱)。用茱萸、木香等分,煎激发服。

盐麸子

释名

五倍、盐肤子、盐梅子、盐坏子、木盐、天盐、叛奴盐、酸桶。

性味

(子)酸、咸、微寒、无毒。

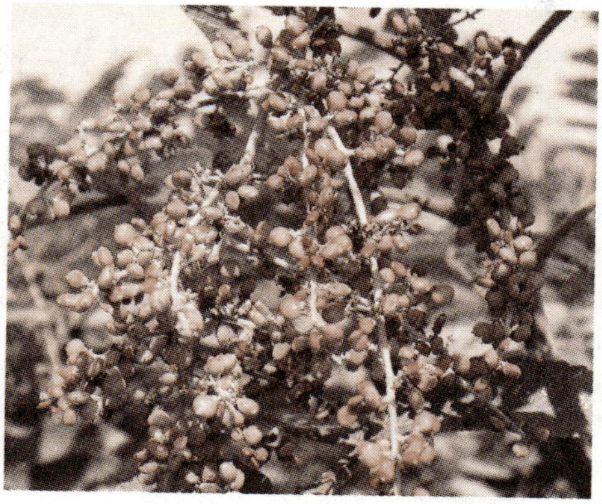

盐麸子

主治

1. 生津、降火、化痰、润肺、滋肾,消毒、止痢、收汗,治风湿眼病。

2. 盐麸子的树白皮,以水煎服能杀蛔虫,其根白皮加醋煎浓汁含吞,能治骨鲠。有资料说,盐麸子的根能软鸡骨。

3. 盐麸子的叶上有虫寄生,即结成五倍子,说见虫部。

胡椒

释名

昧履支。

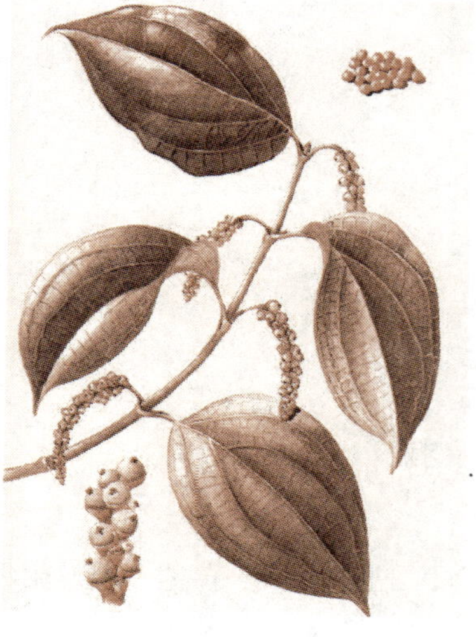

胡椒

性味

(实)辛、大温、无毒。

主治

1. 心腹冷痛。用胡椒二十粒,淡酒送服。

心下大痛者，用椒五十粒，乳香一钱，研匀，男用生姜汤，女用当归酒送下。

2. 霍乱吐泻。胡椒五十粒，绿豆一百五十粒，共研为末，每服一钱，木瓜汤送下。

3. 反胃吐食。胡椒在醋中泡过，取出晒干，反复七次，研为末，加酒、糊做成丸子，如梧子大。每服三四十丸，醋汤送下。又方：用胡椒七钱半，煨姜一两，水煎，分二次服。又方：用胡椒、半夏（开水泡过），等分为末，加清退汁和糊做成丸子，如梧子大。每服三十丸，姜汤送下。

4. 赤白痢。用胡椒、绿豆，各依病人一岁用一粒，共研为末，加糊做成丸子，如梧子大。赤痢用生姜汤，白痢用米汤送下。

5. 大小便闭。用胡椒二十粒，打碎，加水一碗煎至六成，去渣，添入芒硝半两，煎化后服下。

6. 两胁积块，气逆喘急，日久成痈。用胡椒二百五十粒，蝎尾四个，生木香二钱半，共研末，加粟米饭做成丸子，如绿豆大。每服二十丸，橘皮汤送下。此方名“磨积丸”。

7. 惊风，眼珠内钓。用胡椒、木鳖子仁，等分为末，加醋调黑豆末，共捣为丸，如绿豆大，每服三四十丸，荆芥汤送下。

8. 伤寒咳逆，日夜不止。用胡椒三十粒（打碎），麝香半钱，加酒一杯，煎成半杯，热服。

9. 风虫牙痛。用胡椒、荜拨，等分为末，加蜡做成丸子，如麻子大，每用一丸，塞蛀孔中。又方：用胡椒九粒，绿豆十一粒，布裹捶碎，棉裹一粒，放在患处咬定，涎出吐去，即愈。

10. 妇女血崩。用胡椒、紫檀香、郁金、茜根、小蘖皮，等分为末，加水做成丸子，如梧子大。每服二十丸，阿胶汤送下。

11. 沙淋、石淋。用胡椒、朴硝，等分为末。每服二钱，开水送下。一天服二次。此方名“二拗散。”

芡实

释名

鸡头、雁喙、雁头、鸿头、鸡雍、水流黄。

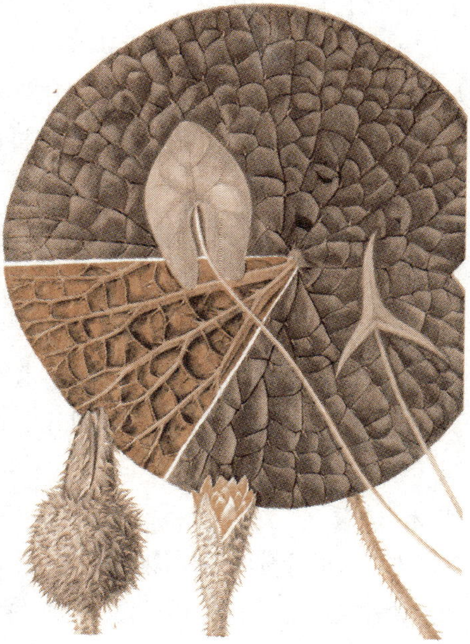

芡实

性味

甘、平、涩、无毒。

主治

1. 小便频数及遗精。用秋石、白茯苓、芡实、莲子各二两，共研为末。加蒸枣做成丸子，如梧子大。每服三十丸，空心服，盐汤送下。此方名“四精丸”。

2. 白浊。用芡实粉、白茯苓粉。化黄蜡和蜜做丸子，如梧子大。每服百丸，盐汤送下。此方名“分清丸”。

鳞部

龙

释名

龙骨(按本草所称的龙骨,实为古代多种哺乳动物,如象、犀牛、马、骆驼、羚羊等的骨胳化石)。

性味

龙骨:甘、平、无毒。

龙齿:涩、凉、无毒。

主治

龙骨

1. 健忘。用白龙骨、远志,等分为末,每服一匙,饭后服,酒送下。一天服三次。

2. 梦遗。用龙骨、远志,等分为末,加炼蜜做成丸子,如梧子大,朱砂为衣。每服三十丸,莲子汤送下。

3. 暖精益阳。治方同上，但不用朱砂。每服三十丸，空心服，冷水送下。

4. 醒即泄精。用白龙骨四分、韭子五合，共研为末。每服一匙，空心服，酒送下。

5. 遗尿淋漓。用白龙骨、桑螵蛸，等分为末。每服二钱，盐汤送下。

6. 泄泻不止。用龙骨、白石脂，等分为末，滴水做成丸子，如梧子大。每服看病人情况用适量，紫苏、木瓜汤送下。

7. 老疟不止。用龙骨末四匙，加酒一升半，煮开三次，于发病前一时，趁热服下，盖上铺盖发汗，有效。

8. 热病下痢。用龙骨半斤，研细，加水一斗，煮取五升，冷后饮服，得汗即愈。

9. 休息痢（屡发屡止，经久不愈）。用龙骨四两打碎，加水五升，煮取二升半，分五次冷服。

10. 久痢脱肛。用白龙骨粉扑患处。

11. 吐血、鼻血。用龙骨吹入鼻中。

12. 尿血。用龙骨研末，水送服一匙。一天服三次。

13. 小儿脐疮。用龙骨煅过，研末敷涂。

14. 阴囊汗痒。用龙骨、牡蛎，共研为细粉，扑患处。

龙齿

大人惊，心下结气，镇心，安神。

鳄鱼

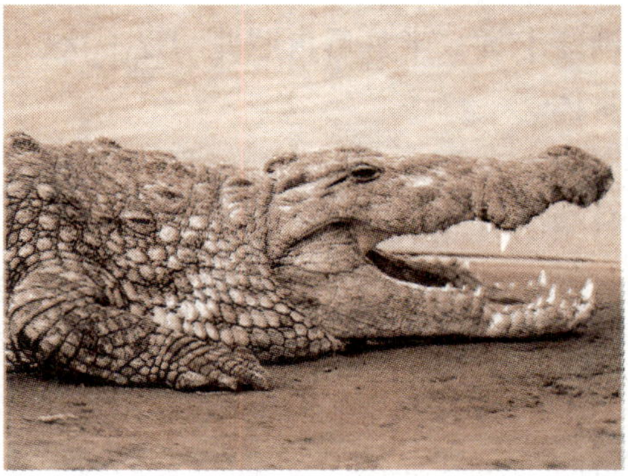

鳄鱼

释名

土龙。

性味

(鳄鱼甲)酸、微温,有毒。

主治

心腹症瘕、瘰疬瘘疮、崩中带下等。

鲮鲤

释名

龙鲤、穿山甲、石鲮鱼。

性味

咸、微寒、有毒。

主治

1. 中风瘫痪，手足不举。用穿山甲（左瘫用右甲，右瘫用左甲）锻熟、大川乌头炮熟、红海蛤如子大者各二两，共研为末。每用半两同葱白同捣汁，和成厚饼，径约半寸，随病贴脚心，捆好，静坐泡脚于热水中，等身麻汗出，急去药，手足渐能上举。半月后再照此治疗一次，可以除根。治疗期间注意饮食，避风，保养身体。

2. 热疟。用穿山甲一两，干枣十个，同烧存性，研为末，每服三钱，于发病之日黎明时，水送服。

3. 下痢里急。用穿山甲、蛤粉等分，同炒过，研为末。每服一钱，空心服，温酒送下。

4. 肠痔、气痔，出脓血。用穿山甲（烧存性）一两，肉豆蔻三枚，共研为末。每服二钱，米汤送下。病重者加猬皮灰一两。

5. 妇女阴肿，硬如卵块。随病之左右取穿山甲之左右五钱，以少炒焦黄，研为末。每服二钱，酒送下。

6. 乳汁不通。用穿山甲炮过，研为末，每服一匙，酒送下。一天服二次。外以油梳梳乳，即通。此方名“涌泉散”。

7. 乳痈。治方同上。

8. 肿毒初起。用穿山甲插入谷芒热灰中，炮焦为末，取二两，加麝香少许。每服二钱半，温酒送下。

9. 便毒便痈。用穿山甲半两，猪苓二钱，都经醋炙过，研为末，酒送服二钱，外用穿山甲末，和麻油、轻粉涂患处。仅用末涂亦可。

10. 瘰疬溃烂。用穿山甲二十一片，烧过，研末敷涂。又方：用穿山甲（土炒）、斑蝥、熟艾，等分为末，敷患处；另用乌柏叶灸四壮，甚效。

11. 耳出脓。用穿山甲烧存性，加麝香少许，吹入耳内，三日后，水干即愈。

12. 耳鸣耳聋（突然耳聋，肾虚，耳内如有风水钟鼓声）。用穿山甲一大片，以蛤粉炒赤。加蝎梢七个，麝香少许，共研为末，另以麻油化蜡，调末做成梃子，棉裹塞耳内。

13. 火眼赤痛。用穿山甲一片为末，铺白纸上卷成捻子，烧烟熏眼。

石龙子

释名

山龙子、泉龙、石蜴、蜥蜴、猪婆蛇、守宫。

性味

咸、寒、有小毒。

主治

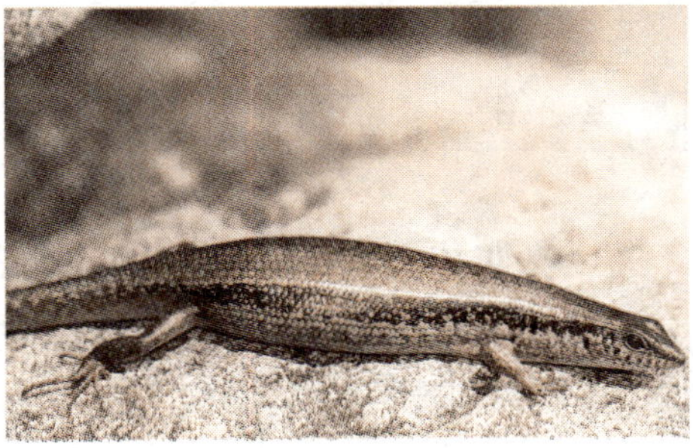

石龙子

1. 小儿阴肿。用蜥蜴一具，烧成灰，酒送服。

2. 诸瘘不愈。用蜥蜴(炙)三个，地胆(炒)三十枚，斑蝥(炒)四十个，共研为末，加蜜做成丸子，如小豆大。每服二丸，开水送下。

3. 药物流产。用蜥蜴肝、蛇脱皮等分，苦酒均匀，擦妊发脐上及左右，令温暖，能使生胎产下。

守宫

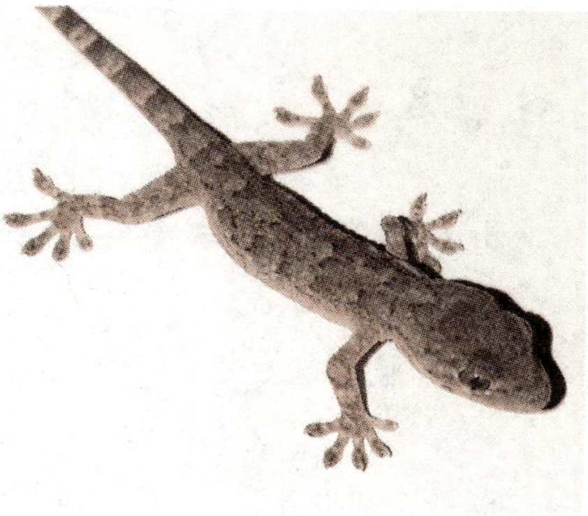

守宫

释名

壁宫、壁虎、蝎虎、蜓。

性味

咸、寒、小有毒。

主治

1. 久年惊。用守宫一个，剪去四足，连血研烂，加珍珠、麝香、龙脑香各二分，研匀，以薄荷汤调服。先令病人吐过或下痰涎，然后服药，效果最好。

2. 小儿撮口。朱砂末装小瓶中，捕守宫一个关瓶内吃砂末，一个多月后，守宫显红色，取出阴干为末。每服三至四分，薄荷汤送下。

3. 瘫痪疼痛。用守宫一个（炙黄），陈皮五分，罂粟壳一钱，甘草、乳香、没药各二钱半，共研为末。每取三钱，水煎服。

4. 关节风痛。用守宫三个（生研），蛴螬三个（纸包煨研），蚯蚓五条（生研），草乌头三枚（生研），木香五钱，乳香末二钱半，麝香一钱，龙脑五分。各药合研成膏，加酒糊捣成丸子，如梧子大。每日服三十丸，乳香酒空心服，直至病愈。此方名“壁虎丸”。

5. 破伤中风（筋急口噤，身如角弓反张）。用守宫（炙干，去足）七个，天南星（酒浸三日，晒干）一两，腻粉半钱，共研为末。以薄面糊调成丸子，如绿豆大。每取七丸，以酒送下。不久，汗出。再服药一次，出汗一次即愈。或在本方中加白附子一两，蜜调成丸子亦可。此方名“守宫丸”。

6. 疠风成癞。有守宫一个（焙干），大蚕沙五升（水淘过，炒干），共研为末。

拌小麦面四升，做成条子，晒干，研为末。每服一二合，柏叶汤送下，一天服三次，直至病愈。

7. 瘰疬初起。用守宫一个，焙干，研为末，每日取半分，酒送服。

8. 血积成块。用守宫一个，包在鸭蛋大的一团白面中，研烂作饼，烙熟吃下，当有血块排出。如法治三五次，病愈。

9. 小儿疳疾。用守宫一个（微炙），蜗牛壳、兰香根、靛花、雄黄、麝香各一分，龙脑半分，共研为末，加米醋煮糊做成丸子，如黍米大。每服十丸，芝麻汤送下。一天服二次，直至病愈。

10. 反胃嗝气。用守宫七个（砂锅炒焦），木香、人参、朱砂各一钱半，乳香一钱，共研为末，加蜜做成丸子，如梧子大。每服七丸，木香汤送下。早晚各服一次。

11. 痈疮疼痛。用守宫焙干，研为末，调油敷涂。

蛤蚧

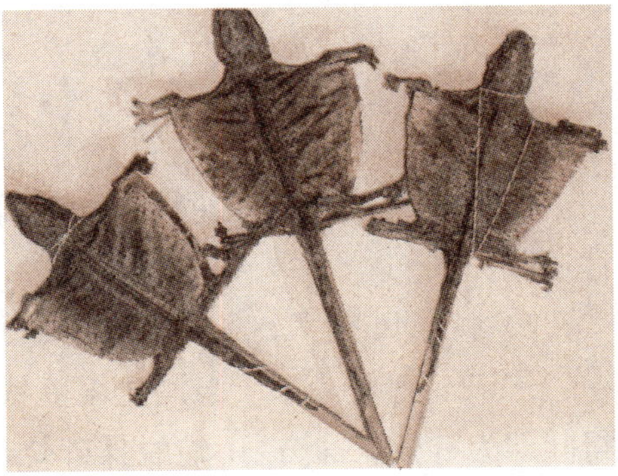

蛤蚧

释名

蛤蟹、仙蟾。

性味

咸、平、有小毒。

主治

1. 久嗽肺痈（肺积虚热成痈，久嗽不愈，咳出脓血。喉中所塞，胸膈噎痛）。用蛤蚧、阿胶、鹿角胶、生犀角、羚羊角各二钱半，加水三升，熬至半升，滤出汁，仰卧细饮。一天一次。

2. 喘嗽脸肿(或兼有四肢浮肿)。用蛤蚧(头尾全者)一雌一雄,涂上酒和蜜,炙熟,加紫人参半两,共研为末,化蜡四两,和作六饼,每煮糯米稀饭一碗,投入一饼搅化,乘热细细吞服。

蛇蜕

释名

蛇皮、蛇壳、龙退、龙子衣、龙子皮、弓皮、蛇符、蛇筋。

性味

咸、甘、平、无毒。

主治

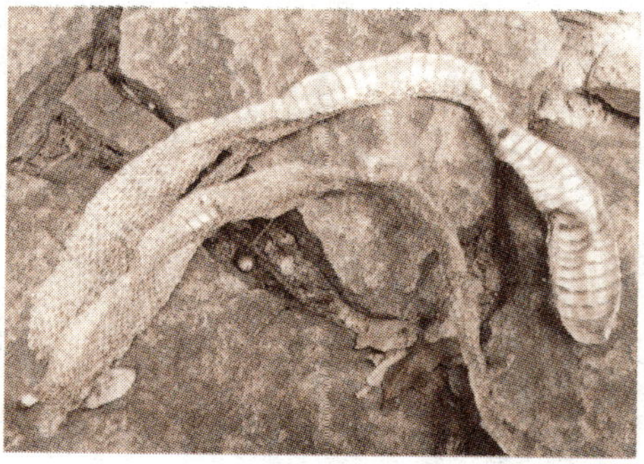
蛇蜕

1. 喉痹肿痛。用蛇蜕烧研为末,乳汁送服一钱。

2. 缠喉风疾,呼吸困难。用蛇蜕(炙)、当归,等分为末。温酒送服一钱,得吐即为有效。又方:用蛇蜕揉碎烧出烟,由竹筒吸放喉内。又方:用蛇蜕裹白梅一枚噙咽。

3. 小儿重舌。用蛇蜕研末,调醋敷涂。

4. 小儿口紧(不能开合,不能饮食)。用蛇蜕烧灰敷口内(先将口洗净)。

5. 小儿头面生疮。用蛇蜕烧灰,调猪油敷涂。

6. 小儿吐血,用蛇蜕烧灰,乳汁调服半钱。

7. 目生翳膜。蛇蜕一条,洗净,晒干剪细,和白面做成饼,炙成焦黑色,研为末。每服一钱,饭后温水送服。一天服二次。

8. 小便不通。全蛇蜕一条,烧存性,研为末,温酒送服。

9. 石痈无脓,坚硬如石。用蛇蜕贴痈上,过夜即变软易治。

10. 肿毒无头。用蛇蜕烧灰,调猪油涂搽。

11. 恶疮似癞,年久不愈。用全蛇蜕一条烧灰,调猪油搽疮。另烧蛇蜕一条,温酒送服。

12. 白癜风。蛇蜕烧灰,调醋涂搽。

蚺蛇

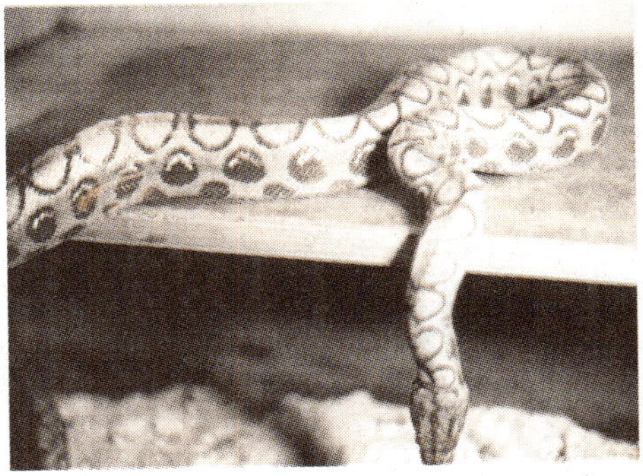

蚺蛇

释名

南蛇、埋头蛇。

性味

甘、苦寒、有小毒。

主治

1. 小儿疳痢(枯瘦喜睡,坐则闭目,饮食无味)。用蚺蛇胆如豆大两片,煮通草汁研化,随意饮服。

2. 痔疮肿痛。用蚺蛇胆研细,调香油涂搽,立效。

3. 诸种瘫痪,痉挛骨痛,疠风疥癣等。用蚺蛇肉一斤,羌活一两,糯米二斗,加曲酿酒,每随量温饮数杯。忌风及房事。

4. 狂犬咬伤。用蛇肉研末,水送服五分。一天服三次,若无蚺蛇,用他蛇代亦可。

白花蛇

释名

蕲蛇、褰鼻蛇。

性味

(肉)甘、咸、温、有毒。

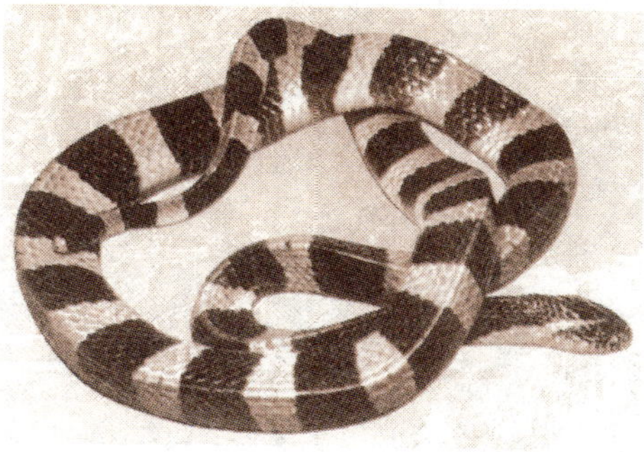

白花蛇

主治

1. 风瘫、疠风、疥癣。用白花蛇肉四两(酒炙),天麻七钱半,薄荷、荆芥各二钱半,共研为末,加好酒二升,蜜四两,熬成膏。每服一碗,酒送下。一天服三次,服后须在暖处出汗,十日后可见效。此方名“驱风膏”。除本方外,还有“世传白花蛇酒”、“瑞竹白花蛇酒”、“濒湖白花蛇酒”等,亦治各种风疾。

2. 一切风疮。用白花蛇、乌梢蛇、土蝮蛇各一条,酒泡过,取肉晒干,加苦参头末四两,共研为末,再加皂角一斤(切小,酒浸,去酒),一起在水中揉出浓汁,熬膏调丸,如梧子大。每服七十丸,吸圣散煎汤送下。一天服三次,服后吃点稀饭压住。三日一浴,取叶,避风。此方名“三蛇愈风丹”。

3. 九漏瘰疬,面腋痒痛难忍,憎寒发热。用白花蛇在酒中泡过后取肉二两,炒干;生犀角一两二钱五分,研细;黑牵牛五钱,半生半炒;青皮五钱,各药共研为末,每取二钱,加腻粉五分,黎明时以糯米汤调服。泻下恶物,即为有效。十日一服,可绝病根。忌发物,此名“三因白花蛇散”。

4. 痘疮黑陷。用白花蛇连骨炙。勿令炙焦,取三钱,加大丁香七枚,共研为末。每服五分,水和淡酒送下,有特效。不久,身上发热。疮出红活。此方名“托痘花蛇散”。

乌蛇

释名

乌梢蛇、黑花蛇。

性味

(肉)甘、平、无毒。

主治

1. 大麻风。用乌蛇三条蒸熟。取肉焙干,研末,加蒸饼做成丸子,如米粒大。以此喂乌鸡,待食尽即杀鸡烹熟。取鸡肉焙干,研为末。每服一钱,酒送下。或加蒸饼用丸服亦可。吃过三五只乌鸡,即愈。又方:捕大乌蛇一条,打死,待烂后,加水二碗浸泡七天,去掉皮、骨,倒入糙米一升浸泡一天。取米晒干,喂白鸡一只(令鸡先饿一日)。等到羽毛脱落,即杀鸡煮吃,适量饮酒,鸡吃尽后,再用热水一盆,洗浴大半天,其病自愈。

2. 紫白癜风。用乌蛇肉(酒炙)六两,枳壳(麸炒)、牛膝、天麻各二两,熟地黄四两,白蒺藜(炒)、五加皮、防风、桂心各二两,各锉成细片,装袋中,用酒二斗浸泡,密封七天。每次温服一小杯。忌鸡、鹅、鱼肉以及发物。

3. 婴儿撮口,不能吸乳。用乌蛇(酒浸过,去皮、骨,炙干)半两,麝香一分,共研为末。每用半分，以荆芥汤灌下。

4. 破伤中风（项强，身直）。用白花蛇、乌蛇，各取后端二寸，酒洗润，刮出肉，加全蜈蚣一条，共炙为末。每服三钱，温酒调下。此方名“定命散”。

5. 木舌胀塞。用蛇胆一枚，焙干，研为末，敷舌上。有涎即去。

水蛇

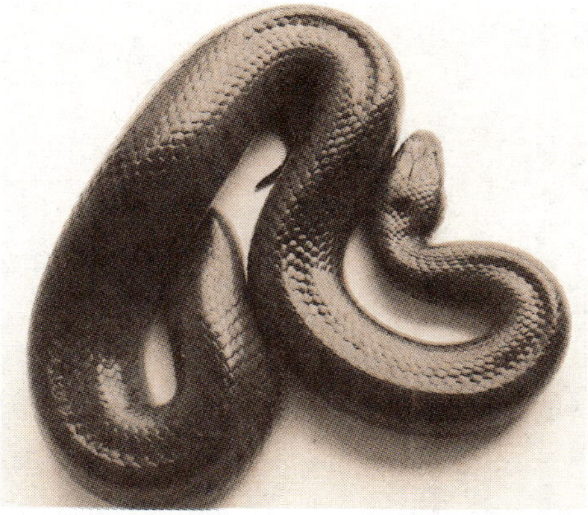

水蛇

释名

公蛎蛇。

性味

（肉）甘、大中型、寒、无毒。

主治

1. 消渴烦热。用活水蛇一条，剥去皮，炙黄为末，蜗牛五十个，水浸五日，取涎汁加蛇肉末、天花粉末，一起煎稠，再加麝香一分，和粟饭做成丸子，如绿豆大。每服十丸，姜汤送下。

2. 小儿骨疮。用《海上方》的治法，“小儿骨痛不堪言，出血流脓实可，寻取水蛇皮一个，烧灰油抹敷疮边”。

3. 手指天蛇毒疮。用水蛇一条，截去头尾，取中间如手指长一段，刮去骨肉，以蛇皮包手指上几天后即愈。

石首鱼

释名

石头鱼、江鱼、黄花鱼。干者名鲞鱼。

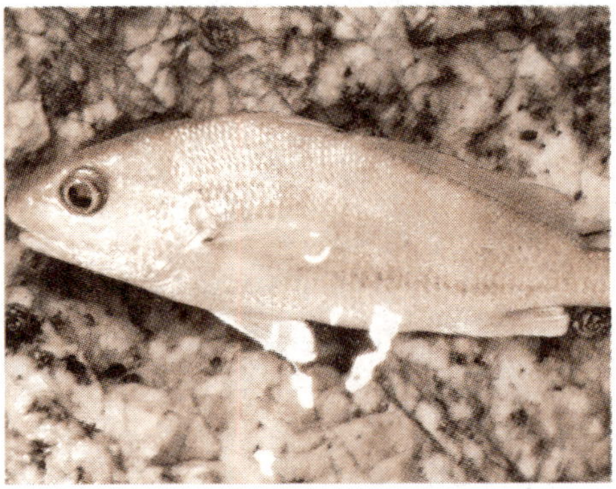

石首鱼

性味

(肉)甘、平、无毒。

主治

1. 开胃益气。用石首鱼与菜做汤吃。
2. 胃有积食。用鲞鱼炙熟吃。
3. 蜈蚣咬伤。用白鲞皮贴伤处。
4. 石淋。用石首鱼头中石(即耳石)十四具,与当归等分为末,加水二升,煮成一升,一次饮服,立愈。
5. 耳出脓。用石首鱼头中石研为末,或烧存性后研为末,敷涂耳内。

鲫鱼

释名

鲋鱼。

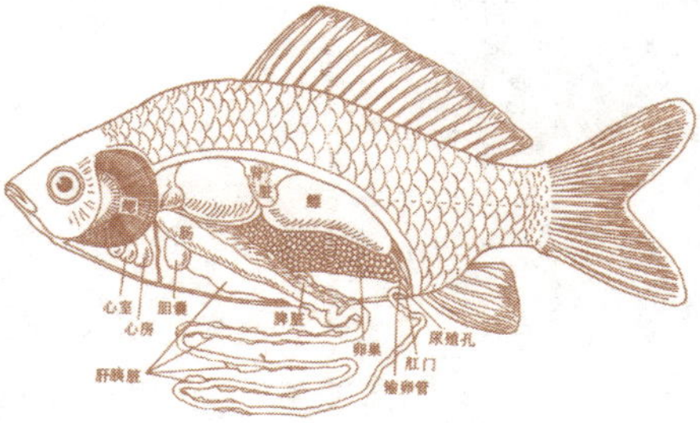

鲫鱼

性味

(肉)甘、温、无毒。

主治

1. 脾胃虚冷。用鲫鱼半斤切碎,放入煮开的豉汁中,加胡椒、莳萝、干姜、橘皮末,空腹吃下。此方名“鹘突羹”。

2. 突患水肿。用鲫鱼三尾,去肠留鳞。以商陆、赤小豆等分,填满鱼腹,扎定,加水三升久煮,去鱼,吃豆饮汁。二日吃一次,不过三次,小便通畅,即愈。

3. 消渴饮水。用鲫鱼一尾。去肠留鳞,以茶叶填满,湿纸包好,煨熟吃下。吃过数尾即愈。

4. 肠风下血。用活鲫鱼一大尾,去肠留鳞,以五倍子末填满,包泥中,烧存性,研为末。每服一钱酒送下。或加饭做成丸子,一天服三次。

5. 肠痔滴血。常用鲫鱼做汤吃。

6. 反胃吐食。用大鲫鱼一尾。去肠留鳞,以绿矾末填满,包泥中,烧存性,研为末。每服一钱,米汤送下。一天服二次。

7. 膈气吐食。用大鲫鱼一尾,去肠留鳞切大蒜片填满,纸包,泥封,晒至半干,炭火煨熟。取鱼肉和平胃散末一两,共捣做成丸子,如梧子大。每服三十丸,米汤送下。

8. 小肠疝气。每次取鲫鱼一尾,加茴香煮食,久食自愈。

9. 妊娠感寒。用大鲫鱼一尾烧成灰，酒送服一匙。无汗，腹中缓痛者，用醋送服。

10. 妇女血崩。用长五寸的鲫鱼一尾，去肠，以血竭、乳香填满，棉包好，烧存性，研为末。每服三钱，热酒调下。

11. 小儿丹毒。用鲫鱼肉五合，赤小豆末二合，一起捣匀，调水敷患处。

12. 小儿头疮（昼开出脓，夜即复合）。用四寸长的鲫鱼一尾，去肠，以去皮的大附子一个，研末填入鱼腹，炙焦，研细，敷疮上，再捣蒜封住。

13. 走马牙疳。用鲫鱼一尾，去肠，以砒一分，生地黄一两填入，纸包，烧存性，加枯白凡、麝香各少许共研为末，敷患处。

14. 刮骨取牙。用鲫鱼一尾，去肠，以砒填入，露于阴地，待鱼体长出霜粉，刮下收存，同时以针挑开牙根，点药少许，咳嗽牙落。又方：和硇砂填鲫鱼肉内煨过，收存瓶中，待有霜粉生成，刮取如上法使用。

15. 诸疮肿毒。用一斤重的鲫鱼，去肠，以柏叶填满，纸裹，泥包，煅存性，加轻粉二钱，共研为末，调麻油涂搽。

16. 骨疽脓出。用鲫鱼一尾，去肠，以盐填满，扎定，加水一碗，煮至干焦。研为末，调猪油涂搽，如有微痛，不必顾虑。

17. 臁疮。用鲫鱼三尾，洗净，穿山甲二钱，一起夹在劈成两半的长皂荚之间，烧存性研为末。先以水洗净脓血，待恶汁流尽，即用麻油轻粉调药末敷涂。一天涂一次。

18. 谋疮，阴蚀疮。用鲫鱼胆胆汁涂搽。

鳜鱼

释名

计鱼、石桂鱼、水豚。

性味

（肉）甘、平、无毒。

主治

补虚劳，益脾胃。尾治小儿软疖，胆治骨鲠在喉。

鳢鱼

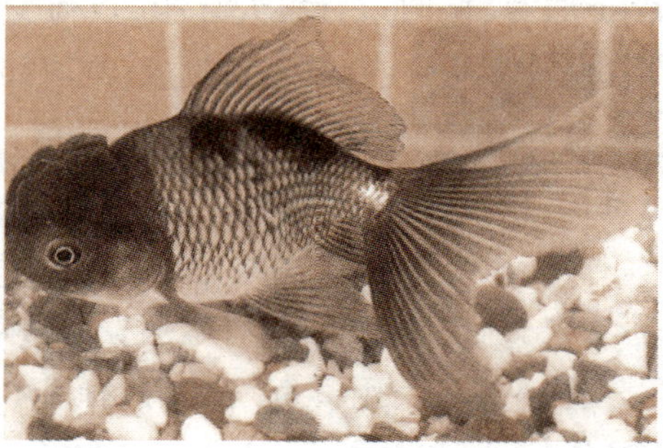

鳢鱼

释名

蠡鱼、黑鳢、玄鳢、乌鳢、鲷鱼、文鱼。

性味

（肉）甘、寒、无毒。

主治

1. 水肿。用鳢鱼一斤重者煮汁，和冬瓜、葱白做汤吃。

2. 下一切气。用大鳢鱼一尾，破腹填入胡椒末半两和在蒜瓣三颗。缝合后，同小豆一升煮熟，再放入萝卜一颗，葱一把（都切碎），煮熟，空腹吃饱，并喝下汤汁。到夜晚有恶气排出。隔五天再服药一次。

3. 肠痔下血。用鳢鱼切成细片，拌蒜泥吃下。忌食冷、毒物。

4. 一切风疮（包括顽癣疥癞）。用鳢鱼一尾，去肠肚，填入苍耳叶；另以苍耳放在锅底，上面放少量的水，慢火煨熟，去掉皮骨淡食，勿入盐酱，疗效显著。

鳗鲡鱼

释名

白鳝、蛇鱼。干者名风鳗。

性味

(肉)甘、平、有毒。

主治

1. 体内有虫,多吐清水。用鳗鲡淡煮,饱食三五次,即愈。
2. 骨蒸劳瘦。鳗鲡二斤,治净,加酒二碗煮熟,加盐、醋吃下。
3. 肠风下虫。治方同上。

鳝鱼

释名

黄鳝。

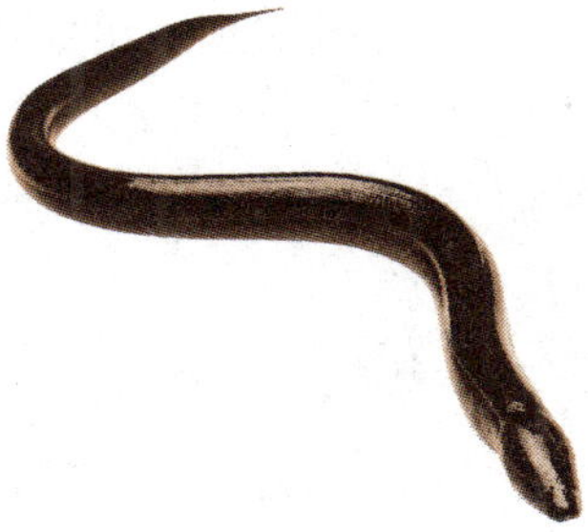

鳝鱼

性味

(肉)甘、大温、无毒。

主治

1. 内痔出血。煮食鳝鱼可治。

2. 湿风恶气。用鳝鱼做汤,空腹饱食,食后暖卧让汗出,有效。

3. 口眼歪斜。用鳝鱼血加麝香少许,左歪涂右侧,右歪涂左侧,口眼复正后,将鳝血洗去。

鳅鱼

释名

泥鳅、鳛鱼。

性味

甘、平、无毒。

主治

1. 消渴饮水。用泥鳅十条,阴干,去头尾,烧灰,加干荷叶等分,共研为末。每服二钱,水调下。一天服三次,此方名"沃焦散"。

2. 阳痿。煮食泥鳅可治。

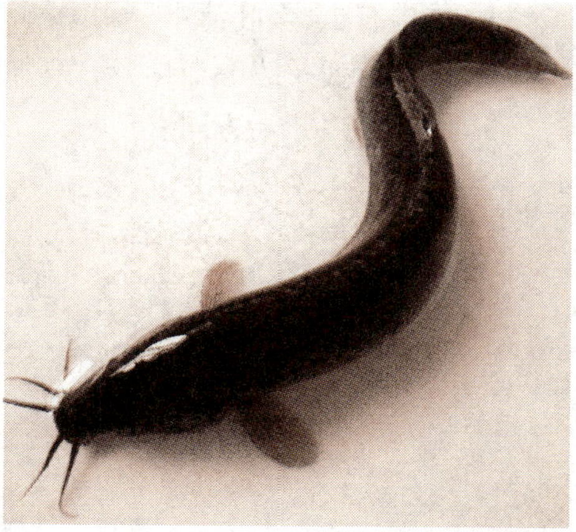

鳅鱼

黄颡鱼

释名

黄平面鱼，央轧。

性味

甘、平、微毒。

主治

1. 水肿。用黄颡鱼三尾，绿豆一斤，大蒜三瓣，水煮烂，去鱼食豆，以煮汁调商陆末一钱服下。有人把此方用诗记下："一头黄颡八须鱼，绿豆同煎一合余。白煮作羹成顿服，管教水肿自消除"。

2. 瘰疬溃坏。用黄颡鱼破开，纳入蓖麻子二十粒扎定。烧存性，研为末，香油调敷。

海马

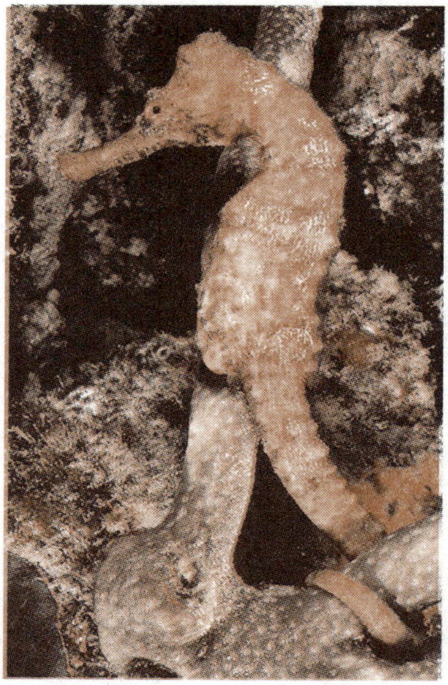

海马

释名

水马。

性味

甘、温、平、无毒。

主治

1. 多年症块。用海马一对，木香一支，大黄（炒）、白牵牛（炒）各二两，巴豆四十粒，另取青皮二两，经童便浸软后，包巴豆再放童便中浸泡七天，取出，用麸烤成黄色，去豆不用，只用青皮，同上方各药共研为末。每服二钱，临卧时服，以煎开过几次又放温了的水送下。此方称“海马汤”。

2. 疔疮、恶疮。用海马（炙黄）一对，穿山甲（黄土炒）、朱砂、水银各一钱，雄黄三钱，友脑、麝香各少许，共研为末。每以少许点疮上，一日一次，毒自拔出。此方名“海马拔毒散”。

鳔

释名

鳔：甘、平、无毒。

鳔胶：甘、咸、平、无毒。

性味

甘、温、平、无毒。

主治

鳔

止折伤血出不止；烧灰，敷阴疮、瘘疮、月蚀疮。

鳔胶

1. 难产。用鳔胶五寸，烧存性为末，温酒送服。

2. 产后抽搐。用鳔胶一两，以螺粉炒焦，去粉，研为末，分三次服，煎蝉蜕汤送下。

3. 产后血晕。用鳔胶烧存性，每服三、五钱，用酒和童便调服。

4. 经血逆行。用鳔胶切碎，炒过，加新棉烧灰。每服二钱，米汤调下。

5. 破伤风抽筋。用鳔胶烧存性一两，麝香少许，共研为末。每服二钱，苏木煎酒调下。另煮一钱封疮口。此方名“危氏香胶散”。又方：用鳔胶半两（炒焦)，蜈蚣一对(炙研)，共研为末，以防风、羌活、独活、川芎等分，煎汤调服一钱。

6. 呕不止。用鳔胶长八寸、广二寸，炙黄，刮取二钱，以甘蔗节三十五个，捣汁调下。

7. 便毒肿痛。用鳔胶在热水或醋中煮软后，乘热研烂敷贴。又方：用鳔一两烧存性，研为末，酒送服；另以石菖蒲生研敷患处。

8. 头风。用鳔胶烧存性，研为末，临卧时，以葱酒送服。

9. 赤白带。用鳔胶三尺，焙黄，研为末，同鸡蛋煎饼吃，好酒伴服。

鲤鱼

释名

鲤也。

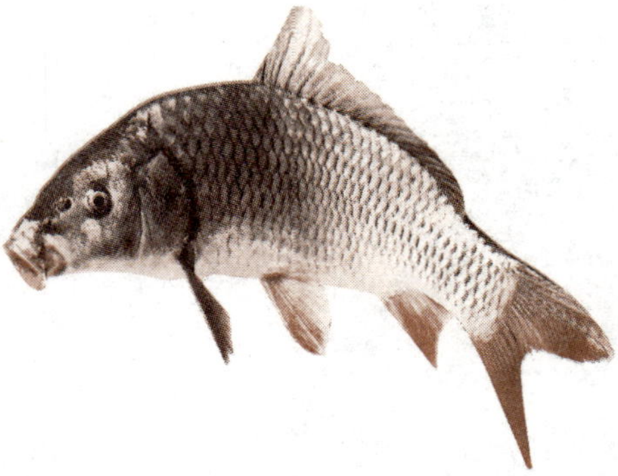

鲤鱼

性味

肉：甘、平、无毒。

胆：苦、寒、无毒。

主治

肉

1. 水肿。用大鲤鱼一尾，加醋三升煮干吃下。一天吃一次。又方：用大鲤鱼一尾，赤小豆一升，加水二斗煮汁，一次，服完，下泻即愈。

2. 妊娠水肿。治方同上。

3. 胎动不安。用鲤鱼一尾(治净)，阿胶(炒)一两，糯米二合，水二升，加葱姜、橘皮、盐各少许,煮汤喝下,三五天见效。

4. 乳汁不通。用鲤鱼一尾,烧为末,每服一钱,酒调下。

5. 咳嗽气喘。用鲤鱼一尾,去鳞,纸裹炮熟,去刺研末,同糯米煮粥,空心服下。

6. 一切肿毒(无论已溃未溃)。用鲤鱼烧灰,调醋涂搽,直至病愈。

胆

1. 小儿咽肿、痹痛。用鲤鱼胆二十个,和灶底土调匀涂咽外,立效。

2. 睛上生晕。用体长一尺二寸鲤鱼的胆,滴汁在铜器上,阴干后,竹刀刮下。每取少许点眼。

3. 赤眼肿痛。用鲤鱼胆十个,腻粉一钱,和匀,收存瓶中,每日点眼。又方:用鲤鱼胆五个,黄连末半两,和匀,加蜂蜜少许,收存瓶中,放在饭上蒸熟。每天取药涂眼五七次。

4. 女人阴痿。用鲤鱼胆雄鸡肝各一个,共研为末,加鱼卵和成丸子,如小豆大。每服一丸。

5. 目盲。用鲤鱼胆、鲤钱脑等分,随时点眼。

兽部

豕

释名

猪、豚、加(一指公猪)、志(指母猪)。

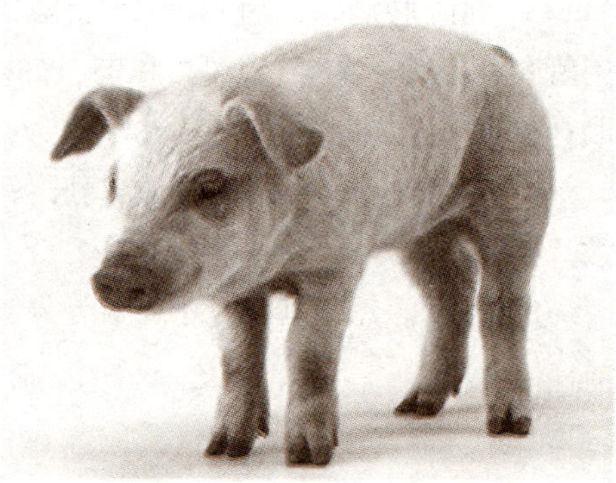

猪

性味

加猪肉:酸、冷、无毒(一般猪肉:苦、微寒、有小毒)。

猪油:甘、微寒、无毒。

猪肝:苦、温、无毒。

主治

母猪蹄

1. 妇女无乳。用母猪蹄一具,加水二斗煮成五六升饮服。或加通草六分亦可。又方:用母猪蹄四具,加水二斗,煮成一斗,放入土瓜根、通草、漏芦各三两,再煮至六升,去渣,加葱、豉作粥或汤吃。如身觉热并有微汗即为有效。乳若不通,可再次服药。

2. 痈疽发背。用母猪蹄一对、通草六分,棉裹煮汤吃。

猪胆

1. 时泻时止,久而不愈。用黄连末、黄蘗末各一两,以猪胆煮熟,和末为丸,如绿豆大。每取适量,米汤送服。此方名“二圣丸”。

2. 赤白痢。腊月收集猪胆百个,都装入黑豆,加麝香少许,阴干,每取五七粒,研为末,生姜汤调服。

3. 小便不通。用猪胆一个,热酒和服。

4. 消渴无度。用雄猪胆五个,天花粉一两,同煎,调成丸子,如芡子大。每取二丸,含化咽下。一天二次。

5. 疔疮恶肿。用猪胆风干,和生葱捣烂,敷患处。

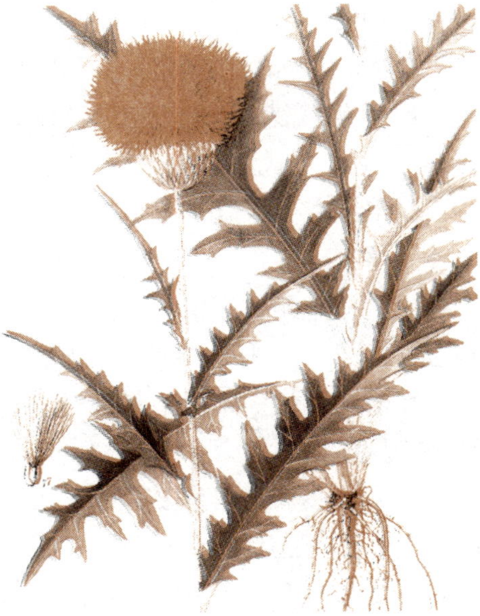

漏芦

6. 目翳、目盲。取猪胆用文火煎稠,调成丸子,如黍米大。每纳一粒放眼中,有效。

7. 目赤肿痛。用猪胆一枚,和盐碌五分点眼。

8. 汤火伤疮。用猪胆调黄蘗末涂搽。

猪脬

1. 梦中遗尿。用猪脬洗净,炙过吃下。

2. 产后遗尿。用猪脬、猪肚各一个,以糯米半升放入脬内,然后将脬放入肚内,加五味煮食。

3. 疝气坠痛。用猪脬一个,洗净,放入小茄香、大茴香、破故纸、川楝子等分,将脬填满,再加青盐一块,扎定。酒煮熟,吃脬留药。药再焙过,捣丸服下。

4. 阴茎生疮。用猪脬一个连尿去一半留一半,在煅红的砖上焙干,研为末,加入黄丹一钱,调匀敷疮上。三五次即愈。敷药前,患处须用葱椒汤洗净。

猪胰

1. 肺气咳嗽。用猪胰一具,苦酒煮食,不过二服可见效。

2. 拔膜去翳。用猪胰子五钱,蕤仁五分,青盐一钱,共捣为泥。每取少许点眼,取下翳膜为效。

3. 赤白癜风。用猪胰一具,酒浸一时,饭上蒸熟吃下。不过十具即见效。

4. 手足皲裂。用酒泡猪胰洗搽。

猪肾

1. 肾虚遗精。用猪肾一枚,切开去膜,填入附子末一钱,湿纸裹好,煨熟,空心吃下,并饮酒一杯。不过三五服,即见效。

2. 肾虚阳痿。用阉猪肾一对,切片,同枸杞叶半斤,加豉汁一碗,椒、盐适量,一起煮汤吃。

3. 肾虚腰痛。用猪腰子一个,切片,以椒、盐腌去腥水,加杜仲末三钱,包在荷叶中煨食,酒送下。

4. 老人耳聋。用猪肾一对,去膜,切小,以粳米二合,葱白二根,薤白七根,人参二分,防风一分,同煮粥吃。

5. 突患肿满。用猪肾破开,填入甘遂末一钱,纸裹好,煨熟吃下。以小便通畅为效,否则须再服。

6. 突然咳嗽。用猪肾二枚,干姜三两,加水七升,煮至二升,饮服取汗。

7. 久泄不止。用猪肾一个,破开,加放骨碎补末,煨熟吃下。极效。

8. 赤白痢,腰痛。用猪肾二枚,研烂,加入陈皮、椒、酱作馄饨,空心时吃下。

9. 赤白带。常用猪肾炙食。

10. 崩中漏下。治方同上。

11. 产后虚汗、发热、肢体疼痛(此病亦名蓐劳)。用猪肾一对,切小,粳米半合,加椒、盐、葱白煮粥吃。又方:用猪肾同葱、豉一起做汤吃。

猪肝

1. 休息痢。用腌猪肝一具,切成片,杏仁(炒)一两,同放入锅内,加童便二升,文火煎干,取食。一天食一次。

2. 浮肿胀满。用猪肝一具,洗净切小,加葱、豉、姜、椒、炙食或煮汤吃。

3. 水肿尿涩。取猪尖三块,绿豆四撮,陈仓米一合,同水煮粥吃,毒从小便排出。

4. 肝热目赤。用猪肝一具,切薄,水洗净,调五味吃。

5. 打击青肿。炙猪肝贴痛处。

猪油

1. 赤白带。炼猪油三合,酒五合,煎开,一次服下。

2. 大小便不通,用猪油、姜汁各二升,微火上煎至二升,加酒五合同煎,分次服。

3. 上气咳嗽。用猪油四两,煮开多次,切小,和酱醋吃下。

4. 手足皲破。用猪脂化热酒中擦洗。

5. 口疮塞咽。用猪油、白蜜各一斤,黄连末一两,合煎取汁、熬浓。每服枣大一团,一天服五次。

6. 瘰疬。用猪油腌生地黄,煮开六七次,涂患处。

加猪肉

1. 小儿刮肠痢疾(噤口闭目)。用精猪肉一两,切片,炙香。以腻粉末半钱铺上待食,若闻香味,即可进食。

2. 上气咳嗽。用猪肉切成短条,猪油煎熟吃下。

3. 破伤风肿。取新杀的猪肉,乘热割下小片贴患处。连换三片,即可消肿。

4. 打伤青肿。炙猪肉贴上。

狗

释名

犬、地羊。

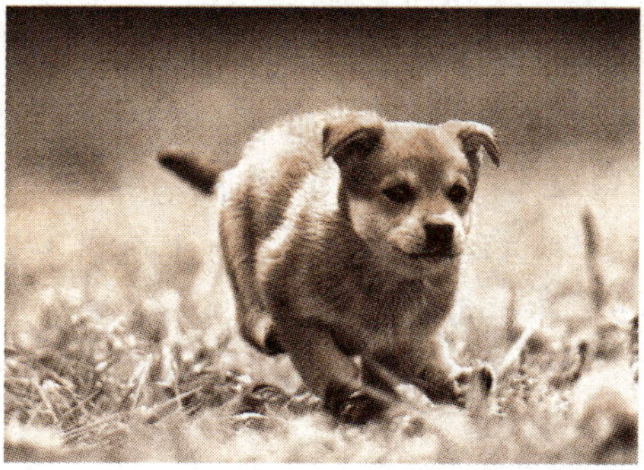

狗

性味

肉:咸、酸、温、无毒。
狗胆:平、苦、有小毒。
肉:咸、酸、温、无毒。

主治

肉

1. 大补元气。黄狗一条,取肉煮熟,捣烂如泥,连汁拌糯米三斗,加曲,如常法酿成酒,每日清晨空心饮适量。此酒名“戊戌酒”。

2. 肺结核症(骨蒸潮热)。用黄童子狗一合,去皮毛肠肚,连同外肾于砂锅内用酒醋八分,水二升,地骨皮一斤,前胡、黄芪、肉苁蓉各四两,同煮一日,去药,再煮一夜,去骨,再煮肉如泥。滤入当归末四两,莲肉、苍术末各一斤,厚朴、橘皮末十两,甘草末八两。一起捣至极烂,做成丸子,如梧子大。每服五十至七十丸,空心服,盐酒送下。此方名“戊戌丸”。

3. 脾胃虚冷,腹满刺痛。用肥狗肉半斤以水和盐豉煮粥常吃。

4. 浮肿屎涩。用肥狗肉五斤,热蒸,空心吃。

狗胆

1. 眼来涩痒。用狗胆汁点眼。

2. 肝虚目暗。用白狗一具，萤火虫十四枚，阴干为末，点眼。

3. 耳出脓。用狗胆一具，枯矾一钱，调匀，棉裹塞耳内。三四次后即愈。

4. 反胃吐食。用五灵脂末、黄狗胆汁，调成丸子，如龙眼大。每服一丸，好酒半碗化服。不过三服，即可见效。

5. 痞块疳积。用五灵脂（炒至烟尽）、阿魏（去砂，研细）等分，以黄雄狗胆汁调成丸子，如黍米大。每空心时以口津咽服三十丸。忌食羊肉、醋、面。

6. 赤白痢。用冬季取得的狗胆一百枚，每枚以黑豆充满，加少许麝香。每服一枚，赤痢用甘草汤送下，白痢以干姜汤送下。

羊

释名

羯。

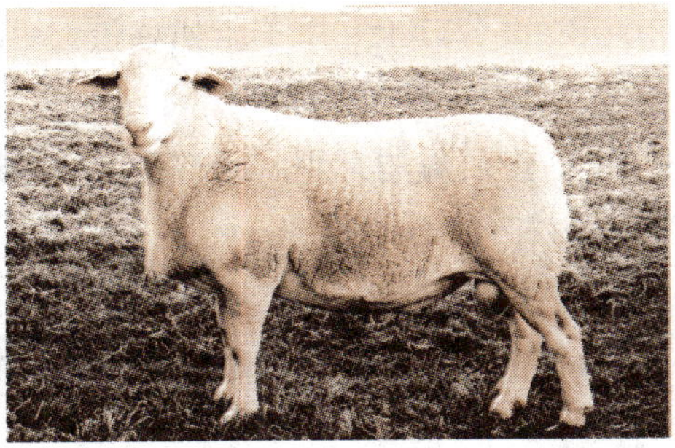

羊

性味

羊肉：苦、甘、大热、无毒。
羊脂：甘、热、无毒。
羊血：咸、平、无毒。
羊肾：甘、温、无毒。

主治

羊肉

1. 寒劳虚弱，产后心腹痛。用肥羊肉一斤，加水一斗，煮成八升，放入当归五两，黄芪八两，生姜六两，再煮成二升，分四次服下。一方减去黄芪。一方增加芍药。

2. 崩中垂死。用肥羊肉三斤，加水二斗，煮至一斗三升，再加生地黄一升，干姜、当归各三两，煮成三升。分四次服下。

3. 壮阳益肾。用白羊肉半斤，生切，加蒜薤吃下。三天吃一次。

4. 骨蒸久冷。用羊肉一斤，山药一斤，各煮烂，研如泥，下米煮粥吃。

5. 壮胃健脾。用羊肉三斤，切小，加粱米二升同煮。下五味作粥吃。

6. 损伤青肿。用新羊肉切片贴上。

7. 妇女无乳。用羊肉六两，獐肉八两，鼠肉五两，同煮汤吃。

羊脂

1. 下痢腹痛。用羊脂、阿胶、蜡各二两，黍为二升，煮粥吃下。

2. 汗出不止。用温酒频化牛羊脂服下。

3. 虚劳口干。用羊脂如鸡蛋大一块，酒半升，枣七枚，一起泡七天后取食，立愈。又方：用羊脂如鸡蛋大一块，放半斤醋中一宿，绞汁含口中。

4. 产后虚弱。用羊脂二斤，生地黄汁一斗，姜汁五升，白蜜三升，合煎如饴。每服一杯，温酒送下。一天服三次。

5. 发背安起。用羊脂、猪脂切片，冷水泡过，贴患处，热则调换。

6. 小儿口疮。用羊脂煎薏苡根涂搽。

羊血

1. 鼻血不止。刺羊血热饮即愈。

2. 产后血崩（或下血不止，心闷面青，身冷欲绝）。用新羊血一碗饮服。两三次后见效。

3. 大便下血。用羊血煮熟拌醋吃,极效。

4. 胎死不出(或死胎不下)。刺羊血热饮一小碗,极效。

羊肾

1. 下焦虚冷(脚膝无力,阳痿)。用羊肾一枚煮熟,和米粉六两,炼成乳粉,空腹吃下。

2. 肾虚精竭。用羊肾一双,切细,放豉汁中,加五味煮米粥吃。

3. 五劳七伤。阳虚无力。用羊肾一对,去脂,切小;肉苁蓉一两,酒浸一夜,去皮,和作羹汤,加葱、盐五味吃下。又方兼治腰脚疼痛:用羊肾三对,羊肉半斤,葱白一根,枸杞叶一斤,同五味煮成汁,下米煮粥吃。

4. 肾虚腰痛。和羊肾去膜,阴干为末,酒送服二匙。一天服三次。

羊肝

1. 目赤热痛。用青羊肝一具,切小,洗净,和五味吃。

2. 翳膜羞明。用青羊肝一具,切小,和黄连四两,做成丸子,如梧子大。饭后稍久,以清茶送下七十丸。一天服三次,忌铁器、猪肉、冷水。

3. 目病失明。用青羊肝一斤,去膜切片,在新瓦上焙干,同决明子半升,蓼子一合炒为末。每服一匙,白蜜浆送下。一天服三次,服至三剂,可以目明。

4. 青盲内障。用白羊肝一具,黄连一两,熟地黄二两,同捣匀做成丸子,如梧子大。饭后稍久,茶送服七十丸。一天服三次。

5. 牙疳肿痛。用羊肝一具,蘸赤石脂末,随意吃。

6. 休息痢(一两年间时作时止,治疗不愈)。用生羊肝一具,切丝,放陈醋中吞下。心闷即停服,不闷可再服一天,勿食他物。以姜、薤同羊肉一起吃亦可。

羊胆

1. 病后失明。用羊胆点眼。

2. 大便秘塞。用羊胆汁灌入直肠即通。

3. 烂弦风眼,流泪畏光。用羊胆一枚,内装蜂蜜蒸过,研为膏。每含少许,并点眼。一日泪止,二日肿消,三日痛止。因羊吃百草,蜂采百花,故此方名"二百味草花膏"。

疬胃

1. 久病虚弱，四肢烦热，不能饮食。用羊胃一具，白术一升，切小，加水二斗，煮取九升，分九次服完。一天服三次，不过三剂可见效。

2. 补中益气。用羊胃一具，装入羊肾四枚，地黄三两，干姜、昆布、地骨皮各二两，白芷、桂心、人参、厚朴、海藻各一两五钱，甘草、秦椒各六钱，均研为末，缝好，蒸熟。再晒干研细，每服一匙，酒送下。

3. 中风虚弱。用羊肚一具，粳米二合，和椒、姜、豉、葱做汤吃下。

4. 胃虚消渴。用羊胃煮烂，空腹吃。

5. 下虚尿腥。用羊胃装水，煮熟，空腹吃四五顿。可愈。

6. 项下瘰疬。用羊胃烧灰，调香油敷涂。

羊角

1. 气逆烦满。用羊角烧研，水送服一匙。

2. 吐血喘咳。用羊角(炙焦)二枚，桂末二两，共研为末，每服一小匙，糯米汤送下。一天服三次。

3. 小泻多时。用羊角一枚，以白颀末填满，烧存性为末。每服二钱，水送下。

4. 跌打伤痛。用羊角灰拌砂糖水，放瓦上焙焦，研为末。每服二钱，热酒送下。同时以热酒揉痛处。

脊骨

1. 肾虚腰痛。用羊脊骨一具，捶碎，同蒜、薤煮食，并稍稍饮酒。又方：用羊脊骨一具，捶碎，加肉苁蓉一两，草果五枚，和水煮汁，下葱、酱做汤吃。

2. 肾虚耳聋。用羊脊骨一具，炙过，研细，磋石(煅，醋淬七次)、白术、黄芪、干姜(炮)、白茯苓各一两，桂三分，共研为末。每取五钱，水煎服。

3. 小便膏淋。用羊脊骨烧研，榆白皮煎汤送服二钱。

胫骨

1. 湿热牙疼。用羊胫骨灰二钱，白芷、当归、牙皂各一钱，共研为末，搽患处。

2. 筋骨挛痛。用羊胫骨泡酒饮服。

3. 月经不断。用羊前左脚胫骨一条，纸裹泥封，火煅赤，加棕榈灰等分。每服一钱，温酒送下。

羊屎

1. 心气疼痛。以山羊屎七枚，油头发一团，共烧成灰，酒送服。

2. 时疾阴肿（阴囊及阴茎都因热肿痛）。用羊屎、黄蘗煮汁开，取汁一升，一次饮服。

3. 疔疮恶肿。用青羊屎一升，在水二升中泡一段时间，煮开，取汁一升，一次饮服。

4. 瘰疬已破。用羊屎、杏仁各五钱，烧过，研为末，调猪骨髓涂搽。

牛

释名

牛也。

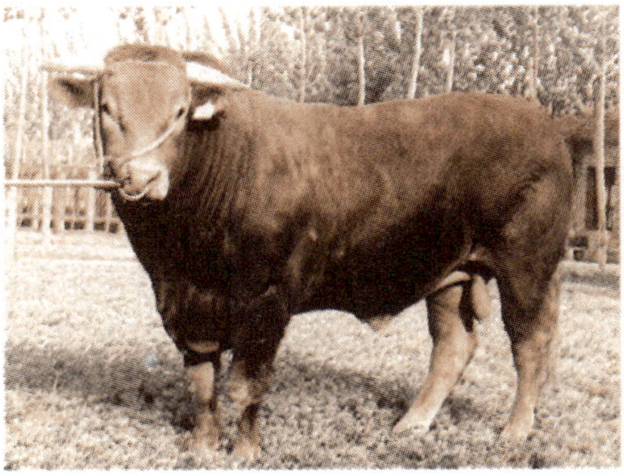

牛

性味

黄牛肉：甘、温、无毒。

牛乳：甘、微寒、无毒。

牛脑：甘、温、微毒。

角胎：苦、温、无毒。

主治

牛乳

1. 风热毒气。用煎牛乳一升,生牛乳一升,和匀,空心服。一天服三次。

2. 下虚消渴(心脾有热,下焦虚冷,小便多)。常喝牛乳或羊乳,每饮三四合。

黄牛肉

安中益气,养脾胃,补益腰脚,止消渴及唾涎。

水牛肉

安中益气,养脾胃。健强筋骨,消水肿,除湿气。

牛脑

1. 吐血咯血,五劳七伤。用水牛脑一具,涂纸上阴干,杏仁(煮去皮)、胡桃仁、白蜜各一斤,香油四两,同熬干为末。每服二匙,空心服,烧酒送下。

2. 偏正头痛。用白芷、川芎各三钱,研为细末,以黄牛脑黏末,加酒煮熟,乘热吃下。酒醉无妨,醒则其病如失。甚效。

3. 脾积痞病。用黄牛脑一具,去皮筋,捣烂;另用皮硝末一斤,蒸饼六个,晒干,研细,与牛脑和匀,加糊做成丸子,如梧子大。每服三十丸,空心服,好酒送下。一天服三次,服至百日,见效。此方名"牛脑丸"。

4. 气积成块。用牛脑一具(去皮筋),雄鸡肫一个(连里黄皮),一起放酒中浸过宿,捣烂,加入木香、沉香、砂仁各三两,皮硝一碗,共捣匀,在铜锅内以文武火烘干为末。再加轻粉三钱调交。每服二钱,空心服,烧酒送下。一天服三次。

角胎

1. 大肠冷痢。用牛角胎烧灰，每服二钱，水送下。一天服二次。

2. 大便下血。用黄牛角胎一具，烧为末，同豉煮汁。每服二钱，一天服三次。

3. 赤白带。用牛角胎烧至烟断。附子以盐水浸七次（去皮），等分为末。每服二匙，空心服，酒送下。

牛尿

水肿、腹胀、脚满，利不便。

牛屎（亦牛洞）

1. 水肿溲涩。用黄牛屎一升，绞汁饮服。以小便通畅为见效。忌食盐。

2. 湿热黄病。用黄牛屎晒干，研为末，加面糊成丸子，如梧子大。每服七十丸，饭前服，开水送下。

3. 霍乱吐泻，四肢发冷。用黄牛屎半升，加水二升，煮开三次，取半升饮服。

4. 脚跟肿痛，不能着地。用牛屎加盐炒热包痛处。

5. 妊娠腰痛。用牛屎烧成末，每服一匙。一天服三次。

6. 小儿烂疮。用牛屎烧成灰封涂。兼灭瘢痕。

7. 痈肿不合。用牛屎烧成末，调鸡蛋白封。药干即换，有特效。

8. 乳痈初起。用牛屎和酒敷涂即消。

9. 背疮溃烂。用牛屎晒干，研为末，加百草霜调匀敷患处。

马

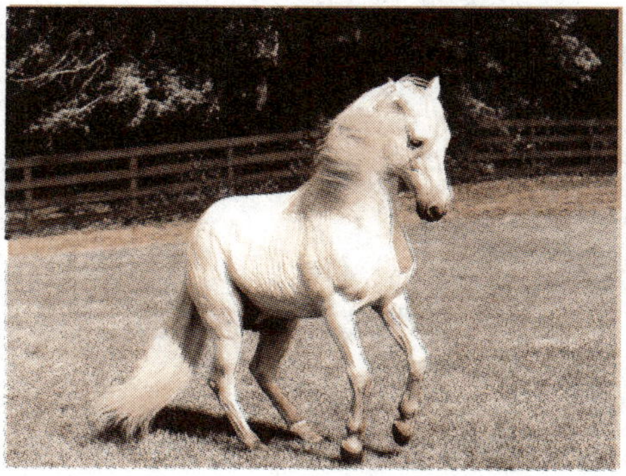

马

释名

马也。

性味

马肉：辛、苦、冷、有毒。
白马尿：辛、微寒、有毒。
白马通（白马屎）：微温、无毒。

主治

马肉

除热，下气，长筋骨，强腰脊，治寒热痿痹。煮汁，洗治头疮白秃及豌豆疮毒。

白马尿

1. 妇女乳肿。用马尿涂搽，立愈。
2. 痞块心痛。用僵蚕末二钱，白马尿调服。同时也调敷痛处。

白马通

1. 吐血不止。用白马通烧过,加水研细,绞汁一升饮服。
2. 久痢赤白。用马屎一丸,烧灰,水送服。
3. 搅肠沙痛。用马屎研汁饮服。立愈。
4. 多年恶疮。用马屎及马牙,同研烂敷上。数次即愈。
5. 冻指欲堕。用马屎煮水久泡冻处即愈。

驴

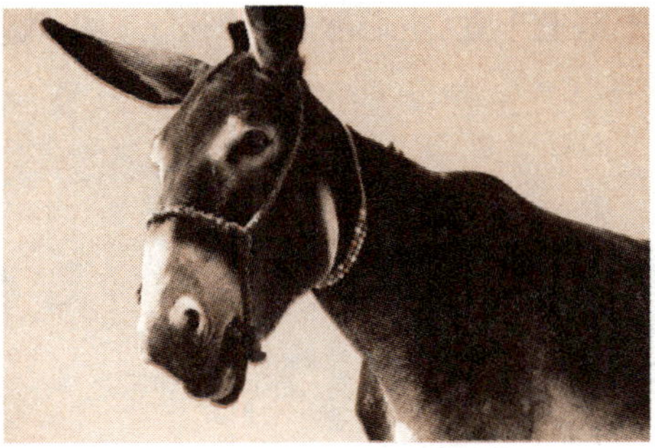

驴

释名

驴也。

性味

驴肉:甘、凉、无毒。
骨髓:甘、温、无毒。
驴尿:辛、寒、有小毒。

主治

驴肉

补血,益气,治远年劳损。煮汁空心饮,疗痔引虫。

驴尿

治反胃噎病，狂犬咬伤，癣疬恶疮（都是直接饮服），风虫牙痛（频频含漱）。

骨髓

耳聋。

驴屎

1. 鼻血不止。用驴屎烧灰吹入鼻中，有效。
2. 恶疮湿癣。用驴屎烧灰调油涂搽。
3. 月经不断或血崩。用驴屎烧存性，加面粉糊成丸子，如梧子大。每服五十至七十丸，空心服，黄酒送下。极效。

驼

释名

骆驼。

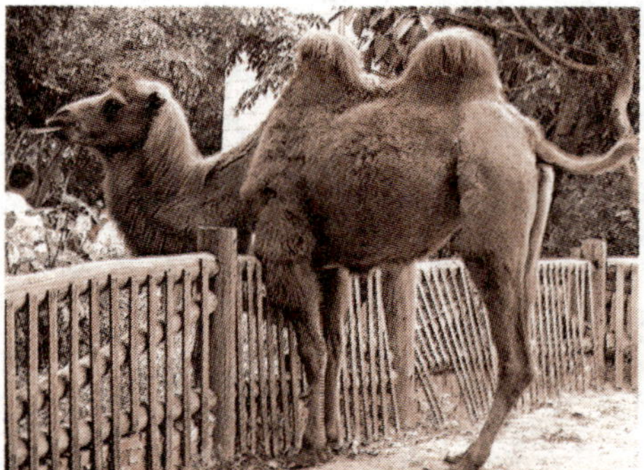

骆驼

性味

驼脂：甘、温、无毒。

黄：苦、平、微毒。

主治

黄

风热惊疾。

驼脂

一切风疾，皮肤痹急，恶疮肿漏。

阿胶

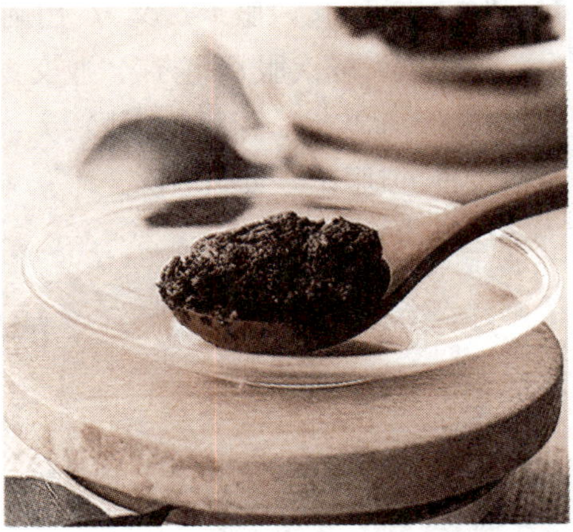

阿胶

释名

傅致胶。

性味

甘、平、无毒。

主治

1. 瘫痪偏风，手足不遂，腰膝无力。用阿胶微炙熟，先以水一升，煮香豉二合，去渣，以汁和入胶中，再煮开几次，胶化如糖稀，一次服下。服后取葱豉粥温服（不能冷服，否则令人呕逆）。照此法服至三四剂，可见效。

2. 肺风喘促。用阿胶切小，炒过，加紫苏、乌梅肉（焙、研）等分，水煎服。

3. 老人虚秘。用阿胶（炒）二钱，葱白三根，水煎化，加蜜两匙，温服。

4. 赤白痢疾(肠胃气虚,冷热不调,下痢赤白,里急后重,腹痛,不便不利)。用阿胶(炒过,水化成膏)一两,黄连三两,茯苓二两,共捣匀做成丸子,如梧子大。每服五十丸,粟米汤送下。一天服三次,此方名“黄连阿胶丸”。

5. 吐血不止。用阿胶(炒)二两,蒲黄六合,生地黄三升,加水五升,煮成三升,分次服。又方:用阿胶(炒)、蛤粉各一两,辰砂少许,研为末,藕节捣汁,加蜜调匀服下。

6. 肺损呕血。用阿胶(炒)三钱,水香一钱,糯米一合半(研为末),和匀。每服一钱,百沸汤冲下。一天服一次。

7. 鼻血不止(口耳都流血)。用阿胶炙蒲黄半两,每取二钱,加水一碗,生地黄汁一合,煎至六成。温服。同时以布系住两乳。

8. 月经不调。用阿胶一钱,加蛤粉(炒成珠,研为末),热酒送服。又方:依上方,再加辰砂末半钱。

9. 月经不断。用阿胶炒焦研为末,酒送服二钱。

10. 妊娠下血。用阿胶三两,炙为末,酒一升半煎化服下。又方:用阿胶末二两,生地黄半斤(捣成汁),加水四升,煮成一升,分次服。此方名“胶艾汤”。

11. 妊娠胎动。用香豉一升,葱一升,加水三升,煮取一升,再加进阿胶(炙过,研细)二两,化匀服下。又方:用阿胶(炒熟)、艾叶二两,葱白一斤,加水四升,煮成一升,分次服。此方名“胶艾汤”。

12. 多年咳嗽。用阿胶(炒)、人参各二两,研细。每取三钱,加豉汤一碗,葱白少许,煎服。一天服三次。

黄明胶

释名

牛皮胶、水胶、海犀膏。

性味

甘、平、无毒。

主治

1. 肺痿吐血。用黄明胶(炙干)、花桑叶(阴干)各二两,研为末。每服三钱,生地黄汁调下。

2. 吐血咯血。用黄明胶一两,切片炙黄,新棉一两,烧研。饭后服,米汤送下。一天服二次。

3. 妊娠下血。用黄明胶二两,酒煮化,一次服下。

4. 肾虚失精。用黄明胶三两,研为末,以酒二碗化服。一天服三次。

5. 脸上麻痹。用黄明胶融化,调桂末涂患处,厚一二分,有效。

6. 风湿骨痛。用黄明胶一两,姜汁半杯,同化成膏,摊纸上热贴患处。膏冷即换,甚效。方中乳香、没药各一钱亦可。

7. 跌打损伤。用黄明胶一两,干冬瓜皮一两,锉细,同炒存性,研为末。每取五钱,热酒一杯调服。服后再饮酒二三杯,暖卧,发出微汗即止痛。

8. 汤火伤疮。用黄明胶加水,煎如糊,冷后,涂伤处。

9. 一切肿毒。用黄明胶一片,水中泡软,开孔贴患处。无脓者自消,已溃者令脓自出。

10. 瘰疬结核。用黄明胶融化摊膏贴上。如瘰疬已溃,可将膏搓成条,长寸许,插入孔中,频频换拭。

牛黄

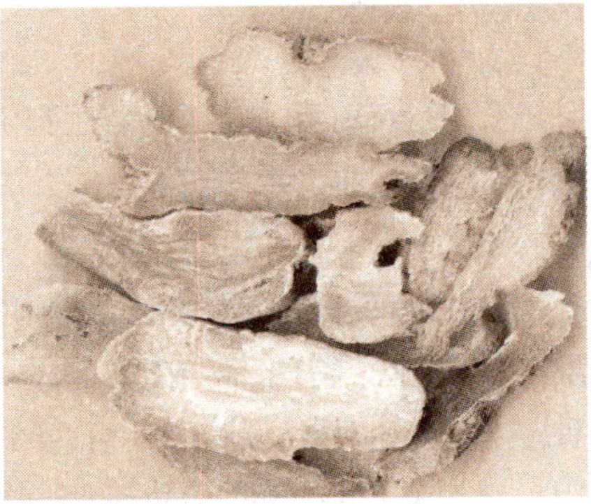

牛黄

释名

丑宝。

性味

苦、平、有小毒。

主治

1. 初生胎热，或身体发黄。用牛黄如豆大一块，加蜜调成膏，乳汁化开，频频滴儿口中。

2. 小儿热惊。用牛黄如杏仁大一块，加竹沥、姜汁各一合，调匀与儿服。

3. 惊嚼舌。用牛黄如豆大一块，研细，和蜜水调匀灌服。

狗宝

释名

狗结石。

性味

甘、咸、平，有小毒。

主治

1. 噎食病（数月不愈）。用狗宝研为末，每取一两，加威灵仙二两，盐二钱，共捣如泥，再加浆水一杯搅匀，去渣饮服。一天服二次。不过三日可愈。愈后服补剂。

2. 痈疽发背，壮热烦渴。用狗宝一两，腊月黑狗胆、腊月鲤鱼胆各一枚，蟾酥二钱，蜈蚣（炙）七条，硇砂、乳香、没药、轻粉、雄黄、乌金各一钱，粉霜三钱，麝香一分，共研为末，以人乳一合，黄蜡三钱，和各药熬膏做成丸子，如绿豆大。每服一至三丸，用白丁香七枚研调，水送服。暖卧，汗出为好。三服见效。后吃白粥补身体。此方名“狗宝丸”。

3. 反胃膈气。用硫磺、水银各一钱,同炒成金色,加狗宝末三钱,鸡蛋白一份,一起搅匀,纸封泥固煨半日,取出研细,每取五分,烧酒调服。不过三服,见效。

虎

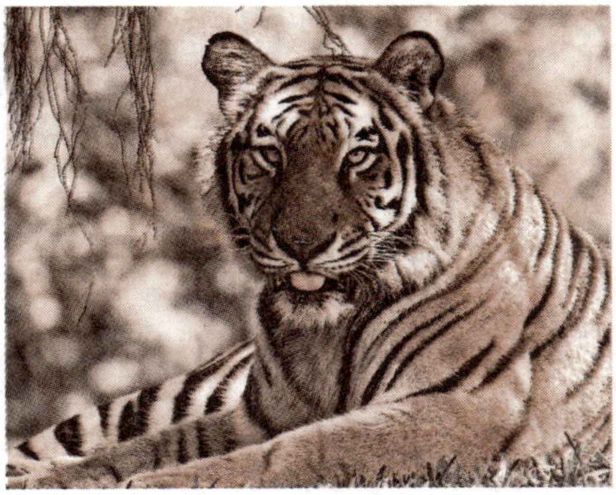

虎

释名

乌徒、大虫、李耳。

性味

虎骨:辛、微热、无毒。
虎肉:酸、平、无毒。

主治

虎肉

益气力,止多唾,治疟及恶心欲呕。

虎骨

1. 臂胫疼痛。用虎胫骨二两(捣碎炙黄),羚羊角屑一两,新芍药二两(切细),都用酒泡七日(秋冬时加倍)。每日空腹饮一杯。

2. 腰脚不灵,挛急冷痛。用虎胫骨五至六寸,刮去肉膜,涂酥,炙黄捣细,装袋中,以酒一斗浸泡,在火上微温七日后,随量饮用。又方:用虎腰脊骨一具,前两脚全骨一具，并于石上捶碎，文火煅出油，即投酒中密封，春夏封一周，秋冬封三周。取出，每天随量饮用三次。患病十年以上者，不过三剂，七年以下者，一剂即愈。

3. 关节疼痛。用虎胫骨（酒炙）三两，没药七两，共研为末。每服二钱，温酒送下。一天服三次。又方：用虎头骨一具，涂酥，炙黄，捶碎，装袋中，以酒二斗，浸泡五宿，随量饮服。

4. 筋骨急痛。用虎骨和通草煮汁，空腹服半升。服后稍卧，汗出为效。切忌热服，有害牙齿。不宜给小儿服，以免影响牙齿发育。

5. 痔漏脱肛。用虎胫骨两节，以蜜二两炙赤，捣为末，加蒸饼做成丸子，如梧子大。每日清晨以温酒送服二十丸。

6. 汤火伤。用虎骨炙焦，研末敷涂。

7. 臁胫烂疮。用齑汁揩洗患处后，刮虎骨末敷涂。

豹

释名

程、失刺孙。

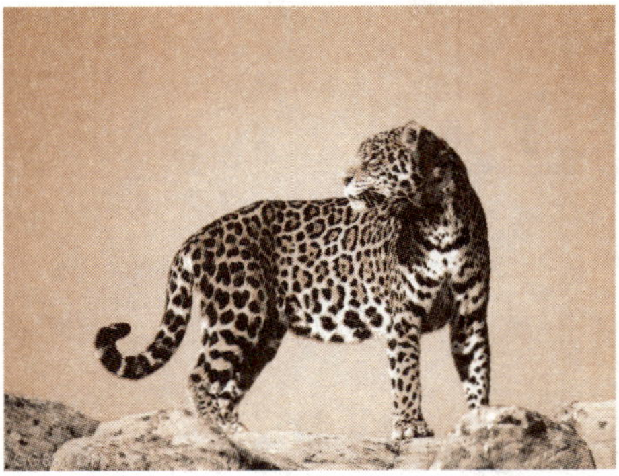

豹

性味

（肉）酸、平、无毒。

主治

壮筋骨，强志气，耐寒暑，令人猛健。

象

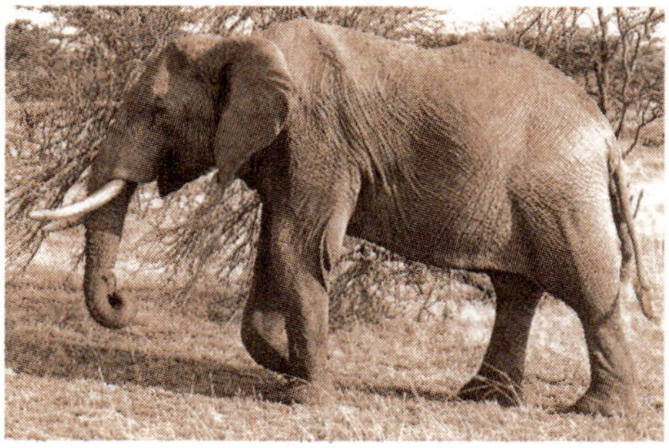

象

释名

伽耶。

性味

甘、寒、无毒。

主治

1. 小便不通。用象牙生煎服下。
2. 小便过多。用象牙烧灰饮服。
3. 骨刺入肉。用象牙刮末,和水煮过的白梅肉调匀涂患处,可使骨刺变软。

皮

1. 下疳。用象皮烧灰和油敷涂。
2. 疮口不合。治方同上。

犀

释名

兕。

性味

犀角：苦、酸、咸、寒、无毒。

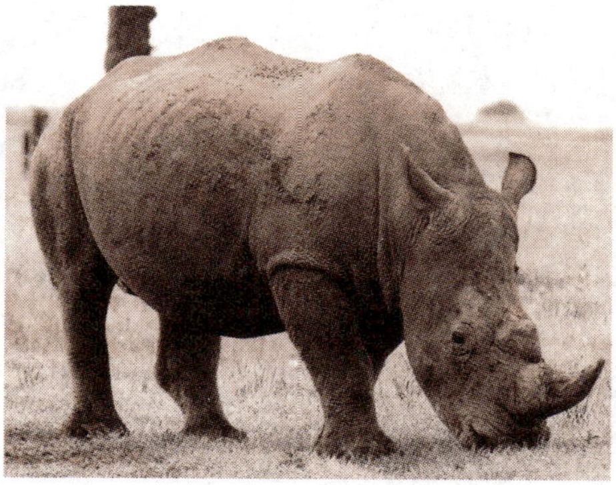

犀牛

主治

犀角

1. 吐血不止。用鹅肝或鸭肝、犀角、生桔梗一两为末。每服二钱，酒送下。

2. 小儿惊（嚼舌，翻眼，不知人事）。用犀角磨水取浓汁服下，立效。服犀角末亦可。

3. 消毒解热。用生犀角尖，磨水取浓汁，频频饮服。

4. 下痢鲜血。用犀角、地榆、生地黄各一两，共研为末，加蜜炼丸，如弹子大。每取一丸，加水一升，煎至五保，去渣，温服。

野猪

释名

野彘。

性味

肉：甘、平、无毒。

主治

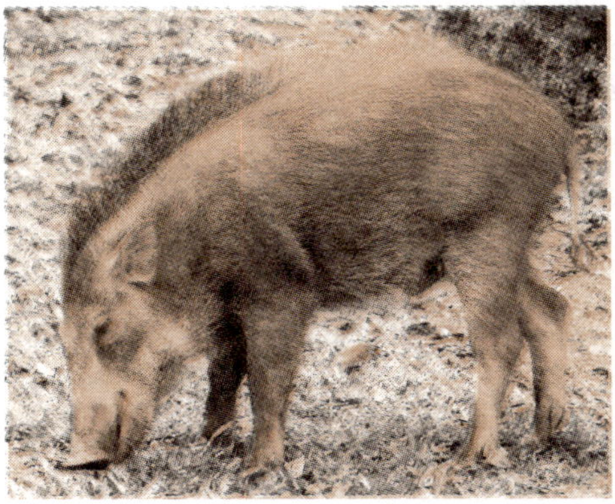

野猪

肉

治癫，补肌肤，益五脏，令人虚肥，不发风虚气。

脂

炼净后，酒送服。一天服三次，令妇人多乳；素无服乳者亦下。又除风肿毒，治疥癣。

熊

释名

雄。

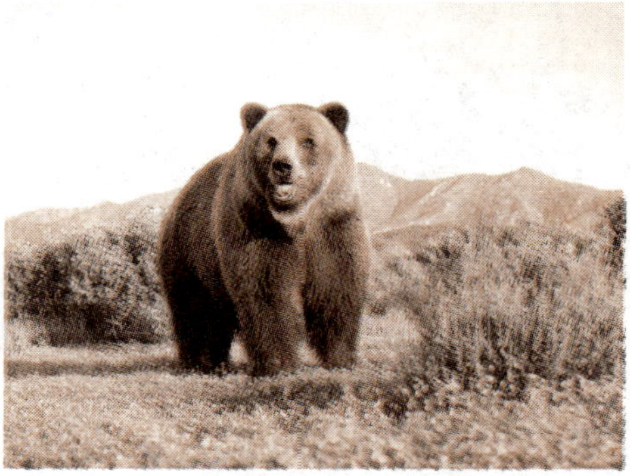

熊

性味

脂(熊白):甘、微寒、无毒。

胆:苦、寒、无毒。

主治

脂

1. 令发长黑。用熊脂、蔓荆子末,等分和匀,调醋涂搽。
2. 白秃头癣。用熊脂敷涂。
3. 治风,补虚损。用熊脂和酒炼服。

胆

1. 赤目障翳。用熊胆少许化开,加冰片一二片,点眼,有奇效。如发痒或流泪,可加极少量的生姜粉。
2. 多年痔疮。用熊胆涂之,有特效。他方不及。
3. 蛔虫病(引起心痛)。用熊胆如豆大一块,和水服下,极效。
4. 小儿惊抽筋。用熊胆如豆大一块,加竹沥化匀服下。

羚羊

释名

九尾羊。

性味

羚羊角：咸、寒、无毒。

主治

1. 噎塞不通。用羚羊角屑研为细末，水送服一匙。同时以角摩擦噎塞部位。

2. 胸胁痛满。用羚羊角烧为末，水送服一匙。

3. 腹痛热满。治方同上。

4. 堕胎腹痛，血出不止。用羚羊角烧灰，取三钱，温酒送服。

5. 遍身赤丹。用羚羊角烧灰，鸡蛋清调匀涂搽。

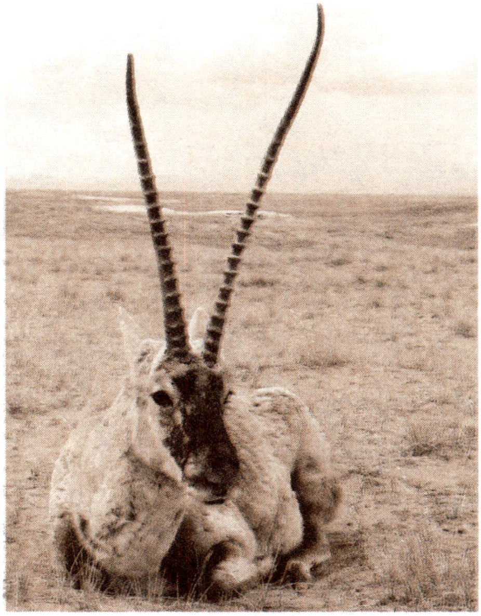

羚羊

鹿

释名

斑龙。

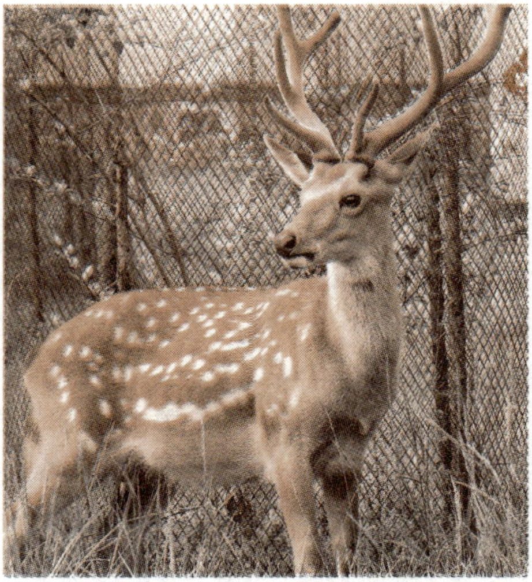

鹿

性味

鹿茸：甘、温、无毒。

角：咸、温、无毒。

白胶（鹿用胶）：甘、平、无毒。

主治

白胶

1. 盗汗遗精。用鹿角霜二两，生龙骨（炒）、牡蛎（煅）各一两，共研为末，加酒、糊做成丸子，如梧子大。每服四十丸，盐汤送下。

2. 虚损尿血。用白胶三两，炙过，加水二升，煮取一升四合，分次服下。

3. 小便不禁，上热下寒。用鹿角霜，研为细末，加酒、糊做成丸子，如梧子大。每服三四十丸，空心服，温酒送下。

4. 汤火灼疮。用白胶加水浓煎，待冷后取涂患处。

角

1. 骨虚劳极(面肿垢黑,脊痛不能久立,血所衰败,发落齿枯,喜唾)。用鹿角二两,牛膝(酒浸、焙)一两半,共研为末,加炼蜜做成丸子,如梧子大。每服五十丸,空心服,盐酒送下。

2. 肾虚腰痛。用鹿角屑三两,炒黄,研为末。每服一匙,空心服,温酒送下。一天服三次。

3. 妊娠腰痛。用鹿角尖五寸长,烧赤,浸一升酒中,再烧再浸数次后,研为末。每服一匙,空心服,酒送下。

4. 妊娠下血。用鹿角屑、当归各半两,加水三碗,煎成一碗半,一次服下。二服可愈。

5. 胎死腹中。用鹿角屑三匙,煮葱豉汤和服,立出。

6. 胞衣不下。用鹿角屑三分为末,姜汤调下。

7. 筋骨疼痛。用鹿角烧存性,研为末。每服一钱,酒送下。一天服二次。

8. 跌打损伤,血淤骨痛。用鹿角研,每服一匙,酒送下。一天服三次。

9. 蠼螋尿疮。用鹿角烧为末,苦酒调服。

10. 五色丹毒。用鹿角烧为末,调猪油敷涂。

11. 发背初起。用鹿角烧灰,调醋涂搽。

12. 疖毒肿毒。用鹿角尖磨浓汁敷涂。

鹿茸

1. 身体虚弱,头昏眼黑。用鹿茸(酥炙或酒炙)、鹿角胶(炒成珠)、鹿角霜、阳起石(煅红,酒淬)、肉苁蓉(酒浸)、酸枣仁,柏子仁、黄芪(蜜炙)各一两,当归、黑附子(炮)、地黄(九蒸九焙)各八钱,辰砂半钱,共研为末,加酒,糊做成丸子,如梧子大。每服五十丸,空心服,温酒送下。此方名“斑龙丸”。

2. 阳痿,小便频数。用嫩鹿茸一两(去毛切片),加山药末一两,装布袋内,放入酒坛七天,然后开始饮服,每服一杯。一天服三次。同时将酒中的鹿茸焙干,作丸服。此方名“鹿茸酒”。

3. 阴虚腰痛,不能反侧。用鹿茸(炙)、菟丝子各一两,茴香半两,共研为末,以羊肾两对,酒泡后煮烂,捣如泥,和成丸子,如梧子大。每服三五十丸,温酒送下。一天服三次。

4. 腰膝疼痛。用鹿茸涂酥,炙紫,研为末。每服一钱,酒送下。

5. 妇女白带。用鹿茸(酒蒸,焙干)二两,金毛狗脊、白蔹各一两,共研为末,以艾煎醋调糯米糊和末做成丸子,如梧子大。每服五十丸,温酒送下,一天服二次。

麋

释名

麋鹿。

性味

麋角:甘、热、无毒。

白胶(鹿用胶):甘、平、无毒。

主治

1. 补虚损,生精血,去风温,壮筋骨。鹿角削细,加真酥一两,酒一升,慢火炒干,取四两;又用麋角削细,加真酥二两,米醋一升,慢火炒干,取半两;另取苍耳子(酒浸一宿,焙干)半斤,山药、白茯苓、黄芪(蜜炙)各四两,当归(酒浸、焙)五两,山药、白茯苓、黄芪(蜜炙)各四两,当归(酒浸、焙)五两,肉苁蓉(酒浸、焙)、远志(去心)、人参、沉香各二两,熟附子一两。各药通为末,加酒煮糯米糊做成丸子,如梧子大。每服五十丸,温酒或盐汤送下。一天服二次,此方名"二至丸"。

2. 身体衰病(血脉枯槁,肌肤松薄,筋骨痿弱,饮食不思,四肢无力,爪枯发落,眼昏唇燥)。用麋角屑一斤,酒浸一宿,大附子(生、去皮脐)一两半,熟地黄四两,布包好,上下四周用大麦一升围住,蒸一天,取出药、麦,各焙为末。以原用的浸药酒,添清煮麦粉为糊,和药捣匀,做成丸子,如梧子大。每服五十丸,饭前服。温酒或米汤送下。一天服三次,又方:用麋角(削细、酥炒成黄色)五两,熟附子末半两,加酒、糊做成丸子服下。此方名“麋角丸”。

麝

释名

射父,香獐。

性味

麝脐香:辛、温、无毒。

主治

1. 中风不省。用麝香二钱,研为末,加清油二两,和匀灌下,自苏。

2. 瓜果食积(脾胀气急)。用麝香一钱,生桂末一两,加饭和成丸子,如绿豆大。大人服十五丸,小儿服七丸,开水送下。

3. 偏正头痛。和麝香五分,皂角末一钱,包在薄纸中,放头痛部位,外用布包炒盐乘热熨贴。盐冷则换。如此几次,不再发病。

4. 催生易产。用麝香一钱,水研服,立下。又方:用麝香、盐豉一两,烧红为末,以秤锤淬过以酒送服二钱即下。此方名“胜金散”。

5. 痔疮肿毒。用麝香、当门子、盐等分涂搽。不过三次即消。

6. 山林瘴气。用水送服麝香三分即解。

灵猫

释名

灵狸、香狸、神狸。

性味

(肉)甘、温、无毒。

(阴部)辛、温、无毒。

主治

1. 阴部与麝相似,功用也相同(现称灵猫的这种分泌的为灵猫香)。
2. 可以镇心安神,治心腹痛,解疫气、恶气等。

猫

释名

家狸。

性味

头骨:甘、温、无毒。

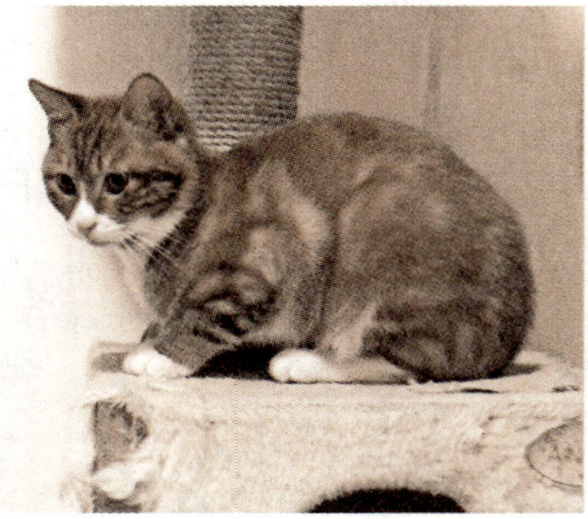

猫

主治

1. 心下鳖瘕。用黑猫头一个,烧灰,每服一匙,酒送下。一天服三次。

2. 多痰发喘。用猫头骨烧灰,酒送服三钱即止。

3. 多年瘰疬。用猫头、蝙蝠各一个,都加上黑豆,烧存性,共研为末敷患处。其疮已干,则调油涂搽。内服五香连翘汤。

4. 痈疽不收。用猫头骨一个,火煅,研为末。另取鸡蛋十个煮熟,去白,以蛋黄煎出油,加少许白蜡调骨末敷涂。极效。

貒

释名

猪獾。

性味

(肉)甘、酸、平、无毒。

主治

1. 久患水胀。用猪獾肉煮汤吃。

2. 咳逆劳热,上气虚乏。用猪獾肉调五味煮吃。又方:用猪獾骨研为末,每服三合,酒送下。一天服二次,直至病愈。

水 獭

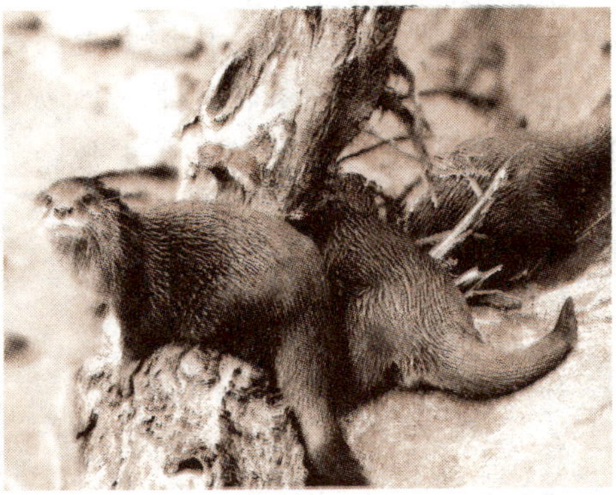

水獭

释名

水狗。

性味

(肝)甘、温、有毒。

主治

1. 虚劳咳嗽。用水獭肝烧灰,酒送服。
2. 肠痔出血。用水獭肝烧为末,每服一钱,水送下。
3. 下血不止。用水獭肝一具煮熟,加五味吃下。

鼠

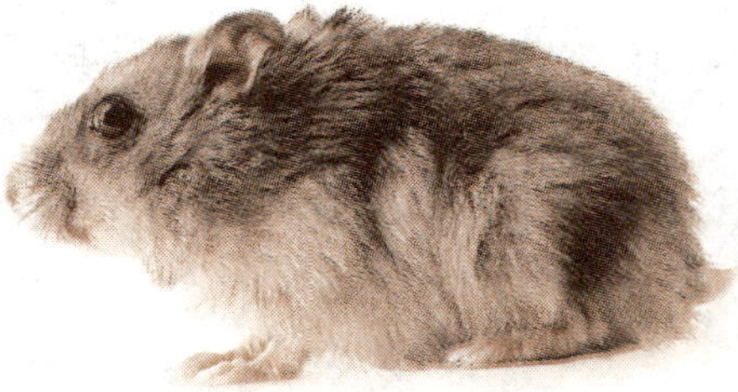

鼠

释名

锥、老鼠、首鼠、家鹿。

性味

牡鼠(雄鼠,入药不用雌鼠):甘、微温、无毒。

屎:甘、微寒、无。

主治

鼠胆

点目,治青盲雀目不见物;滴耳,治聋。

屎

煮服,治伤寒劳复发热,男子阴易腹痛,通女子月经,不死脂;研末服,治吹奶、乳痈,解马肝毒,涂鼠瘘疮;烧存性,敷折伤、疔肿诸疮、猫犬伤。

牡鼠

1. 鼠瘘溃烂。用鼠一只,乱发如鸡蛋大一团,在猪油中煎令消尽。以一半涂患处,另一半酒送服。

2. 疮肿热痛。用大雄鼠一只,清油一斤,煎焦,滴水不散,滤后再煎,加炒紫黄丹五两,搅匀,滴水成珠,下黄蜡一两,熬带黑色成膏,收瓷瓶中。等出火毒后,取贴患处。

3. 溃痈不合。用老鼠一只,烧末敷涂。

4. 破伤风(角弓反张,牙噤肢强)。用鼠一只,和尾烧成灰,调猪油敷患处。

5. 妇女孤瘕(月经来时,因惊恐、悲伤或经受疾风暴雨而得此病,病状是精神恍惚,月经不通,胸、胁、腰、背等处感到疼痛,小便困难,喜食欲呕,像怀孕的样子,宜早治)。用鼠一只,裹新絮中,泥封火煅,一日夜后取出,去絮,加桂心末二钱半。每服一匙,酒送下。不过二服可愈。

6. 汤火伤疮。用小老鼠一只,泥包烧研。调菜油涂搽。

禽部

鸡

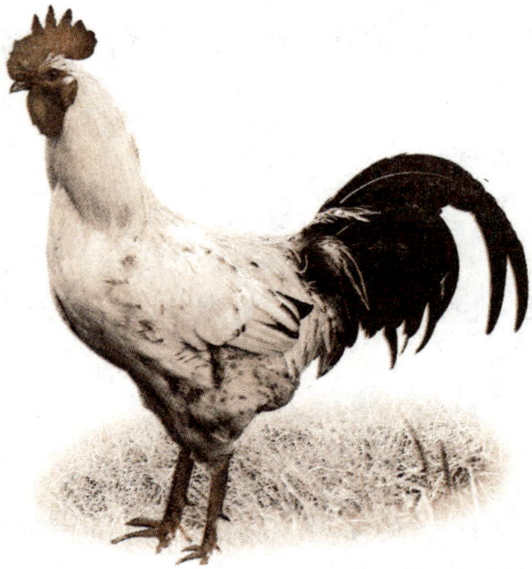
鸡

释名

烛夜。

性味

白雄鸡肉：甘、微温、无毒。
乌雄鸡肉：甘、微温、无毒。
乌骨鸡：甘、平、无毒。
黄雌鸡肉：甘、无毒。

主治

白雄鸡肉

1. 精神狂乱。用白雄鸡一只，煮以五味，和做羹粥吃。又方：用白雄鸡一只，常法洗治，加入真珠四两，薤白四两，再加水三升，煮成二升，食鸡饮汁。

2. 突然心痛。用白雄鸡一只，治洗干净，加水三升，煮至二升，去鸡，煎至六合，加苦酒六合，真珠一钱，再煎至六合，投入麝香约两颗豆大的量。一次服完。

3. 赤白痢。用白雄鸡一只做汤及馄饨吃，食前须空腹。

4. 突然咳嗽。用白雄鸡一只，加苦酒一斗，煮成三升，分三次服，并淡食鸡。

5. 水气浮肿。用小豆一升，白雄鸡一只（治洗干净），加水三斗，煮熟吃下，将汤喝完。

乌雄鸡肉

1. 反胃吐食。用乌雄鸡一只，如常法治净，鸡腹内放入胡荽子半斤，烹食。吃过两只，即见疗效。

2. 肾虚耳聋。用乌雄鸡一只，治净，加酒三升煮熟，乘热吃。三五只可以见效。

乌雌鸡肉

1. 中同舌强，不能言语，目睛不转。用乌雌鸡一只，治净，加酒五升，煮成二升，去渣，分三次服。同时吃葱姜粥，吃后需暖卧发汗。

2. 虚损积劳（身体久虚或大病后出现盗汗、气喘、心悸、胃弱、多卧少起等病象）。用乌雌鸡一只，治净，以生地黄一斤（切细），饴糖一斤，放入鸡腹内，扎定，装铜器中，用甑蒸熟，食鸡饮汁，勿用盐。一月照此法吃一次，极效。

黄雌鸡肉

1. 水癖水肿。用黄雌鸡一只，治净，和赤小豆一升，同煮汁饮。白天饮二次，夜间饮一次。

2. 流行性发黄病。和黄雌鸡一只，治净，煮熟吃下，并尽量饮汁，吃两只即愈。鸡汤中放少许盐、豉亦可。

3. 脾虚滑痢。用黄雌鸡一只，炙过，以盐、醋涂上，煮熟空腹吃下。

4. 脾胃弱乏，人痿黄瘦。用黄雌鸡肉五两，白面七两，作馄饨，下五味煮熟，空腹吃。每天一次。

乌骨鸡

1. 赤白带下。用乌骨鸡一只，治净，在鸡腹中装入白果、莲肉、江米各五钱，胡椒一钱，均研为末，煮熟，空心吃下。

2. 遗精白浊。治方同上。

3. 脾虚滑泄。用乌骨母鸡一只，治净，在鸡腹内装入豆蔻一两，苹果二枚（烧存性），扎定，煮熟，空心吃下。

鸡冠血

涂颊治口歪不正，涂诸疮癣、虫伤。

鸡血

安神定心，解虫毒，治筋骨折伤、白癜风、疬疡风。

肝

1. 阳痿。用雄鸡肝三具，菟丝子一升，共研为末，加雀卵和成丸子，如梧子大。每服一百丸，酒送下。一天服二次。

2. 睡中遗尿。用乌鸡肝一具，切细，以豉和米煮鸡肝成粥吃下。

3. 肝虚目暗。用乌雄鸡肝、桂心等分，捣烂做成丸子，如小豆大。每服一丸，米汤送下。一天服三次。治遗精病，可用上方加龙骨。

胆

1. 沙石淋沥。用干雄鸡胆半两，鸡屎白（炒）一两，研匀温酒服一钱。至小便通畅为止。

2. 眼热流泪。用五倍子、蔓荆子煎汤洗眼，洗后用雄鸡胆点上。

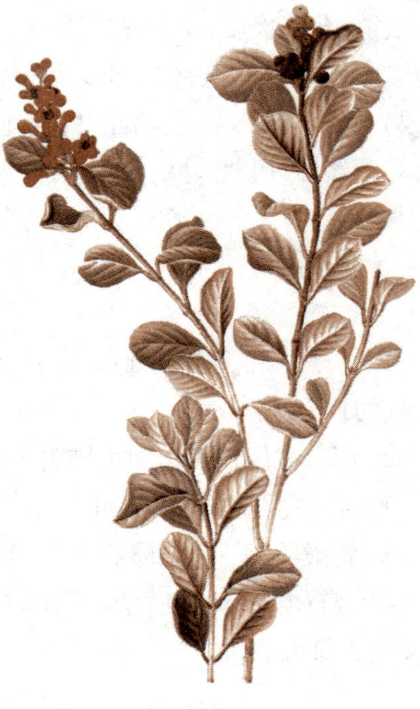
蔓荆子

嗉囊

小便失禁及噎食不消。

膍胵里黄皮:鸡内金

1. 遗尿。用鸡肫一具,连鸡肠烧存性,酒送服。男用雌鸡,女用雄鸡。
2. 小便淋沥。用鸡内金五钱,阴干,烧存性,开水送服。
3. 反胃吐食。用鸡肫一具,烧存性,酒调服。男用雌鸡,女用雄鸡。
4. 噤口痢疾。用鸡内金焙过,研为末,乳汁送服。
5. 喉闭乳蛾。用鸡内金阴干(须洗过),烧成末,以竹管吹入喉部,蛾破即愈。
6. 一切口疮。用鸡内金烧灰敷涂。
7. 脚胫生疮。用鸡内金洗净贴上,一天换一次,十天病愈。

屎白

1. 心腹鼓胀,小便短涩。用冬季干鸡屎白半升,放入新酒一斗中泡七天后,每次温服三杯。一天服三次,此方名"鸡尿醴"。又方用鸡屎、桃仁、大黄各一钱,水煎服。又方:鸡屎炒过,研为末,滚水淋取汁,调木香、槟榔末二钱服。又方:用鸡屎、川芎,等分为末,加酒、糊做成丸子,服适量。

2. 一切肿胀(肚腹、四肢肿胀、鼓胀、气胀、水胀、湿等)。用干鸡屎一升,加新酒(末过滤者)三碗,煮成一碗,滤汁饮服。不久,有小毒排出,先从脚下消肿。如水末消尽,隔日再照样治疗,另用田螺三个,滚酒煮食。再吃白粥调理身体。

3. 食米成瘕(好吃生米,口吐清水)。用鸡屎白同白米等分,合炒为末,水调服。有米形物吐出即愈。

4. 石淋疼痛。用鸡屎白晒至半干,炒香为末,每服一匙,以酸浆饮服。一天服二次。

5. 中风寒痹,口噤,不省人事。用鸡屎白炒黄,加酒三升,搅令澄清后饮服。

6. 产后中风,口噤,抽筋。用黑豆二升半,同鸡屎白一升炒熟,加入清酒一升半,再加竹沥,饮服。令发汗。

7. 喉痹肿痛。用鸡屎白含口中,咽汁。

8. 牙齿疼痛。用鸡屎白烧末,棉裹,放痛处咬住,即愈。

9. 鼻血不止。取鸡屎的白色部分烧灰吹入鼻中。

10. 面目黄疸。用鸡屎白、小豆秫米各二分,共研为末,分作三服,水送下,当有黄汁排出。

11. 乳痈。用鸡屎白炒过,研为末,酒送服一匙,三服可愈。

12. 瘰疬瘘疮。用雄鸡屎烧灰。调猪油涂搽。

鸡蛋

1. 伤寒发狂,热极烦躁。吞生鸡蛋一枚,有效。

2. 身体发黄。用鸡蛋一枚,连壳烧成灰。研细,加醋一合,温服。服三次,有特效。

3. 身面肿满。用鸡蛋黄白相和,涂搽肿处,干了再涂。

4. 产后血多。用乌鸡蛋三枚,醋半升,酒二升,搅匀,煮成一升,分四次服下。

5. 妇女白带。用酒及艾叶煮鸡蛋。每天取食。

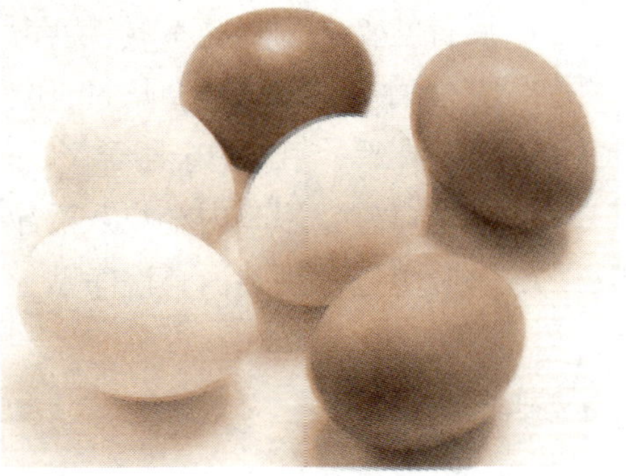

鸡蛋

6. 身体发热。用鸡蛋三枚,白蜜一合,和匀服食,不拘大人或小孩都有效。

鸡蛋白

1. 赤白痢。用生鸡蛋一个,取白摊纸上,晒干,折出四层,包乌梅十个,烧存性,冷定后研为末,加水银粉少许。大人分二次服,小孩分三次服,空心服,水送下。如只微泻,即无须再服药。

2. 蛔虫攻心,口吐清水。用鸡蛋白和漆调匀舌下,虫即引出。

3. 汤火烧灼。用鸡蛋白和酒调匀,涂痛处,忌发物。

鸡蛋黄

1. 赤白痢。用鸡蛋一个,取黄去白,加胡粉满壳,烧存性,酒送服一匙。

2. 小儿痢疾。用鸡蛋黄和乳汁搅服。

3. 小儿头疮。取熟鸡蛋黄,炒令油出,调麻油、腻粉涂搽。

4. 消灭瘢痕。用鸡蛋五至七枚煮熟。取黄炒黑,一天涂三次,直至瘢痕消除。

鸡蛋壳

1. 小便不通。用蛋壳、海蛤、滑石等分为末,每服半钱,米汤送下。一天服三次。

2. 头疮白秃。用鸡蛋壳七个,炒过,研为末,调油敷涂。

3. 头上软疖。用孵出小鸡后的蛋壳,烧存性,研为末,加轻粉少许,清油调敷。

4. 阴茎生疮。用鸡蛋壳炒过,研为末,调油敷涂。

5. 肾囊痈疮。用孵出小鸡后的蛋壳、黄连、轻粉,等分为末,以香油调匀敷涂。

雉

释名

野鸡。

性味

(肉)酸、微寒、无毒。

主治

1. 脾虚下痢,日夜不止。用野鸡一只,治净,加橘皮、葱、椒等五味,做成馄饨，空心吃下。

2. 消渴饮水，小便频数。用野鸡一只，加五味煮汤喝，肉亦可食。

3. 心腹胀满。用野鸡一只，茴香（炒）、马芹子（炒）、川椒（炒）、陈皮、生姜吃下。吃鸡的这一天，早上服喜禾散，辰时服此方，午时服导气枳壳丸。

鸽

释名

鹁鸽、飞奴。

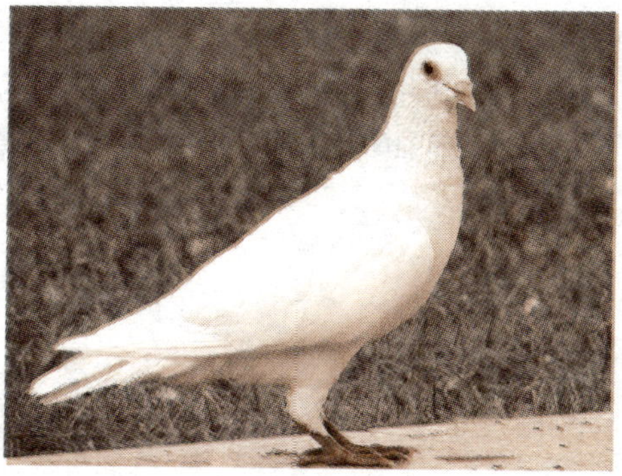

鸽

性味

白鸽肉：咸、平、无毒。

鸽屎：辛、温、微毒。

主治

屎（左盘龙）

1. 带下排脓。用野鸽屎一两，炒至微焦。白术、麝香各一分，赤芍药、青木香各半两，延胡索（炒赤）一两，柴胡三分，共研为末。每服一钱，空心服，温酒调下，脓排尽后，可服其他药物补养身体。

2. 蛔虫寄生。用白鸽屎烧过，研细，水送服适量。

3. 项上瘰疬。用鸽屎炒过，研为末。加饭做成丸子，如梧子大。每服三五十丸，米汤送下。

4. 头痒生疮。用白鸽屎五合，加醋煮开三次，捣烂敷涂。一天三次。

白鸽肉

解药毒,治恶疮、疥癣、白癜风等。

雀

释名

瓦雀、宾雀(即常见的麻雀)。雀屎:白丁香、青丹、雀苏。

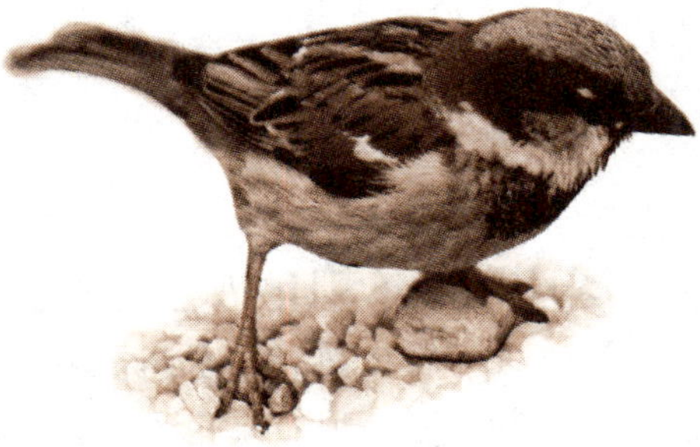

雀

性味

肉:甘、温、无毒。
雀卵:酸、温、无毒。
雄雀屎:苦、温、微毒。

主治

肉

1. 老人脏腑虚弱。用雀儿五只,治净,炒熟,加酒一合同煮。过一段时间,再加水二碗,粟米一合,葱白三根,一起煮粥吃。

2. 肾冷偏坠(疝气)。用生雀三只,燎毛去肠,勿洗,以茴香三钱,胡椒一钱,缩砂、桂肉各二钱填雀腹内,湿纸裹好,煨熟,空心服,酒送下。

3. 小肠疝气。用带毛雀儿一只,去肠,填入金丝矾末五钱,缝好。火上煨成炭,研为末,空心服,酒送下。年久者服二次可愈。

4. 赤白痢。用冬季麻雀,去皮毛及肠肚,填入巴豆仁一枚,装瓦瓶中,煅存性,研为末。以好酒煮黄蜡百沸,取蜡和药末调成丸子。每服一二十丸。红痢,用甘草汤送下;白痢。用干姜汤送下。

5. 内外目障(目昏生翳,远看似有黑花,内障则不见物)。用麻雀十个,去翅、足、嘴,连肠、胃、骨、肉研烂,加磁石(煅,醋淬七次,水飞)、神曲(炒)、青盐、肉苁蓉(酒浸,炙过)各一两,菟丝子(酒浸三日,晒干)三两,共研为末,加酒二升及少量炼蜜,一起做成丸子,如梧子大。每服二十丸,温酒送下。一天服二次。

雀卵

男子阳痿、女子带下、便溺不利。和天雄、菟丝子末为丸,空心服五粒,酒送下。

雄雀屎

1. 目中翳膜(因目热所生的赤白膜)。用雄雀屎和人乳点眼。

2. 小儿口噤中风。用水调雀屎做成丸子,如麻子大。水送服二丸,即愈。

3. 疮疖末破。取雀屎涂疮,即易破。

4. 喉痹乳蛾。用雀屎二十粒,调砂糖做成三个丸子。每取一丸,棉裹含口中。

伏翼

释名

蝙蝠、天鼠、仙鼠、飞鼠、夜燕。

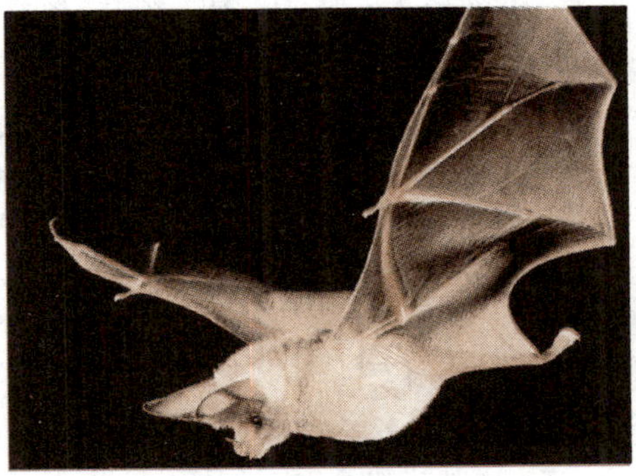

蝙蝠

性味

伏翼：咸、平、无毒。

天鼠屎（亦名鼠法、石肝、夜明砂、黑砂星）：辛、寒、无毒。

主治

伏翼

1. 上焦发热，白昼贪眠。用五两重的蝙蝠一个（连肠、骨炙燥），云实（炒）五两，威灵仙三两，牵牛（炒）、苋实各二两，丹砂、铅丹各一两，腻粉半两，共研为末，加蜜做成丸子，如绿豆大。每服七丸，木通汤送下。此方名"仙乳丸"。

2. 久咳上气，多年服药无效。蝙蝠除去翅、足，烧焦，研为末，米汤送服。

3. 久疟不止。用蝙蝠一个（炙），蛇蜕一条（烧），蜘蛛一枚（去足、炙），鳖甲一枚（醋炙），麝香半钱，共研为末，加炼蜜做成丸子，如麻子大。每服五丸，温酒送下。此方名"伏翼丸"。

4. 小儿惊痫。用蝙蝠一个，在蝠腹中放入成块朱砂三钱，煅存性，待冷后研为末，分四次空心服下。如儿龄很小，则分五次服，都用开水送下。

5. 多年瘰疬。用蝙蝠一个，猫头一个，都撒上黑豆，烧至骨化，研为末，敷患处。如疮已干,则调油敷涂。内服连翘汤。

天鼠屎

1. 内外障翳。用夜明砂末化入猪肝内,煮食并饮汁。有效。

2. 青盲不见。用夜明砂(糯米砂黄)一两,柏叶(炙)一两,共研为末,加牛胆汁调成丸子,如梧子大。每夜睡觉时,以竹叶汤送服二十丸,至五更时,再用米汤送服二十丸,至病愈为止。

3. 小儿夜盲。用夜明砂,炒过,研细,加猪胆汁调成丸子,如绿豆大。每服五丸,米汤送下。又方:用夜明砂、黄芩,等分为末,取淘米水煮猪肝的汁水每次调服半钱。

4. 五疟不止。用夜明砂末,每以冷茶送服一钱,立效。又方:治疟发作时,经久不愈。用夜明砂五十粒,朱砂半钱,麝香一钱,共研为末,加糯米饭做成丸子,如小豆大。发病前开水送服十丸。

5. 咳嗽不止。用蝙蝠去翅、足,烧为末。每服一钱,饭后服,开水送下。

6. 耳出汁用。用夜明砂二钱,麝香二分,共研为末,先将患处揩干净。然后把药末敷上。

7. 溃肿排脓。用夜明砂一两,桂末半两,乳香一分,共研为末,加干砂糖半两,水调匀,敷患处。

寒号虫

释名

独春。屎名五灵脂。

性味

(五灵脂)甘、温、无毒。

主治

1. 心腹痛及小肠疝气（包括妇女妊娠期间及产后心痛、小腹痛、血气痛等症）。用五灵脂、蒲黄，等分研末，以醋二杯调末成膏，加水一碗，煎至七成，趁热服下。痛未止，可再服。以酒代醋亦可，或用醋、糊和药末为丸，童便和酒送服。此方名“失笑散”。

2. 产后恶露不快，腰腹疼痛。或月经不调，久有淤血。用五灵脂（水淘净，炒为末）一两，以好米醋调稀，慢火熬成膏，加蒲黄末调成丸子，如龙眼大。每服一丸，用水与童便各半碗，煎至七成后温服。再服，恶露即下。如是血块或闭经可用丸药磨酒服。此方名“紫金丸”。

3. 男子脾积气痛，女子血崩诸痛。用水飞过的五灵脂炒干，待烟尽，研为末。每取一钱，温酒调服。

4. 产后血晕，不知人事。用五灵脂二两，半生米炒，研为末。每服一钱，水调下。如口紧闭，可拔开灌药，入喉即愈。

5. 小儿蛔虫病。用五灵指末二钱，灵矾（火飞）半钱，每取一钱，加水一碗，煎至五成温服。有虫吐出即愈。

6. 月经不止。用五灵脂炒干，待烟尽，研为末。每取二钱，加当归二片，投酒一碗中煎至六成，趁热服，三五次后可见效。

7. 血崩。用五灵脂十两，研为末，加水五碗，煎成三碗，去渣，再煎为膏，加神曲末二两，调成丸子，如梧子大。每服十丸，空心服，温酒送下。极效。又方：用五灵脂烧过，研为末。另以铁器烧红淬酒，将此酒调药服。

8. 吐血呕血。用五灵脂一两，芦荟三钱，共研为末，滴水做成丸子，如芡子大。每服二丸，将浆水化下。又方：治血行入胃，吐不止。用五灵脂一两，黄芪半两，共研为末，水送服二钱。

9. 化食消气。用五灵脂一两，木香半两，巴豆四十枚（煨熟，去油），共研为末，加糊做丸子，如绿豆大。每服五丸，开水送下。

10. 消渴饮水。用五灵脂、黑豆（去皮），等分为末。每服三钱，冬瓜皮汤送下（无皮，用叶亦可）。一天服二次。不可更服热药，可服八味丸（去附子，加五味子）。若只是小渴，服此方二三服即止。此方名“竹笼散”。

11. 手足冷麻。用五灵脂二两，没药一两，乳香半两，川乌头一两半（炮，去皮），共研为末，滴水做成丸子，如弹子大。每用一丸，以生姜温酒磨服。

12. 骨节肿痛。用五灵脂、白芨各一两，乳香、没药各三钱，共研为末，以生姜温酒磨服。

13. 咳嗽肺胀。用灵脂二两，胡桃仁八个，柏子仁半两，共研匀，滴水和成丸子，如小豆大。每服二十丸，甘草汤送下。此方名“皱肺丸”。

14. 痰血凝结。用五灵脂（水飞）、半夏（汤泡），等分为末，姜汁浸过，加蒸饼做成丸子，如梧子大。每服二十丸，水送下。

15. 目生浮翳。用五灵脂、海螵蛸，等分为末，每日以熟猪肝蘸末吃。

16. 虫蛇咬伤。用五灵脂末涂搽，立愈。

乌鸦

释名

鸦乌、老雅、楚乌、大嘴乌。

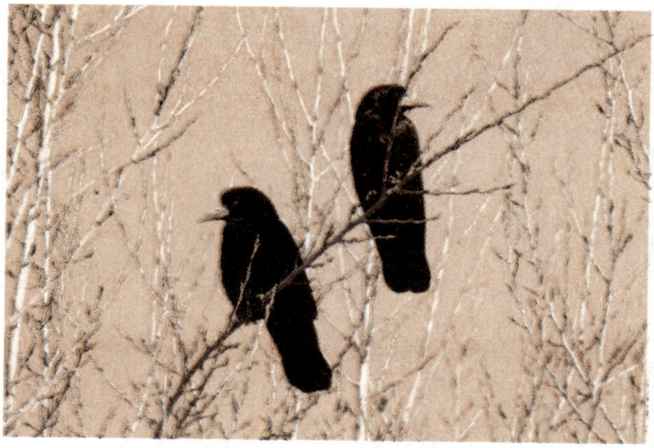
乌鸦

性味

（肉）酸、涩、平、无毒。

主治

1. 五劳七伤。用乌鸦一只，于其腹中装入栝楼瓤一枚和白矾少许，扎紧煮熟，分作四次服下。

2. 暗风痫疾。用冬季捕得的乌鸦一只，盐泥封固，煅过，冷后取出，研为末，加朱砂末半两，和匀。每服一钱，酒送下。一天服三次。不过十天可以治好。又方：用乌鸦一只，瓶封火煅，加胡桃七枚，苍耳子七枚，共研为末，每服一钱，空心服，热酒送下。

3. 经脉不通，积血不散。用乌鸦（去皮毛，炙）三分，当归（焙）、好墨各三分，延胡索（炒）、蒲黄（炒）、水蛭（以糯米炒过）各半两，芫青（糯米炒过）一分，共研为末。每服三钱，酒送下。

4. 虚劳瘵疾。绞死乌鸦一只，去毛、肠，填入人参片、花椒各五钱，缝好，水煮熟食。另以汤中鸦骨、参、椒焙干，研为末。加枣肉做成丸子服下。

虫部

蜂蜜

释名

蜂糖。生岩石者名石蜜、石饴、岩蜜。

性味

甘、平、无毒。

主治

1. 大便不通。用蜜二合，微为煎至饴糖状，乘热做成挺，长一寸，一端尖细。待冷变硬后，塞入肛门中，不久即可通便。

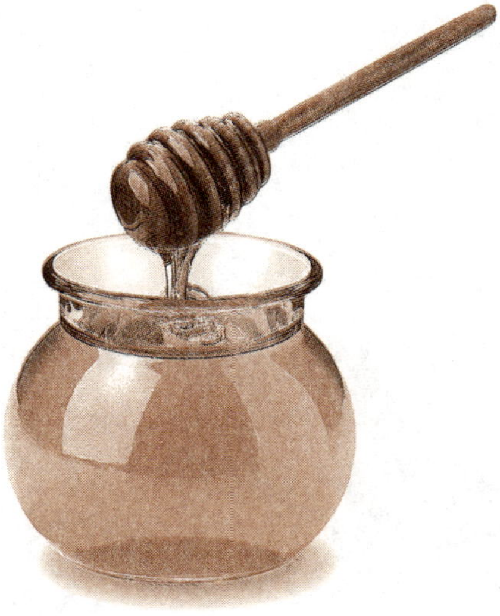

蜂蜜

2. 产后口渴。用炼蜜不限量，熟水调服即止。
3. 隐疹作痒。用蜂蜜不限量，好酒调服。
4. 五色丹毒。用蜂蜜调干姜末敷涂。
5. 口中生疮。用蜂蜜浸大青叶含咽。
6. 龟头生疮。用蜂蜜煎甘草涂搽。

7. 肛门生疮(肛门主肺,肺热则肛门肿缩生疮)。用蜂蜜一斤,调入猪胆汁一枚,微火煎浓,做成挺子,塞肛门内,令通泄即愈。

8. 热油烫烧。用蜂蜜涂搽。

9. 疔肿恶毒。用生蜜与隔年葱研成膏。把疔刺破涂上,半小时后,以热醋洗去。

10. 大风癞疮。用生姜二斤,捣取汁,拌入蜂蜜一斤中,微火煎浓,收存。每日清晨服枣大一丸,温酒送下,一天服三次,忌生冷醋滑等物。

11. 脸上斑点。用蜂蜜调茯苓末敷搽。

12. 目生珠管。用生蜜涂目。仰卧半日再洗去。每天一次。

蜜蜡

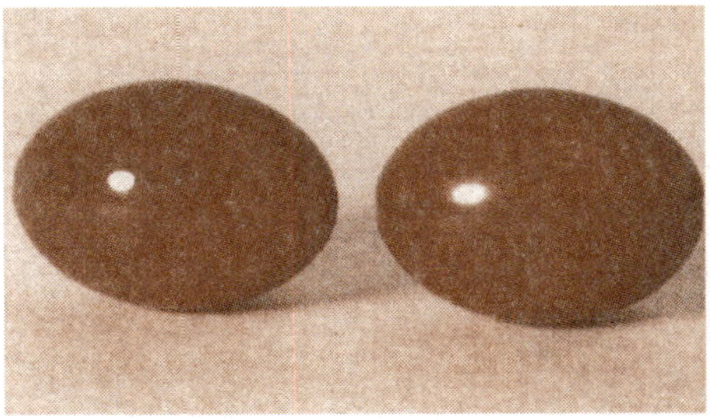

蜜蜡

释名

虎魄、琥珀、珀、蜜蜡、遗玉、江珠、顿牟、育沛、红松香。

性味

甘、微温、无毒。

主治

1. 赤白痢(腹痛难忍,里急后重)。用黄蜡三钱,阿胶三钱,同熔化,加黄连末五钱,搅匀,分三次热服。极效。此方名“仲景调气饮”。

2. 热痢及妇女产后下痢。用蜡两个子大小、阿胶和黄蘖二钱,当归二钱半,黄连三钱,陈米半升。先用水三升,煮米至一升,去米入药,煎至一杯,温服。有特效。此方名“千金胶蜡汤”。

3. 肺虚咳嗽(体倦肌瘦,发热减食)。用黄蜡(熔滤令净,浆水煮过)八两,化作一百二十丸,以蛤粉四两为衣。每服一丸,加胡桃半个,细嚼。温水送下。服药后静卧一段时间,闭口不语。一天二次。此方名"立效丸"。

4. 肝虚雀目。用黄蜡不限量,熔成汁,加蛤粉适量调匀。每次用刀子切下二钱,夹进破开的二两猪肝中,麻绳捆定,煮熟。乘热熏眼。待水转温,取肝吃下。每日二次,直至病愈。其效极佳。

5. 脚上冻疮。浓煎黄蜡涂搽。

6. 汤火伤疮,红肿成脓。用麻油四两,当归一两,煎焦去渣,加黄蜡一两搅化,放冷后摊布上贴好,极效。

7. 呃逆不止。用黄蜡烧烟熏二三次即止。

8. 各种疮毒(臁疮、刀伤、汤火等疮)。用黄蜡一两,香油二两,黄丹半两,同化开,收存瓶中,备用。

蜜　蜂

释名

蜡蜂。

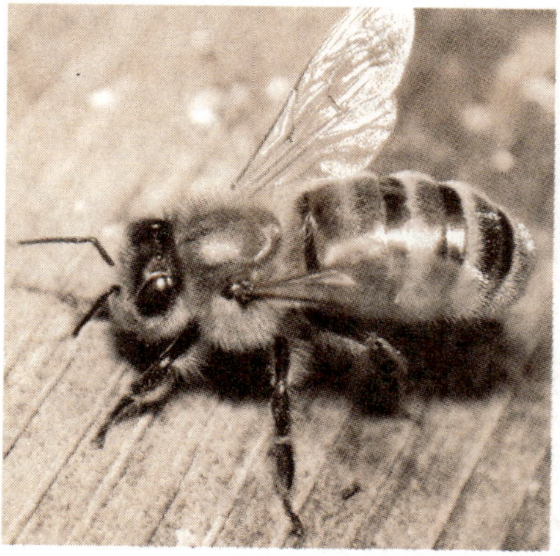

蜜蜂

性味

(蜂子)甘、平、微寒、无毒。

主治

大麻风(须眉脱落,皮肉已烂成疮)。用蜜蜂子、胡蜂子,黄蜂子(并炒过)各取一分,白花蛇、乌蛇(并酒浸,去皮骨,炙干)、全蝎(去尾,炒)、白僵蚕(炒)各一两,地龙(去土,炒)半两,蝎虎(全用,炒)、赤足蜈蚣(全用,炒)各十五枚,丹砂一两，雄黄(醋熬)一分，龙脑半钱。以上各药，共研为末，每服一匙，温蜜汤调下。一天服三至五次。

露蜂房

释名

蜂肠、蜂窠、百穿、紫金沙。

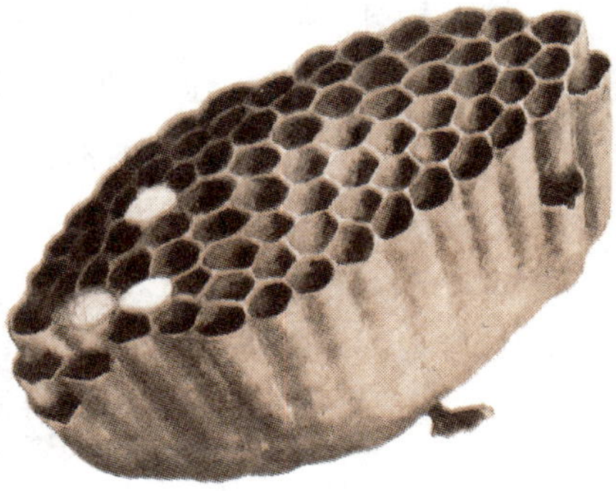

露蜂房

性味

甘、平、有毒。

主治

1. 小儿卒痫。用大蜂房一枚，加水三升煮成浓汁洗浴。一天洗三四次。

2. 手足风痹。用黄蜂窠(即露蜂房)大者一个或小者三四个，烧成灰，加独蒜一碗，百草霜一钱半，一起捣烂敷痛。忌生冷荤腥。

3. 风虫牙痛。用露蜂房煎醋热漱。又方：用蜂房一枚，孔内以盐填实，烧后研为末，擦患处，待一会，盐汤漱增。或取一块咬齿间。又方：用露蜂房一个，乳香三块，煎水含漱。又方：用露蜂房同细辛煎水含漱。又方：用露蜂房同蝎研末，擦患处。

4. 喉痛肿痛。用露蜂房灰、白僵蚕，等分为末。每服半钱，乳香汤送下。

5. 舌上出血，窍如针孔。用紫金沙(即露蜂房顶上实处)一两，贝母四钱，芦荟三钱，共研为末，加蜜和丸子，如雷丸大。每服一丸，加水一小碗，煎至五成，温服。如吐血，则用温酒调服。

6. 吐血、鼻血。治方同上。

7. 崩中漏下。用蜂房末三指撮，温酒服下，极效。

8. 小儿下痢,赤白痢。用蜂房烧末,水送服五分。

9. 小儿咳嗽。用蜂房二两,洗净烧研。每服一至二分,米汤送下。

10. 二便不通。用蜂房烧末,酒送服二至三钱。一天服二次。

11. 阴痿。用蜂房烧末,新汲井水送服二钱。

12. 绦虫、蛔虫病。用蜂房烧存性。酒送服一匙,虫即死出。

13. 乳石热毒(闷,头痛口干,小便浑浊,赤少)。用蜂房煮汁五合服下。乳石末从小便中排出。极效。

14. 头上疮癣。用蜂房研为末,调猪油涂搽。

15. 妇女妒乳(乳痈,汁不出,内结成肿,即为妒乳)。用蜂房烧灰,研为末。每服二钱,以水一小碗,煎至六成,去渣,温服。

16. 蜂螫肿痛。用蜂房研为末,调猪油敷涂。用蜂房煎水洗痛处亦可。

艺　翁

释　名

土蜂、细腰蜂、蜾蠃、蒲芦。

性　味

辛、平、无毒。

主　治

久聋、咳嗽逆境,疗鼻室,治呕逆。

螳螂（桑螵蛸）

释名

刀螂、拒斧、不过。其子房名螵蛸、蜱蛸、致神、野狐鼻涕。

性味

（桑螵蛸）咸、甘、平、无毒。

主治

1. 遗精白浊，盗汗虚劳。用桑螵蛸（炙）、白龙骨，等分为末。每服二钱，空心服，盐汤送下。

2. 小便不通。用桑螵蛸（炙黄）三十枚，黄芩二两，水煎，分二次服下。

3. 妊娠遗尿不禁。用桑螵蛸十二枚，研为末。分二次服，米汤送下。

4. 咽喉肿塞。用桑上螳螂窠一两，烧灰。马屁勃半两，研匀，加蜜做成丸子，如梧子大。每服三五丸，煎犀角汤送下。

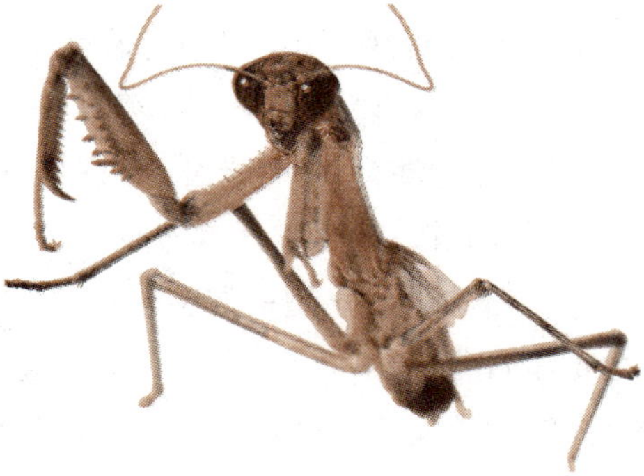

螳螂

蚕

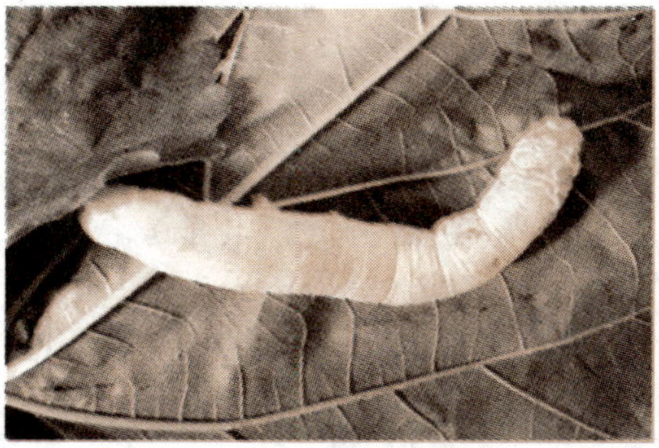
蚕

释名

自死者名白僵蚕。

性味

咸、辛、平、无毒。

主治

1. 小儿惊风。用白僵蚕、蝎梢等分，天雄尖、附子尖各一钱，微泡为末。每服三分至半钱，以姜汤调灌。甚效。

2. 风痰喘嗽，夜不能卧。用白僵蚕（炒过，研细）、好茶末各一两，共研为末。每服五钱，临睡时开水泡服。

3. 喉风喉痹。用白僵蚕（炒）、白矾（半生半烧），等分为末。每服一钱，自然姜汁调灌，吐出顽痰，即效。小儿服，则加少许薄荷、生姜同调。又方：上方加白梅肉和成丸子棉裹含咽。又方：用白僵蚕（炒）半两，生甘草一钱，共研为末，姜汁调服，涎出立愈。又方：用白僵蚕二十枚，乳香一分，共捣研为末，每取一钱烧烟，熏入喉中，涎出即愈。

4. 偏正头风，夹头风，两穴太阳痛。用白僵蚕为末，葱茶调服一匙。又方：用白僵蚕、高良姜，等分为末。每服一钱，临卧时茶送下。一天服二次。

5. 突然头痛。用白僵蚕为末，每服二钱，热水送下。

6. 风虫牙痛。用白僵蚕（炒）、蚕蜕纸（烧），等分为末搽痛处，等一会，用盐汤漱口。

7. 疟疾不止。用白僵蚕（直者）一个，切作七段，棉裹为丸，朱砂为衣。一次服，桃李枝七寸，煎汤送下。

8. 腹内龟病。人间龟病不堪言，肚里生成硬似砖，自死僵蚕白马尿，不过时刻软如棉。极效。

9. 脸上黑斑。用白僵蚕末，水调涂搽。

10. 瘾疹风疮。用白僵蚕焙过，研为末。酒送服一钱。

11. 丹毒(从背上、两胁发起)。用白僵蚕十多枚和慎火草捣涂。

12. 小儿口疮(口中通白)。用白僵蚕炒黄，拭去黄肉毛，研为末，调蜜敷涂。立效。

13. 小儿鳞体(皮肤如蛇皮鳞甲之状，亦称胎垢、蛇体)。用白僵蚕，去嘴，研为末，煎汤洗浴。方中亦可加蛇蜕。

14. 项上瘰疬。用白僵蚕为末，每服五分，水送下。一天服三次。

15. 刀斧伤。用白僵蚕炒黄，研末，敷涂。

16. 乳汁不通。用白僵蚕末二钱，酒送服。过一会，再服芝麻茶一碗，即通。

17. 崩中下血。用白僵蚕、衣中白鱼，等分为末，水冲服。一天服二次。

18. 小儿疳瘦、有蛔虫寄生。用蚕肾三末饮服。

19. 大小便血，淋沥疼痛。用茧黄、蚕蜕纸，并烧存性，晚蚕沙、白僵蚕，并炒，等分为末，加麝香少许。每服二钱，米汤送下。一天服三次。

20. 妇女血崩。治方同上。

21. 吐血不止。用蚕蜕纸烧存性，调蜜做成丸子，如芡实大，放口中含化咽津。

22. 小便涩痛或不通。用蚕蜕烧存性，加麝香少许。每服二钱，米汤送下。

23. 妇女断产。用蚕蜕纸一尺，烧为末，酒送服，终身不产。

原　蚕

释名

晚蚕、魏蚕、夏蚕、热蚕。

性味

原蚕沙：甘、辛、温、无毒。

雄原蚕蛾：咸、温、有小毒。

主治

雄原蚕蛾

1. 阳痿。用蚕蛾二升，去头、翅、足，炒为末，加蜜做成丸子，如梧子大。每夜服一丸。如觉药力过猛，服菖蒲酒可以抑制。

2. 遗精白浊。用晚蚕蛾焙干，去翅足，研为末，加饭做成丸子，如绿豆大。每服四十丸，淡盐汤送下。丸易腐湿，应常以火烘。

3. 血淋疼痛。用晚蚕蛾研为末，热酒送服二钱。

4. 止血生肌（治刀斧伤）。晚蚕蛾炒为末，敷涂伤处。

原蚕沙（蚕的粪便）

1. 半身不遂。用蚕沙两袋，蒸熟，交替熨患处，同时以羊肚、粳米煮粥吃，并吃蚕沙一枚。

2. 消渴饮水。用晚蚕沙焙干为末，每服二钱，冷水送下。

3. 妇女血崩。用蚕沙为末，酒送服三钱。

4. 月经久闭。用蚕沙四两，在砂锅内炒成半黄色，加酒一壶煮沸，澄去沙。每温服一碗即通。

5. 跌打损伤。用蚕沙四两（炒黄），绿豆粉四两（炒黄），枯矾二两四钱，共研为末，调醋敷涂，以布条包好。换药三至四次即愈。

九香虫

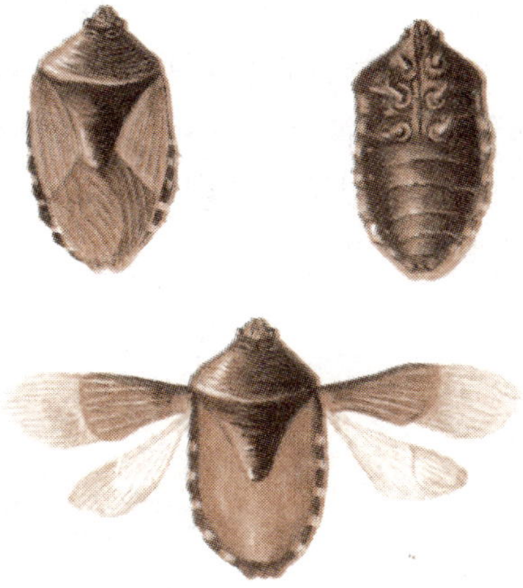
九香虫

释名

黑兜虫。

性味

咸、温、无毒。

主治

膈脘滞气，脾肾亏损，元阳不足。用九香虫一两(半生焙)，车前子(微炒)、陈橘皮各四钱，白术(焙)五钱，杜仲(酥炙)八钱，研为末，加炼蜜做成丸子，如梧子大。每服一钱五分，以盐开水或盐酒送下，早晚各服一次。

樗　鸡

释名

红娘子、灰花蛾。

性味

苦、平、有小毒(不可近目)。

主治

1. 子宫虚寒,月经不调。用樗鸡六十枚,大黄、皂荚、葶苈各一两,巴豆一百二十枚,共研为末,加枣肉做成丸子,如弹子大。棉裹塞阴道内,三日取出。每日以鸡蛋三枚,胡椒末二分,同炒吃,酒送下。久则子宫变暖。

2. 瘰疬结核。用樗鸡十四枚,乳香、砒霜各一钱,硇砂一钱半,黄丹五分,共研为末,加糯米粥和药作饼,贴患处。一月病愈。

3. 横痃便毒。用鸡蛋一个,开孔,放入樗鸡六个,纸上煨熟。去樗鸡,只吃鸡蛋,酒送下。

斑蝥

释名

斑猫、螌虫、龙蚝、斑蚝。

性味

辛、寒、有毒。

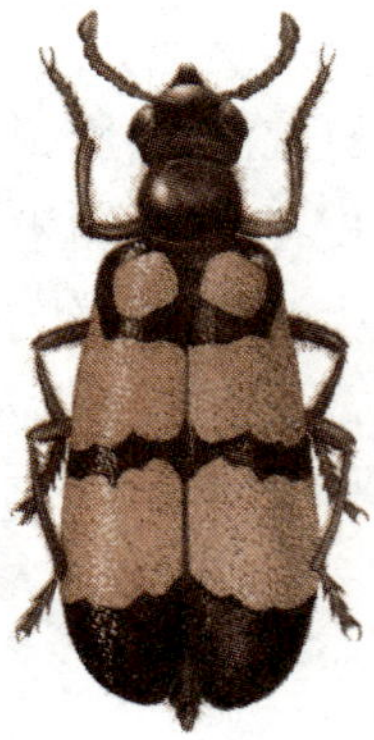

斑蝥

主治

1. 瘰疬不消。用斑蝥一个,去翅足,以粟一升,去粟,加薄荷四两,共研为末。以乌鸡蛋调末做成丸子,如绿豆大。空心服,用茶送下三丸;加至五丸后,每日减服一丸;减至一丸后,每日服五丸,以消为度。又方:用斑蝥一枚,去翅足,微炙,空腹时用浆水或蜜水一碗送服。病重者服至七枚可愈。

2. 痈疽拔脓(痈疽不破,或破而肿硬无脓)。用斑蝥研为末,加蒜捣如膏药,调水贴患处。不久脓出,即去药。

3. 疔肿拔根。用斑蝥一枚捻破,在疮上划成米字形开口后,即将斑蝥封住,不久出根。

4. 积年癣疮。用斑蝥半两,微炒为末,调蜜敷涂。又方:用斑蝥七个,醋浸,露一夜,搽患处。

5. 疣痔黑子。用斑蝥三个,砒霜少许,糯米五钱,同炒黄,去米,加蒜一个,捣烂点疣痔上。

6. 妊娠胎死。用斑蝥一枚,烧过,研为末,水送服,即下。

芫青

释名

青娘子。

性味

辛、微温、有毒。

主治

主疝气,利小便,消瘰疬,下痰结,治耳聋目翳,制犬伤毒。余功同斑蝥。

蜘蛛

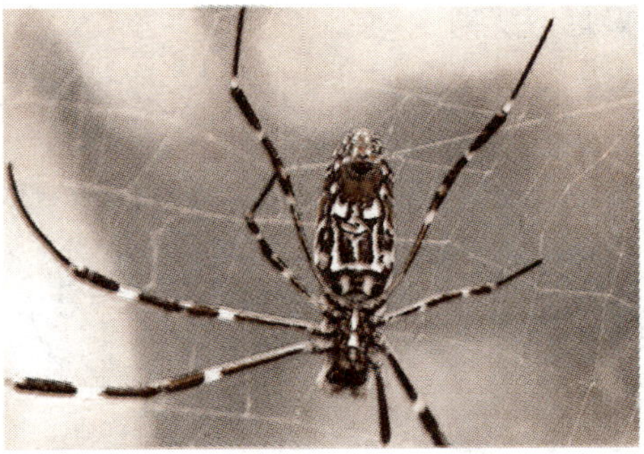

蜘蛛

释名

网虫、扁蛛、园蛛、蟢子。

性味

微寒、有小毒。

主治

1. 婴儿口噤，不能吮乳。用蜘蛛一枚，去足，炙焦，研为末，加猪乳一合，和匀，分三次慢慢灌服。极效。

2. 泻痢脱肛。用大蜘蛛一个，瓠叶两重，包扎定，烧存性，加黄丹少许，共研为末。先以白矾、葱、椒煎汤洗，揩干后，再以药末摊布上，把脱肠轻轻托上收进。

3. 走马牙疳。用蜘蛛一枚，铜绿半钱，麝香少许，捣匀，擦患处。

4. 颏下结核。用大蜘蛛不拘多少，好酒泡过，研烂，去渣，临卧时饮服。有效。

5. 瘰疬结核。用大蜘蛛五枚，晒干，去足，研细，调油涂搽。一天二次。

6. 疔肿拔根。用蜘蛛捣烂，和醋。先把疔肿四围挑出血令根稍露，然后敷药。干了就换，经一日夜，根即拔出。

7. 虫、蛇、蜈蚣等咬伤。用蜘蛛研汁敷涂，有效。

8. 一切恶疮。用蜘蛛晒干，研为末，加轻粉、麻油涂搽。

9. 吐血。用蜘蛛炒黄，研为末，酒送服。

蝎

释名

主簿虫、杜伯、虿尾虫。

性味

甘、辛、平、有毒。

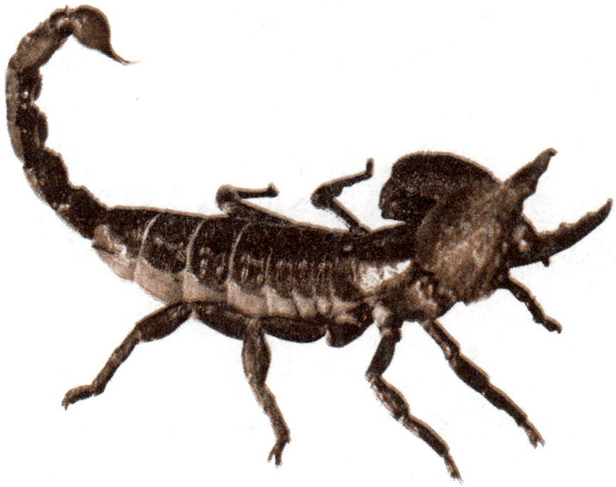

蝎

主治

1. 小儿脐风(初生儿断脐后伤风湿,唇青、口撮、出白沫,不吸乳)。用全蝎二十一个,酒炙为末,加麝香少许,每服二至三分,用金银煎汤调下。

2. 慢脾惊风(小儿久病或吐泻后生惊,转成慢脾)。用蝎梢一两,研为末,酒调匀,填入一枚挖空的石榴中,盖好,用文火粘搅熬成膏。取出放冷,每服二至三分,金银薄荷汤调下。又方:用全蝎、白术、麻黄(去节),等分为末。二岁以下小儿,每服二至三分;三岁以上小儿,每服半钱,薄荷汤送下。

3. 天钓惊风,翻眼向上。用干蝎全者一个(瓦炒),好朱砂约三粒绿豆大,共研为末,加饭做成丸子,如绿豆大。另以朱砂少许,同酒化服一丸,立愈。

4. 风淫湿痹(手足不举,筋节挛疼)。用全蝎七个,瓦炒,加麝香三分,研匀。空心时，以酒三碗调服。如不见效，可再次服药。

5. 肾气冷痛（肾脏虚冷，气攻脐腹，两胁疼痛）。用干蝎七钱半，焙干为末，以酒及童便各三升，煎如稠膏，做成丸子，如梧子大。每服二十丸，酒送下。

6. 小肠疝气。用小全蝎焙干为末，每发时服一钱，加麝香一二分，温酒调服。过一会，再服一次，极效。

7. 肾虚耳聋。用小蝎四十九个，生姜（如蝎大）四十九片，同炒至姜干，研为末，温酒送服。至一、二更时，再服一次，醉不妨。次日耳中如闻笙簧声，即为有效。

8. 脓耳疼痛。用蝎梢七枚，去毒，焙干，加麝香半钱，研为末，挑少许入耳中。日夜三四次，以愈为度。

9. 偏正头风。用全蝎二十一个，地龙六条，土狗三个，五倍子五钱，共研为末，酒调匀，摊贴太阳穴上。

10. 风牙疼痛。用全蝎三个，蜂房二钱，炒，研细，搽痛处。

11. 肠风下血。用干蝎（炒）、白矾（烧）各二两，共研为末。每服半钱，米汤送下。

12. 诸痔发痒。用全蝎不拘多少，烧烟熏痒处，即见效。

13. 诸疮毒肿。用全蝎七枚，栀子七个，以麻油煎黑，去渣，加黄蜡化成膏，敷涂患处。

水蛭

释名

至掌。大者名马蜞、马蛭、马蟥、马鳖。

性味

咸、苦、平、有毒。

主治

1. 产后血晕(血结于胸中,或偏于少腹,或连于胁肋)。用水蛭(炒)、虫(去翅足,炒)、没药、麝香各一钱,共研为末,以四物汤调下。

2. 跌打损伤(淤血凝滞,心腹胀痛,大小便不通)。用红蛭(石头炒黄)半两,大黄、牵牛头末各二两,共研为末。每服二钱,热酒调下。当排出恶血,以尽为度。此方名“夺命散”。

3. 坠跌内伤。用水蛭、麝香各一两,锉碎,烧出烟,研为末。酒服一钱,当有积血排下。

4. 红白毒肿。用水蛭十余枚令咂病处,取皮皱肉白为效。冬月无蛭,地中掘取,养暖水中,令活动。先将患者痛处的皮肤擦净,然后用竹筒装水蛭合上,不久,水蛭吸满人血自脱,如需多吸,另换新蛭。

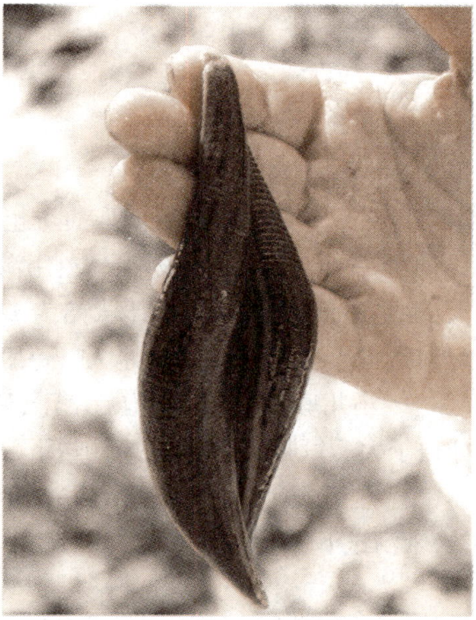

水蛭

蛆

释名

蛆是蝇的幼虫。

性味

寒、无毒。

主治

1. 一切疳疾。在六月间取粪坑蛆淘净，封竹筒中，干后研末。每服一至二钱，加麝香少许，米汤送服。又方：用淘米水泡蛆一天，逐日换汁，再以清水泡三天，也是逐日换汁，然后晒干火焙为末，加黄连末等分。每半两配麝香五分，一起和猪胆汁调成丸子，如黍米大。每服三四十丸，米汤送下。极效。

2. 小儿痹积。用蛆洗泡后晒干，研为末，加甘草末少许，拌米糊做成丸子，如梧子大。每服五至七丸，米汤送下，甚效。

3. 热痢吐食（因服热药所致）。取粪蛆用流水洗净，晒干，研为末，每服一钱，米汤送下。

蛴螬

释名

地蚕、乳齐、应条。

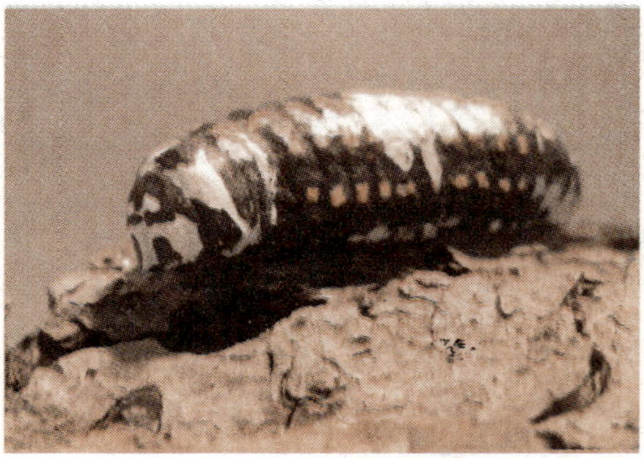

蛴螬

性味

咸、微温、有毒。

主治

1. 小儿脐疮。用蛴螬研末敷涂,数次可愈。
2. 小儿唇紧。用蛴螬研末,猪油调搽。
3. 丹毒。用蛴螬捣烂敷涂。
4. 痈疽痔漏。用蛴螬研末敷涂,每天一次。
5. 断酒不饮。用蛴螬研末,酒送服。
6. 目中翳障。用蛴螬捣取汁,滴眼中。

蚱蝉

释名

蜩、齐女。

性味

咸、甘、寒、无毒。

主治

1. 百日发惊。用蚱蝉(去翅足,炙过)三分,赤芍药三分,黄芩二分,加水二碗,煎成一碗,温服。

2. 破伤风病(角弓反张)。用秋蝉一个,地肤子(炒)八分,麝香少许,共研为末,酒送服二钱。

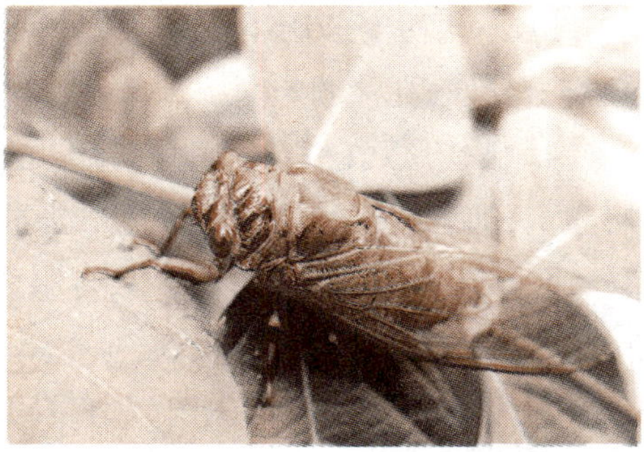

蚱蝉

3. 头风疼痛。用蚱蝉二个，生研，加乳香、朱砂各半分，做成丸子，如小豆大，每用一丸，随头所在的一侧纳入鼻中，以出黄水为有效。

蝉蜕

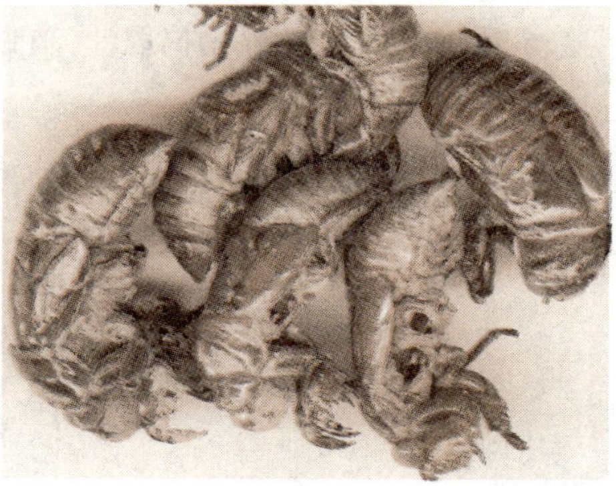

蝉蜕

释名

蝉壳、枯蝉、金牛儿。

性味

咸、甘、寒、无毒。

主治

1. 小儿夜啼。用蝉蜕四十九个，去前截，以后截研为末，分四次服，钩藤汤调下。

2. 小儿天吊（头目仰视，痰塞内热）。用金牛儿（即蝉蜕）在浆水中煮一天，晒干，研为末。每服二三分，冷水调下。

3. 小儿初生，口噤不乳。用蝉蜕十数枚，全蝎（去毒）十数枚，共研为末，加轻粉末少许，乳汁调匀灌下。

4. 破伤风病（发热）。用蝉蜕炒过，研为末，酒送服一钱，极效。又方：用蜕研为末，加葱涎调匀，涂破处，流出恶水，立效。此方名“追风散”。

5. 皮肤风痒。用蝉蜕为末，每服一钱，羊肝煎汤送下。一天服二次。

6. 痘后目翳。治方同上。

7. 耳出脓。用蝉蜕半两（烧存性），麝香半钱（炒），共研为末，棉裹塞耳中，追出恶物，即效。

8. 小儿阴肿（多因坐地风袭，或为虫蚁所伤）。用蝉蜕半两，煎水洗，同时服五苓散，即肿消痛止。

9. 胃热吐食。用蝉蜕五十个(去泥)，滑石一两，共研为末，每服二钱，水一碗，加蜜调服。此方名“清膈散”。

10. 疔疮毒肿。用蝉蜕炒为末，蜜水调服一钱，另以唾液调末，涂搽患处。

蜣　螂

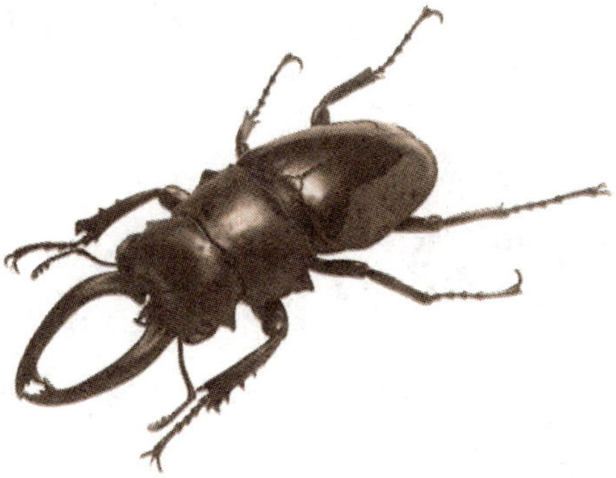

蜣螂

释　名

推丸，推车客、黑牛儿、铁甲将军、夜游将军。

性　味

咸、寒、有毒。

主　治

1. 小儿惊风(不拘急、慢均适用)。用蜣螂一枚捣烂，加水一小碗，于百沸汤中烫热，去渣，饮服。

2. 小儿疳疾。用土裹蜣螂煨熟。吃下。

3. 小儿重舌。用蜣螂烧成末，唾液和匀敷舌上。

4. 赤白痢(包括噤口痢及泄泻)。用蜣螂烧研为末。每用半钱或一钱，烧酒调服，小儿用黄酒调服。立效。此方名“黑牛散”。

5. 大肠脱肛。用蜣螂烧存性，研为末，加冰片研匀，敷肛上托入，即愈。

6. 大小便不通。用夏天收集阴干的蜣螂一个，放净砖上，四面以灰火烘干，当腰切断。大便不通，用上截；小便不通。用下截；二便不通，用全部。各研为末，水送服。

7. 小便血淋。用蜣螂研为末,水冲服。

8. 痔漏出水。用蜣螂一个阴干,加冰片少许,研为细末,搓纸捻蘸末塞入孔内,渐渐生肉,药自退出,即愈。又方:用蜣螂焙干,研为末,先以矾汤洗过,再加药末敷贴。

9. 疔肿恶疮。生蜣螂一个,在蜜汤中浸死,瓦上焙焦为末。先用针烧过,把疮肿挑破,然后用醋调药末敷涂。

10. 无名恶疮。用死蜣螂捣汁敷涂。

蝼蛄

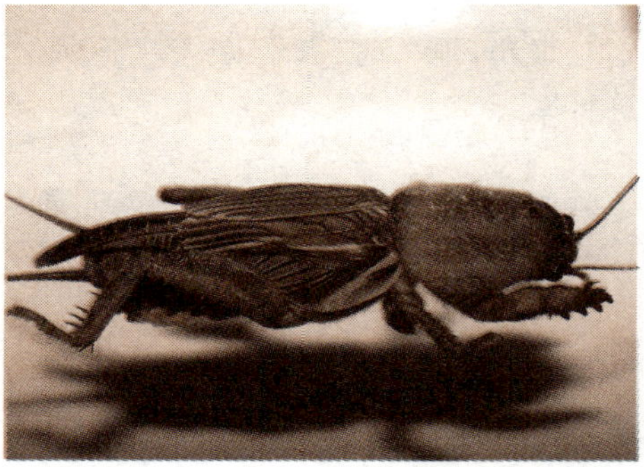

蝼蛄

释名

蟪蛄、天蝼、蝼蝈、仙姑、石鼠、梧鼠、土狗。

性味

咸、寒、无毒。

主治

1. 水肿病(腹满,喘急,不能安卧)。用蝼蛄五枚,焙干为末,饭前用开水送服一钱,以小便通畅为效,加甘遂末一钱、商陆汁一匙,忌盐百日。又方:不便不通者,用蝼蛄下截焙研,水磁服半钱,立通。又方:用蝼蛄一个,葡萄心七个,捣烂,露一夜,晒干,共研为末,酒送服。又方:夏季收集蝼蛄阴干,分头、腹、尾,焙过收存。治上身水肿,用头末七个。治身体中部水肿,用腹末七个;治下身水肿,用尾末七个。饭前服,酒送下。

2. 大腹水肿。用蝼蛄炙热,每天吃十个。又方:用大戟、芫花、甘遂、大黄各三钱，共研为末。以蝼蛄七个，加捣烂的葱，在新瓦上焙干，去掉翅足，每个剪作左右两半。退左侧水肿时，即以虫的左侧七片焙研加上述的药末二钱，黎明时，用淡竹叶、天门冬煎汤调服。三天后，照这种方法服虫的右侧七片。

3. 鼻消水（头面乳肿较重）。用蝼蛄一个，轻粉二分半，共研为末，每次取少许，入鼻中，以黄水出净为效。

4. 石淋肿痛。用蝼蛄七个，盐二两，在新瓦上焙干，研为末。每服一匙，温酒送下。

5. 大小便不通。用蝼蛄、蜣螂各七个，男取虫头，女取虫身，瓦上焙焦，研为末。以樗皮煎汁送服。极效。

6. 胞衣不下。用蝼蛄一个，水煎开二十次，灌入即下。

7. 牙齿疼痛。用蝼蛄一个，裹旧糟中，湿纸包好煨焦，去糟，研末敷患处。

蟾　蜍

释名

促秋、秋施、菊促、苦龙、何皮、癞蛤蟆。

性味

甘辛、温、有毒。

主治

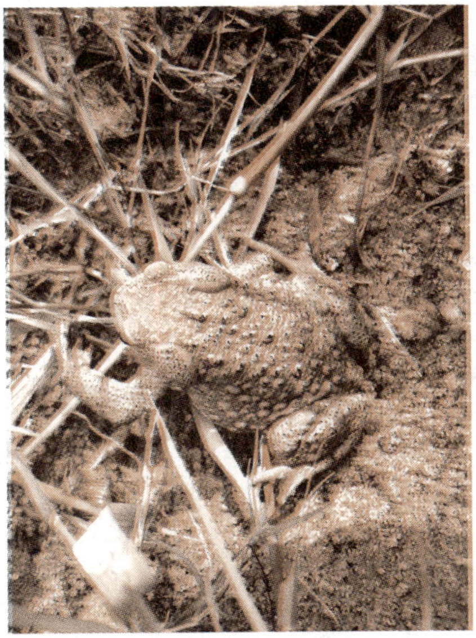

蟾蜍

1. 腹中冷癖（逆害饮食，两胁痞满，按之鸣转）。用大蟾蜍一个，去皮、肠，切成小块，加芒硝（体强者一升，中等者七合，体弱者五合），以水七升，煮成四升，一次服下，以泻为度。

2. 小儿疳积(疳积腹大,黄瘦骨立,头生疮疖)。用立秋后大蟾蜍,去首、足、肠,涂上清油,在瓦上炙熟吃下,有积秽排出。连吃五六个,一月之后,形容改变,疗效显著。

3. 五疳八痢(面黄肌瘦,好食泥土,不思乳食)。用大干蟾蜍一个(烧存性),皂角(去皮、弦)一钱(烧存性),蛤粉(水飞)三钱,麝香一钱,共研为末,糊成丸子,如粟米大。每服三四十丸,空心服,米汤送下。一天服二次,此方名"五疳保童丸"。

4. 走马牙疳,浸蚀口鼻。用干蟾蜍裹黄泥中煅过,取二钱,加黄连二钱半,青黛一钱、麝香少许,共研为末,敷患处。

5. 小儿口疮、褥疮。用夏季蟾蜍炙过,研为末,敷患处。

6. 一切湿疮。用蟾蜍烧灰,调猪油涂搽。

7. 小儿癣疮。治方同上。

8. 附骨坏疮(脓汁不断,或骨从疮孔中露出,久治不愈)。和大蟾蜍一个,乱头发如鸡蛋大一团,猪油四两,煎枯,去渣,凝成膏药,先以桑根皮、乌头煎汤洗疮,再用煅过的龙骨末,撒在疮的四周,最后以膏药敷上贴好。

9. 肿毒初起。用大蟾蜍一个剁碎,和炒石灰一起,研如泥敷涂。频频换药。

10. 破伤风病。用蟾蜍二两半(切剁如泥),加花椒一两,同酒炒熟,再加酒二两半,温服。不久,通身出汗,极效。

11. 折伤接骨。用大蟾蜍生研如泥,敷涂伤处,外用竹片包好捆稳。

12. 大肠痔疾。用蟾蜍一个,泥封固,火上煅存性,研为末;另取猪大肠一截,扎定两头,煮熟切碎,蘸蟾末吃下。如此几次,痔疮自落。

蟾酥(蟾蜍的眉间白汁,即蟾蜍耳上腺及皮肤腺的分泌物)

1. 拔取疔毒。用蟾酥调白面、黄丹做成丸子,如麦粒大,插入疮中,同时以水和丸成膏贴疮上。

2. 疔疮恶肿。用蟾酥一钱,巴豆四枚,捣烂,加饭做成丸子,如绿豆大。每服一丸,姜汤送下。以蓄根、黄荆子研,酒半碗饮服促进药力。四五次后,可食粥补身体。

3. 一切疮毒。用蟾酥一钱,白面二钱,朱砂少许,加水调成丸子,如麦粒大。每用一丸,水送服。如疮势紧急,用葱汤送服五七丸亦可。汗出即愈。

4. 喉痹乳蛾。用蟾酥、草乌尖末、皂角末等分,做成丸子,如小豆大。每研一丸点患处,极有效。

5. 一切齿痛。用蟾酥少许点患处即止。

6. 破伤风。用蟾酥二钱,水调成糊,加干蝎(酒炒)、天麻各半两,共研为末,做成丸子,如绿豆大。每服一至二丸,温酒送下。

蛙

释名

长股、田鸡、青鸡、坐鱼、蛤鱼。

性味

甘、寒、无毒。

主治

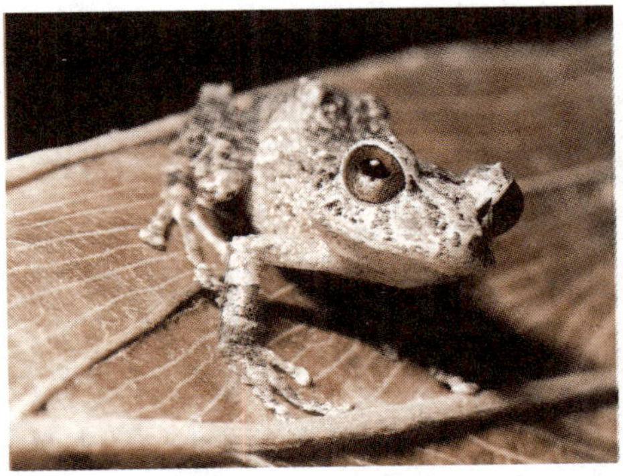

青蛙

1. 水肿。用活蛙三个,每个口内放一铜钱,钱上涂黄连末少许;另取猪肚一个,以茶油洗净后,包蛙在其中,扎好,煮一会取出,去掉蛙的皮、肠,只吃蛙肉和猪肚,酒送服。忌食酸、咸、鱼、面、鸡、鹅、羊肉,宜吃猪、鸭。此方名“蛤馔”。

2. 水蛊腹大。动有水声,皮肤变黑。用干青蛙二个,以油炒干;蝼蛄七枚,炒过;苦壶芦半两,炒过。共研为末。每服二钱,空心服,温酒送下。三服可愈。

3. 毒痢噤口。用青蛙一个,连肠肚捣碎,瓦上烘热,加麝香五分,做饼贴脐上,气通后即能进食。

4. 诸痔疼痛。用青蛙一个,烧存性,研为末,加米糕做丸,如梧子大。每空腹时,先吃饭二匙,再服药十五丸,枳壳汤送下。

5. 恶疮如眼(上高下深,颗颗累垂如瞽眼,顶上露出舌状物,毒孔透里)。用蛙皮烧存性,研为末,蜜水调匀敷患处。

蜈蚣

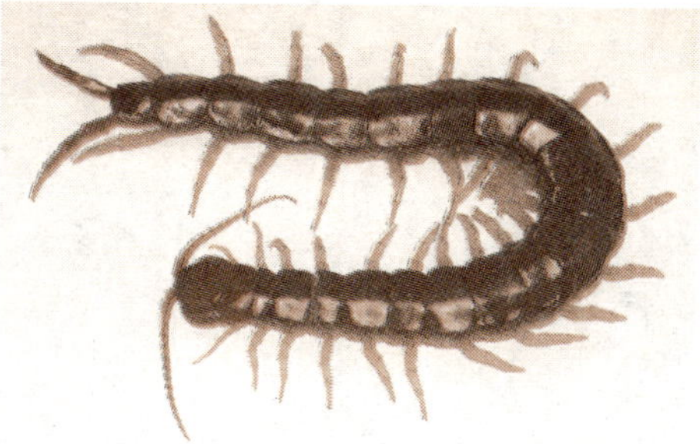

蜈蚣

释名

蒺藜、天龙。

性味

辛、温、有毒。

主治

1. 小儿撮口(舌上有疮,如粟米大)。用生蜈蚣捣汁敷涂。

2. 小儿急惊。用蜈蚣一条(去足),炙为末,丹砂、轻粉,等分研匀,加乳汁和成丸子,如绿豆大。按病者年龄,每岁服一丸,乳汁送下。

3. 天吊惊风(目久不下,眼见白睛,角弓反张,不能出声)。用大蜈蚣一条,去头足,酥炙,以竹刀劈为左右两半,研为末,各半加麝香五分。用时,以左半药末吹入左鼻,以右半药末吹入右鼻,但都只吹少许,不可过多。若眼未下,可再吹入少量,服下即止。

4. 破伤风。用蜈蚣研末擦牙,吐出涎沫即愈。又方:用蜈蚣头、乌头尖、附子底、蝎梢,等分为末。每用一分至三分,热酒灌服。另以药末敷患处,出汗即愈。

5. 口眼歪斜,口内麻木。用蜈蚣三条,一蜜炙,一酒浸,一纸裹火煨,都要去掉头足;天南星一个,切作四片,一蜜炙,一酒浸,一纸裹火煨,一生用;半夏、白芷各五钱。各药一起研为末,加麝香少许。每服一钱,热水调下。一天服一次。

6. 蝮蛇螫伤。用蜈蚣研末敷涂。

7. 天蛇头疮(生手指头上)。用蜈蚣一条,烧烟熏一二次即愈。或研蜈蚣为末,调猪胆汁敷涂。

8. 丹毒瘤肿。用蜈蚣一条,白矾如皂角子大一块,雷丸一个,百部二钱,共研为末,调醋敷涂。

9. 瘰疬溃疮。用茶和蜈蚣二味,炙至香熟。捣筛为末,先以甘草汤洗净患处,再将药末敷上。

10. 耳出脓。用蜈蚣研末吹耳内。

11. 小儿秃疮。用大蜈蚣一条,盐一分,放油内浸七天,取油涂搽,即效。

12. 痔疮疼痛。用赤足蜈蚣焙为末,加片脑少许,调好敷涂。又方:用蜈蚣三条,浸入煮开一二次的香油中,再加五倍子末二三钱,瓶封收存。在痔痛不可忍时,取油点涂,即时痛止。

13. 腹大如箕。用蜈蚣三五条,酒炙过,研为末。每服一钱,分为两份,分别装入两个开孔的鸡蛋内,搅匀,封好,煮熟吃下。一天一次,连进三服可愈。

14. 脚肚转筋。用蜈蚣烧为末,调猪油涂搽。

蚯蚓

释名

蜮蚓、朐闰、坚蚕、阮善。

性味

咸寒、无毒。

主治

1. 伤寒热结。用大蚯蚓半斤,去泥,以人尿煮汁饮服。或以生蚓绞汁服亦可。

2. 诸疟烦热。用生蚯蚓四条，洗净，研如泥，加生姜汁少许，薄荷汁少许，蜜一匙，水调服。

3. 小便不通。和蚯蚓捣烂，浸水中，滤取浓汁半碗服下，立通。

4. 老人尿闭。用蚯蚓、茴香等分，捣汁饮服。即可愈。

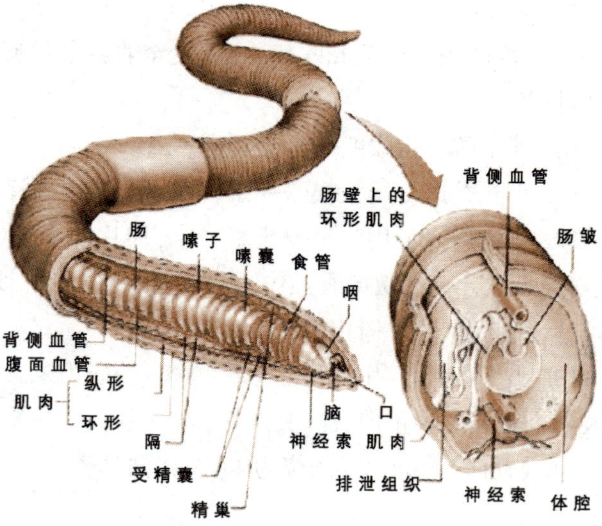

蚯蚓

5. 小儿急惊。用生蚯蚓一条，研烂，加五福化毒丹一丸，同研。以薄荷汤少许化服。此方名“五福丸”。

6. 小儿慢惊。用乳香半钱，胡粉一钱，研匀，加活蚯蚓捏去土，捣烂，和药做成丸子，如麻子大。每服七至十五丸，葱白煎汤送下。此方名“乳香丸”。

7. 小儿阴囊肿大。用蚯蚓连土为末。调唾液敷涂。

8. 手足肿痛欲断。用蚯蚓三升，加水五升，绞汁二升半，服下。

9. 风热头痛。用蚯蚓炒过，研细，加姜汁、半夏饼、赤茯苓，各药等分为末。每取三分至五分，以生姜荆芥汤送服。

10. 偏正头痛。用蚯蚓（去土，焙干）、乳香，等分为末。每取三分作纸捻烧出烟，以鼻嗅入。

11. 风赤眼痛。用蚯蚓十条，炙为末。每服三钱，茶送下。

12. 齿缝出血。用蚯蚓末、枯矾各一钱，麝香少许，研匀，搽患处。

13. 木舌肿满。用蚯蚓一条，盐化出水，涂舌上。肿满渐消。

14. 咽喉肿痛。不能下食。用蚯蚓十四条捣烂，涂喉外，另以一条加盐化水，加蜜少许内服。

15. 鼻中息肉。用蚯蚓（炒）一分，皂荚一挺，共研为末，调蜜涂患处，清水滴尽即愈。

16. 聘耳出脓。用生蚯蚓、釜上墨、生猪油，等分研匀，加葱汁作成挺子，棉裹塞耳内。又方：用蚯蚓研末吹耳内。

17. 耳中耵聍，干结不出。用蚯蚓包在葱叶中，取化出来的水滴耳令满。数次之后,即可把干结物挑出。

18. 瘰疬溃烂。先用荆芥根上段煎汤温洗,在疮破紫黑处,针刺去血,再洗三四次,然后用黎明时收集的蚯蚓一把,放炭火上烧红为末。每一匙加乳香、没药、轻粉各半钱,穿山甲九片,炙为末,调油敷涂患处。有特效。

19. 阳症脱肛。用荆芥、生姜煎汤洗患处后,即取蚯蚓(去土)一两,朴硝二钱研为末,调油敷涂。

20. 对口毒疮(已出脓者)。用韭地蚯蚓捣烂,凉水调匀敷涂。每天换药三四次。

21. 口舌糜疮。用蚯蚓、吴茱萸研为末,调醋和生面涂足心,有效。

蜗 牛

释 名

山蜗、蜗蠃、蜒蚰蠃、土牛儿。

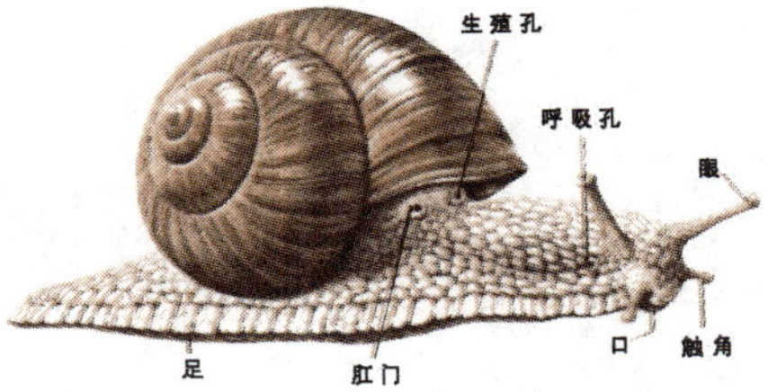

蜗牛

性 味

咸、寒、有小毒。

主 治

1. 小便不通。用蜗牛捣烂贴脐下,以手摩擦。加麝香少许更好。

2. 大肠脱肛。用蜗牛一两烧灰,调猪油敷涂,立缩。又方:用干蜗牛一百个,炒研。每取一钱,以飞过赤汁的磁石末五钱,加水一碗,煎成半碗,调药服下。

3. 痔疮肿痛。用蜗牛浸油涂搽,或烧过研末敷涂。又方:用蜗牛一个,加麝香少许,装碗中,次日取碗中汁液涂搽。

4. 背疮初起。有活蜗牛二百个,加水一碗,封瓶中一夜,取涎水调蛤粉敷疮上。每天十多次,热痛渐止,疮亦渐愈。

5. 瘰疬未溃。用连壳蜗牛七个，丁香七粒，一起烧过，研为末，敷贴患处。

6. 瘰疬已溃。用蜗牛烧研，加轻粉少许，调猪脊髓涂搽。

7. 喉痹肿塞。用蜗牛棉裹，水浸，放口中含咽，不久即通。

8. 耳腮痄肿及喉部诸肿。用蜗牛同面研末敷涂。

9. 脸上毒疮。用蜗牛一二个，加酱少许，共捣烂摊纸上，贴患处。纸上留一小孔透气，极效。

10. 赤白翳膜。用生蜗牛一个，加丹砂末，在火上炙沸，以棉球蘸汁涂眼中。一天二次。

11. 鼻血不止。用蜗牛一个焙干，乌贼骨半钱，共研为末，吹鼻内。

12. 撮口脐风。用蜗牛五个，去壳，研汁涂口，有效即止。又方：用蜗牛十个，去壳研烂，加莳萝末半分，研匀涂搽，有效即止。

13. 滴耳聋闭。用蜗牛一两，石胆、钟乳粉各二钱半，共研为末，装盒中，火煅过，加片脑少许。每以酒调药二三分滴耳中，即愈。

14. 虫牙作痛。用蜗牛壳三十个烧过，研为末，每日搽痛处。

蛞蝓

释名

陵蠡、土蜗、托胎虫、鼻涕虫、蜒蚰螺。

性味

咸、寒、无毒。

主治

1. 蜈蚣咬伤。用蛞蝓生捣敷涂。

2. 痔热肿痛。用大蛞蝓一个捣如泥，加龙脑三分，胭脂坯子半钱，敷患处。敷药前，以石薜煮水熏洗更好。

3. 脚胫烂疮。用蛞蝓十个，瓦上焙干，研为末，调油敷患处，立效。

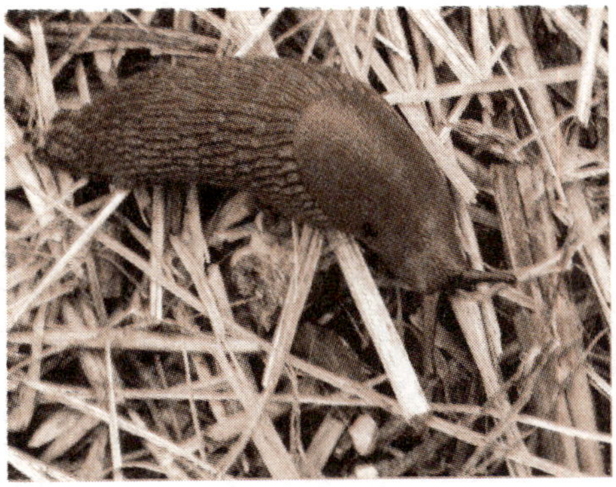

蛞蝓

介部

水龟

释名

玄衣督邮。龟甲：神屋、败龟板、败将、漏天机。

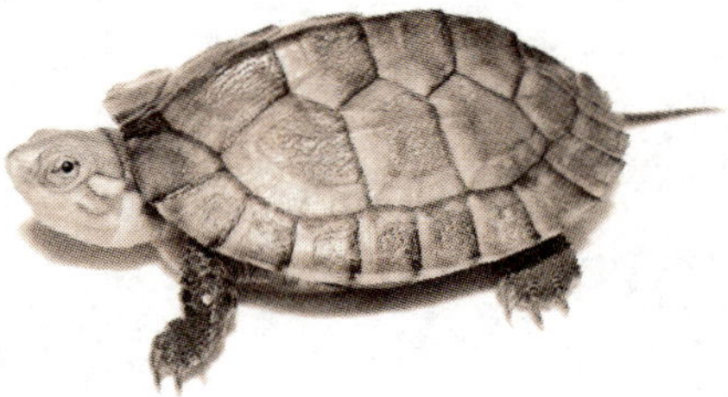

水龟

性味

龟甲：甘、平、有毒。

肉：甘、酸、温、无毒。

主治

龟甲

1. 阴虚血弱。用龟甲（炙熟）、地黄（九蒸九晒）、黄蘗（盐水浸炒）、知母（酒炒）各四两，在石器内研为末，加猪脊髓和丸，如梧子大。每服百丸，空心温酒下。一方：与上方同，但去地黄，加五味子（炒）一两。

2. 疟疾不止。用龟甲烧存性，研为末。每服一匙，酒送下。

3. 难产催生。用龟甲烧存性，研为末，酒送服一匙。又方：治经过三五天还分娩不出以及女子交骨不开,用干龟壳一个(酥炙),妇女头发一把(烧灰),川芎、当归各一两。每取七钱水煎服。隔半小时左右,再服药一次,生胞死胎都能产下。

4. 肿毒初起。用龟甲一枚,烧过,研为末,酒送服四钱。

5. 小儿头疮。用龟甲烧灰敷涂。

6. 口耳生疮。治方同上。

7. 臁疮朽臭。用生龟一个,取壳,醋炙黄,火煅存性,出火气后,加入轻粉、麝香。先用葱汤洗净患处,再搽药。

肉

1. 热气湿痹,腹内急热。用龟肉同五味煮食,微泄为效。

2. 筋骨疼痛。用乌龟一个,分作四脚,每用一脚,加天花粉、枸杞子各一钱二分,雄黄五分,麝香五分,槐花三钱,水一碗,煎服。

3. 多年咳嗽不愈。用生龟三个,照平常吃龟方法治净,去肠,以水五升,煮取三升,浸曲,酿秫米四升,常取饮服。

4. 下痢及泻血。用乌龟肉拌砂糖,和椒,炙煮吃下。多吃几剂即愈。

5. 虚劳咯血。用葱、椒、酱油煮乌龟吃。

6. 年久痔漏。用乌龟二三个,煮取肉,加茴香、葱酱,常吃,忌食糟、醋等热物。

玳 瑁

释 名

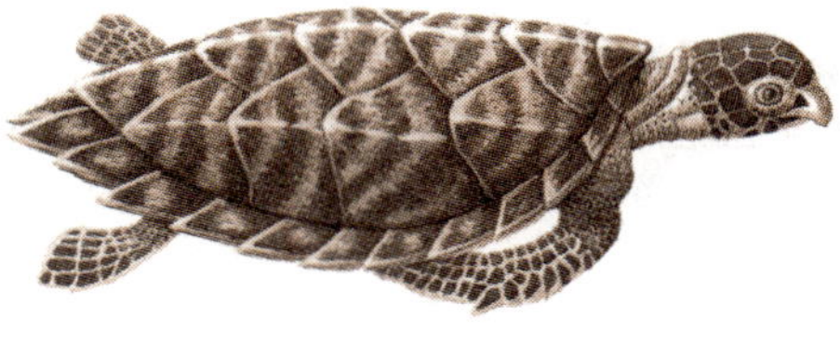

玳瑁

十三鳞、瑁、文甲、瑇玳。

性 味

(甲)甘、寒、无毒。

主治

1. 预解痘毒。用生玳瑁、生犀角各磨汁一合，和匀，取半合温服。一天服三次。在痘疮流行时服此，病未发则内消，病已发则减轻。

2. 痘疮黑陷(乃心热血凝所致)。用生玳瑁，生犀角，同磨汁一合，加猪心血少许、紫草汤五匙，和匀温服。

3. 迎风目泪(乃心肾虚热所致)。用生玳瑁、羚羊角各一两，石燕子一双，共研为末，每服一钱，薄荷汤送下。一天服一次。

鳖

释名

团鱼、神守。

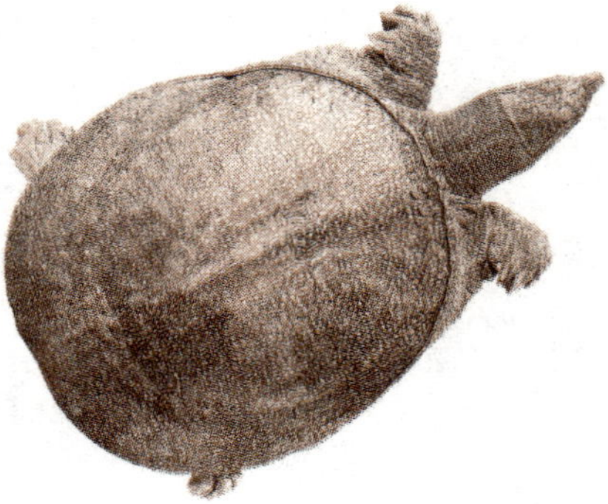

鳖

性味

鳖甲：咸、平、无毒。
肉：甘、平、无毒。

主治

鳖甲

1. 老疟劳疟。用鳖甲醋炙、研末，每服一匙，酒送下。隔夜一服，清早一服，病发时一服，加雄黄少许更有效。

2. 奔豚气痛，上冲心腹。用鳖甲（醋炙）三两，京三棱（煨）二两，捣末，桃仁（去皮尖）四两，加醋煎如糖浆，以瓶收存，每服半匙，空心服，酒送下。

3. 血瘕症癖（即肿瘤之类的病）。用鳖甲、琥珀，等分为末，酒送服二钱。不久即恶血排下。又方：用鳖甲以醋炙黄，研为末，每服一匙，牛乳一合调下。每晨一次。

4. 妇女漏下。用鳖甲（醋炙）研为末，清酒送服一匙。一天服二次。又方：用干姜、鳖甲、诃黎勒皮，等分为末，加糊做成丸子。每服三十丸。一天服二次。

5. 妇女难产。用鳖甲烧存性，研为末。酒送服一匙，即可产下。

6. 小儿痫疾。用鳖甲炙过，研为末。每服一钱，乳汁送下。一天服二次，亦可加蜜做成丸子服用。

7. 突然腰痛，不可俯仰。用鳖甲炙过，研为末，每服一匙，酒送下。一天服二次。

8. 沙石淋痛。用鳖甲醋炙过，研为末。每服一匙，酒送服。一天服三次，石出即愈。

9. 阴虚梦泄。用鳖甲烧过，研为末。每用三分，和酒半碗，童尿半碗，葱白七寸同煎，去葱，下午饮服。

10. 吐血不止。用鳖甲、蛤粉各一两，同炒至色黄，加熟地黄一两半，晒干，共研为末，每服二钱，饭后服茶送下。

11. 痈疽不敛。用鳖甲烧存性研为末，搽敷患处。

肉

1. 痃癖气块。以蚕沙一斗，桑柴灰一斗，水淋五次取汁，煮鳖一个如泥，去骨，再煮成膏，捣为丸，如梧子大。每服十丸，一天服三次。

2. 寒湿脚气，痛不可忍。用鳖二个，加水二斗，煮成一斗，去鳖取汁，再加苍耳、苍术、寻风藤各半斤，煎至七升，去渣，乘热熏患处。待药水转温，再将患处浸洗。

3. 肺结核。用鳖一个，柴胡、前胡、贝母、知母、杏仁各五钱，同煮熟。去骨、甲、裙，煮汁和丸，如梧子大。每次三十丸，空心服，黄芪汤送下。一天服二次。此方名“团鱼丸”。

蟹

释名

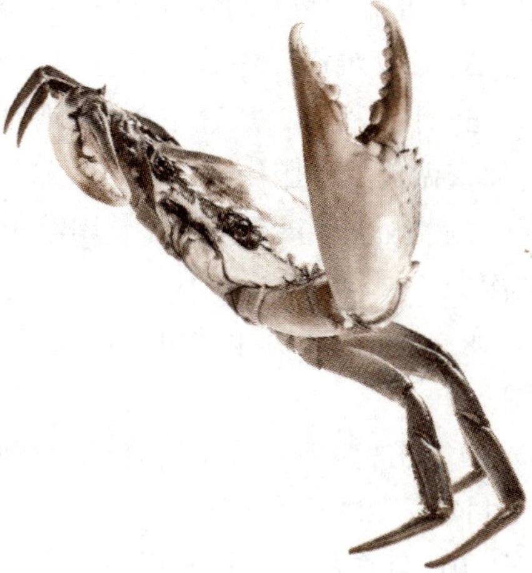
螃蟹

螃蟹、郭索、横行介士、无肠公子。雌名博带。

性味

咸、寒、有小毒。

主治

杀莨菪毒,解鳝鱼毒、漆毒,治疟及黄疸,捣成膏治疥疮、癣疮。捣出汁滴耳聋。

牡蛎

释名

牡蛤、蛎蛤、古贲。

性味

咸、平、微寒、无毒。

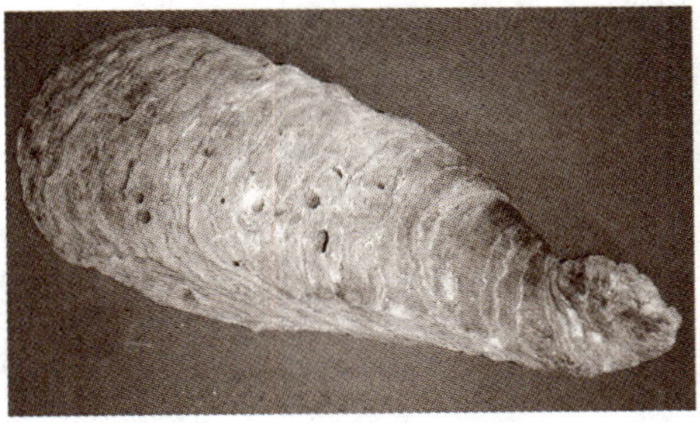

牡蛎

主治

1. 心脾气痛，有痰。用牡蛎煅成粉，酒送服二钱。

2. 疟疾寒热。用牡蛎粉、杜仲，等分为末，加蜜做成丸子，如梧子大。每服五十丸，温水送下。

3. 气虚盗汗。用牡蛎粉、杜仲，等分为末。每服一匙，酒送下。

4. 产后盗汗。用牡蛎粉、麦麸(炒黄)等分。每服一钱，猪肉汤调下。

5. 消渴饮水。用黄泥封固牡蛎，煅赤，研为末。每服一钱，活鲫鱼煎汤调下。

6. 百合变渴(由伤寒转成百合病，如寒无寒，如热无热，欲卧不卧，欲行不行，欲食不食，口苦，小便赤，一般服药则有吐泻，变成渴疾，久治不愈)。用牡蛎(熬)二两，栝楼根二两，共研为末。每服一匙，米汤调下。一天服三次。

7. 病后常流鼻血。用牡蛎十分，石膏五分，共研为末。每服一匙，酒送下。亦可加蜜做丸子吃，一天三次。

8. 小便淋闭(服治血药无效者)。用牡蛎粉、黄蘖(炒)，等分为末。每服一钱，小茴香汤送下。

9. 小便数多。用牡蛎五两烧灰，加小便三升，煎成二升，分三次服。极效。

10. 梦遗便溏。用牡蛎粉，加醋、糊做成丸子，如梧子大。每服三十丸，米汤送下。一天服二次。

11. 阴囊水肿。用牡蛎煅粉二两，干姜(炮)一两，共研为末，冷水调糊敷上。不久，囊热如火。药干即换，至小便通畅为愈。又方：改冷水调糊为葱汁，白面同调。小儿不用干姜。

12. 月经不止。用牡蛎煅过研细。加米醋揉成团，再煅再研，加米醋调艾叶末熬膏，做成丸子，如梧子大。每服四五十丸，醋艾汤送下。

13. 刀伤出血。用牡蛎粉敷涂。

14. 痈肿初起。用牡蛎粉末调水涂搽。药干即换。

15. 瘰疬。用牡蛎煅过,研为末。取四两,加玄参末三两,和面糊做成丸子,如梧子大。每服三十丸,酒送下。一天服三次,服尽除根。又方:瘰疬不知已破未破,用牡蛎四两,甘草一两,研为末。每服一钱,饭后服,茶汤调下。其效极验。

蚌

释名

从虫,丰声,蚌也。

性味

(蚌粉,亦称蛤粉)咸、寒、无毒。

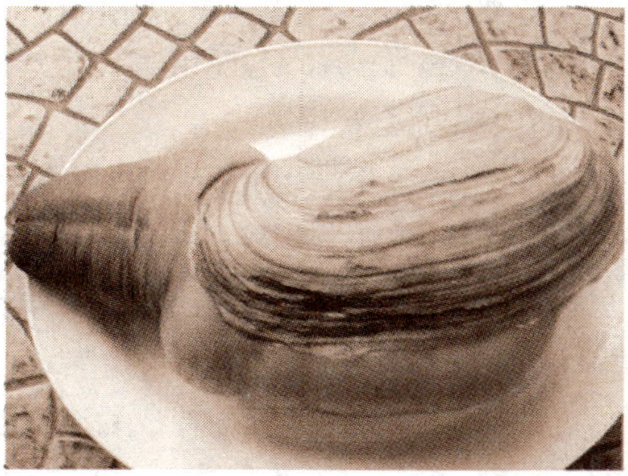

蚌

主治

1. 痰饮咳嗽。用蚌粉在新瓦上炒红,加青黛少许,每服二钱,淡齑水(滴入麻油数点)调服。

2. 反胃吐食。用蚌粉二钱,和生姜汁一碗捣匀,米醋调服。不效再服。

3. 痰疽赤肿。用蚌粉调醋涂搽。药干即换。

4. 雀目、夜盲。用蚌粉三钱,研为末,放入一片切开的猪肝中,扎定。以第二道淘米水煮七分熟。另取蚌粉蘸食,以汁送下。一天一次。

5. 脚趾湿烂。用蚌粉干搽。极验。

珍 珠

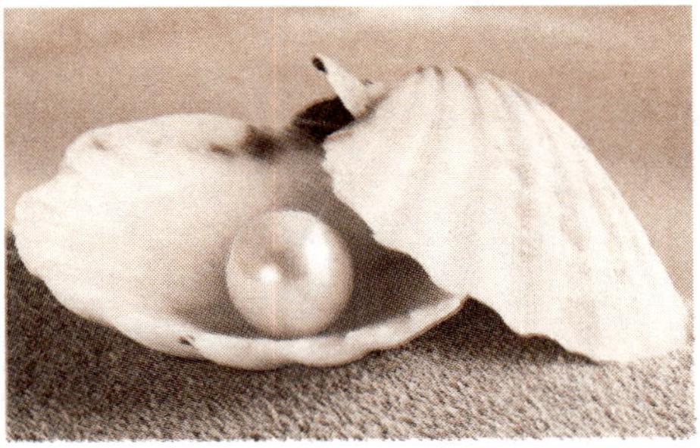

珍珠

释名

真珠、蚌珠。

性味

咸、甘、寒、无毒。

主治

1. 安神。用珍珠末如豆大一团。蜂蜜调服。一天服三次。

2. 妇女难产。用珍珠末一两,酒送服。

3. 胞衣不下。用珍珠一两,研为末,苦酒送服。

4. 子死腹中。用珍珠末二两,酒送服,立产。

5. 痘疮疔毒。用豌豆四十九粒(烧存性),头发灰三分,珍珠十四粒(炒研为末),一起和油胭脂同捣成膏。先将疮疔挑破,挤去恶血。取膏少许点上,疮变红活。此方名"四圣丹"。

6. 肝虚目暗,茫茫不见。用珍珠末一两,白蜜二合,鲤鱼胆二枚,和匀,煎过,滤取汁,频频点眼。

7. 青盲眼。治方同上。

8. 目生顽翳。用珍珠一两,地榆二两,加水二大碗煎干。取珍珠放醋中浸五日,热水淘去醋气,研为细末。每取少许点眼,至愈为止。

9. 小儿中风,手足拘挛。用珍珠末(水飞过)一两,石膏末一钱,和匀。每取一钱,加水七分煎成四分,温服。一天服三次。

石决明

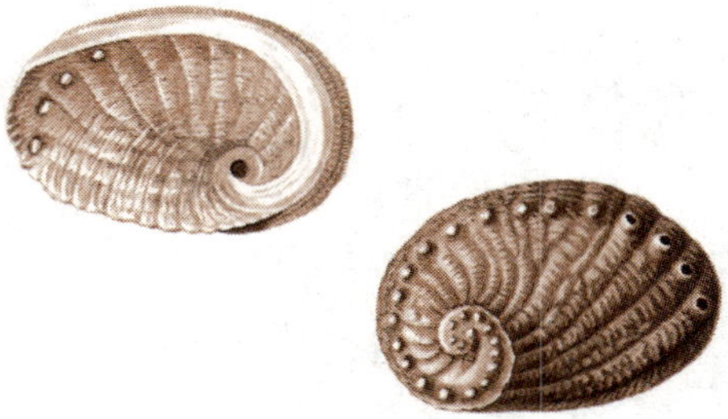

石决明

释名

九孔螺。壳名千里光。

性味

(壳)咸、平、无毒。

主治

1. 畏光。用石决明、黄菊花、甘草各一钱,水煎,冷后服。

2. 痘后目翳。用石决明火煅过,研为末,加谷精草等分,共研细,可烤猪肝蘸吃。

3. 肝虚目翳(气虚、血虚、肝虚,眼睛充血,夜如鸡啄,生出浮翳)。用石决明(烧成灰)、木贼(焙),等分为末。每取二钱,与姜、枣同用水煎,连渣服下。每天服三次。

4. 青盲、雀目。用石决明一两(烧存性),加苍术三两(去皮),共研为末。每取三钱,放入切开的猪肝中,扎定,加水煎熟,乘热熏目,待转温后,食肝饮汁。

5. 小便淋症。用石决明去粗皮,研为末。每服二钱,熟水送下。一天服二次。如淋中有软硬物,即加朽木末五分。

海 蛤

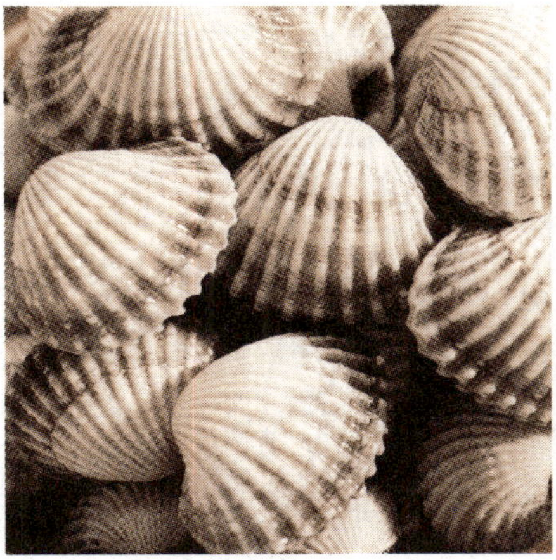

海蛤

释名

海中之蛤。

性味

苦、咸、平、无毒。

主治

1. 水荫肿满。用海蛤、杏仁、汉防己、枣肉各二两，葶苈六两，共研为末，做成丸子，如梧子大。每服十丸，以有水排出为度。

2. 水肿发热，小便不能通。用海蛤、木通、猪苓、泽泻、滑石、黄葵子、桑白皮各一钱，灯心三分，水煎服。一天服二次。此方名“海蛤汤”。

3. 腹水肿胀，四肢枯瘦。用海蛤（煅成粉）、防己各七钱半，葶苈、赤茯苓、桑白皮各一两，陈橘皮、郁李仁各半两，共研为末，加蜜做成丸子，如梧子大。每服五十丸，米汤送下。一天服二次。此方名“海蛤丸”。

4. 血痢内热。用海蛤粉二钱，蜜水调服。一天服二次。

5. 伤寒搐搦（汗出不止，手足抽筋）。用海蛤、川乌头各一两，穿山甲二两，共研为末，滴酒做成丸子，如弹子大。捏扁，放足心下，外以葱白包住，扎好，在热水中浸脚，浸至膝部最好。水冷须换热。以遍身出汗为度。每隔三天，照此方治疗一次。

6. 中风瘫痪。治方同上。

7. 鼻血不止。用海蛤粉一两，筛七次，槐花半两，炒焦，一起研匀，每服一钱，水调下。

蛤蜊

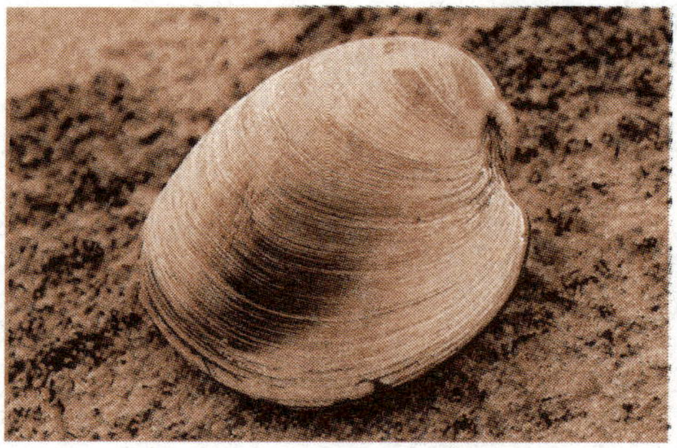
蛤蜊

释名

介壳类。

性味

肉：咸、冷、无毒。

蛤蜊粉：咸、寒、无毒。

主治

肉

润五脏，止消渴，开胃，治老癖。亦治寒热、妇女血块等。

蛤蜊粉

1. 气虚水肿。用大蒜十个捣成泥，加蛤蜊粉调成丸子，如梧子大。每服二十丸，饭前服，开水送下。积水由小便排出，即愈。

2. 白浊遗精。用蛤蜊粉（煅）一斤，黄蘖（新瓦炒过）一斤，共研为末，白水做成丸子，如梧子大。每用一百丸，空心服，温酒送下。一天服二次。

3. 雀目、青盲。用蛤粉炒黄，研为末，加油蜡化和做成丸子，如皂角子大，放入猪腰子中，扎定，蒸吃。一天吃一次。

贝子

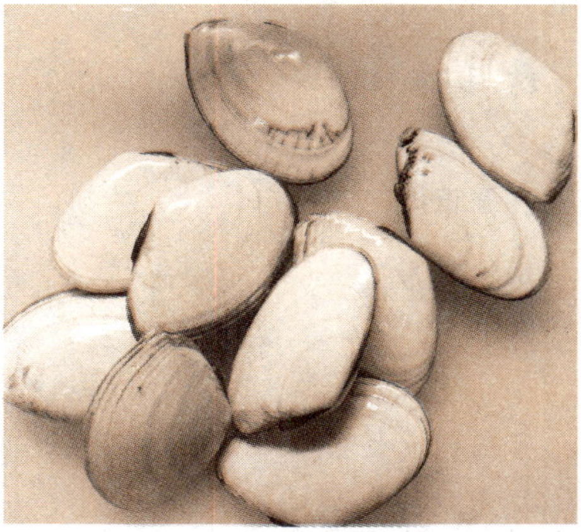

贝子

释名

贝齿、白贝、海。

性味

咸、平、有毒。

主治

1. 目花翳痛。用贝子一两，烧研成粉，加龙脑少许点眼。若有息肉，再加珍珠末等分。

2. 鼻渊脓血。用贝子烧研，每服二钱，酒送下。一天服三次。

3. 大便不通。用贝子三个，甘遂一钱五分，共研为末，浆水调下，不久即通。

4. 小便不通。用贝子一对，一个生用，一个烧过，共研为末，温酒送服。

5. 下疳阴疮。用贝子三个，煅红，研为末，搽患处。

田 螺

释名

圆田螺。

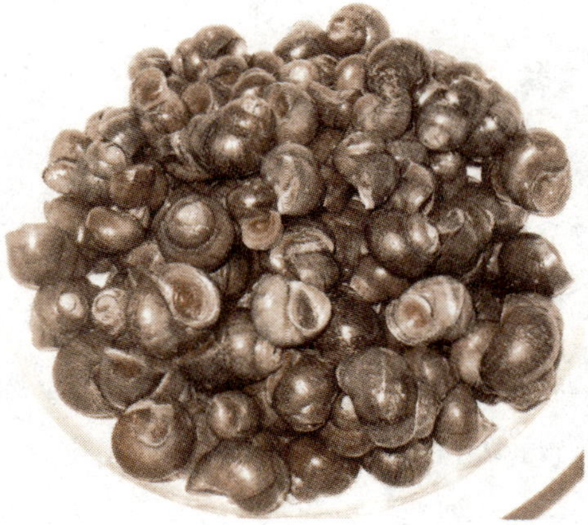

田螺

性味

肉：甘、大寒、无毒。

壳：甘、平、无毒。

主治

1. 消渴饮水（日夜不止，小便频数）。用田螺五升，在水一斗中浸一夜，渴即取此水饮用。每日换水及田螺一次。用田螺煮食饮汁亦可。

2. 肝热目赤。用大田螺七个，洗净，在水中洗去泥秽。换水一升，再次浸洗，取出放碗中加盐少许。从壳内吸自然汁点眼。

3. 烂弦风眼。治方同上，但以铜绿代盐。

4. 酒醉不醒。用水中螺蚌加葱豉，煮食饮汁，即解。

5. 小便不通（腹胀如鼓）。用田螺一个，盐半匙，生捣，敷脐下一寸三分，即通。

6. 噤口痢疾。用大田螺二个，捣烂，加麝香三分做饼，烘热贴脐间半日，待热气下行即思饮食。

7. 脱肛（脱出三五寸）。用大田螺二三个，在井水中养三四天，去泥，以黄连粉填入壳内。先作浓茶洗净肛门，然后用鸡翎蘸壳内水汁涂在脱肠上，随后以软布慢慢将肠头托入。

8. 反胃呕噎。将田螺洗净，养水中去泥，取出晒至半干，做成丸子，如梧子大。每服三十丸，藿香汤送下。用田螺烂壳研服亦可。

9. 水气浮肿。用大田螺、大蒜、车前子等分。捣成膏，摊贴脐上，水排出，肿即消。

10. 痔漏疼痛。田螺一个，放入片脑一分，取汁水搽患处。搽前用冬瓜汤洗净痔漏。又方：用田螺一枚，针刺破后，加入白矾末，埋藏一夜，取出，以螺内汁水涂患处，立能止痛。

11. 腋下狐臭。用活田螺一个，塞入巴豆仁一粒，待壳内有水汁流出，即以汁搽患处。照此方坚持，狐臭可以断根。

12. 瘰疬溃破。用田螺连肉烧存性，调香油涂搽。

13. 疔疮恶肿。用田螺一个，塞入冰片，取汁水点疮上。

壳

1. 心脾痛。田螺壳在松柴火上烧过，研为末，以乌沉汤、宽散之类调服二钱，此方名“水甲散”。

2. 小儿头疮。用田螺壳烧存性，调清油涂搽。

3. 小儿急惊。用多年的田螺壳烧灰，加麝香少许，水调匀，灌服。

蜗螺

释名

螺蛳。烂壳名鬼眼睛。

性味

甘、寒、无毒。

主治

1. 黄疸、酒疸。用螺蛳养去泥土。每天煮食饮汁，有效。

2. 黄疸吐血（病后，身、面皆黄，吐血很多，诸药不效）。用螺蛳十个，水漂去泥，捣烂，露一夜，黎明时，取汁水取二三次。血止即愈。

3. 五淋白浊。用螺蛳一碗，连壳炒热，加白酒三碗，煮成一碗，挑螺肉吃，即以所煮酒送下。数次即效。

4. 小儿脱肛。用螺蛳二三升，铺在桶内，令小儿坐上，不久即愈。

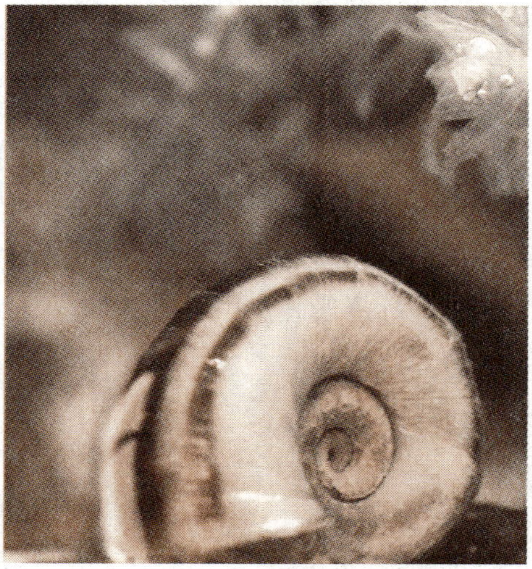

蜗螺

5. 痘疹目翳。常吃水煮螺蛳，有效。

6. 突然咳嗽。用螺蛳壳捣为末，每服一匙，酒送下。

7. 湿痰心痛。用白螺蛳壳洗净，烧存性，研为末，酒送服一匙。立止。

8. 膈气疼痛。用陈白螺蛳烧过，研细，每服一钱，酒送下。甚效。

9. 龟头生疮。用年久螺蛳烧灰敷涂。

10. 汤火伤疮。用多年干白螺蛳壳煅过。研为末，调油敷搽。

11. 瘰疬已破。用土墙上白螺蛳壳为末，每日敷患处。

12. 痘疮不收。用螺蛳壳洗净，煅过，研为末，敷疮上。

13. 小儿哮疾。用南墙上年久螺蛳为末，下午加水调好，晚饭时吞服。

14. 小儿软疖。用墙上螺蛳壳烧灰，加倒挂尘等分，调油涂搽。

菜部

韭

释名

草钟乳、起阳草。

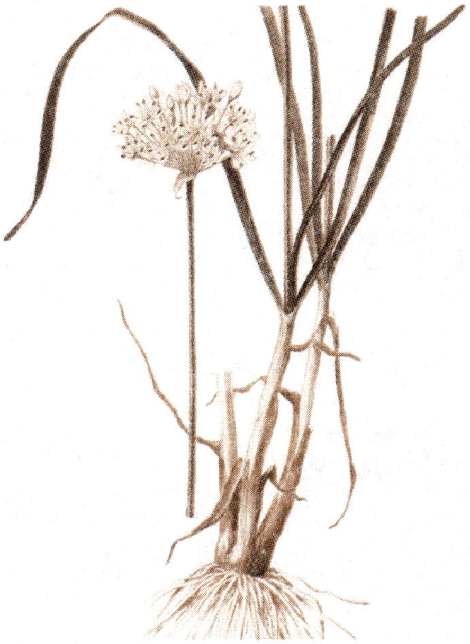
韭菜

性味

韭：辛、微酸、温、涩、无毒。

韭子：辛、甘、温、无毒。

主治

1. 胸痹急痛（痛如锥刺，不能俯仰，自汗）。用生韭或根五斤，洗净捣汁服。

2. 阴阳易病（男子因房事不慎，引起阴部肿大，小腹绞痛，头重眼花）。用鼠尿十四粒，韭根一大把，同煮开，去渣，再煮开二次，温服。得汗即愈，无汗可再服一剂。

3. 伤寒劳复（指伤寒病后，身体未复原而性交，引起旧病复发）。治方同上。

4. 喘息欲绝。取韭汁一升饮下。

5. 盗汗。用韭根四十九根，加水二升煮成一升，一次服下。

6. 消渴。用韭苗或炒或做汤。日食三五两，可加酱，但不可加盐。吃至十斤即见效。过了清明节，不宜此方。

7. 痢疾。多吃韭菜，做汤，煮粥，炒吃都行。

8. 赤白带下。用韭根捣汁，加童便露一夜，空心温服。

9. 疮癣。用大韭根炒存性，捣为末，调猪油涂搽。

10. 刀伤出血。用韭汁拌风化石灰，晒干，研为末，敷疮上。

11. 漆疮作痒。用韭叶捣烂敷上。

12. 耳出汁。用韭汁滴耳中，一天三次。

13. 食物中毒。用生韭汁服数升可解。

葱

释名

芤、菜伯、和事草、鹿胎。

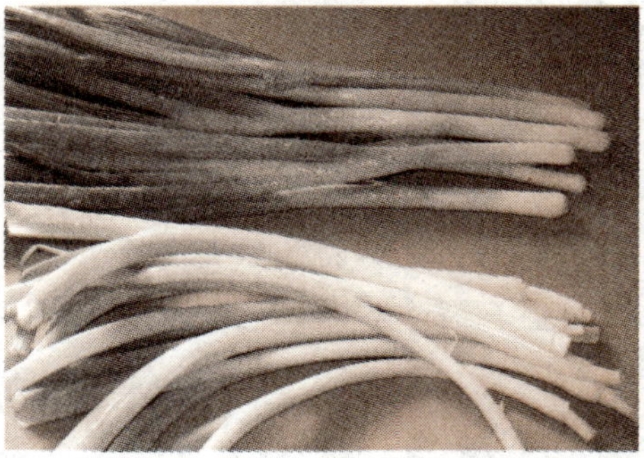

葱

性味

（葱茎白）辛、平；叶温；根、须、汁无毒。

主治

1. 感冒风寒。用葱白一把，淡豆豉半合，泡汤服，取汗。

2. 伤寒头痛。用连须葱白半斤，生姜二两，水煮，温服。

3. 风湿身痛。用生葱捣烂，加香油几滴，水煎，调川芎、郁金末各一钱服。引吐为好。

4. 动胎。用葱白煮浓汁饮下，胎未死即安稳，胎已死即产出。无效再服。

药中加川芎亦可。

5. 脱阳危症(大吐大泄之后四肢厥冷,不省人事,或在性交后小腹肾痛,外阴退缩,冷汗厥逆)。先以葱白炒热熨脐,后以葱白三七根捣烂,酒煮灌服,阳气即回。

6. 突然心痛,牙关紧闭。用老葱白五根,去皮须,捣成膏,以匙送入喉中,再灌入麻油四两,但得下咽即可渐愈。

7. 霍乱烦躁。用葱白二十根,大枣二十枚,水三升煎成二升,分次服。

8. 蛔虫引起心痛。用葱茎白二寸,铅粉二钱,捣成丸,服下即愈。葱能通气,粉能杀虫。

9. 小便闭胀。用葱白三斤,锉细,炒过,分包两个布袋中,交替熨小腹,气透即通。

10. 大小便闭。用葱白捣烂,调醋封小腹上,同时在封药处灸七壮。

11. 肿毒尿闭,小便不通。在葱中加入麻油,煎至黑色,去葱取油,随时涂肿处。

12. 阴囊肿痛。用葱白、乳香捣涂,即时痛止肿消。又方:煨葱,加一点盐,捣成泥,涂肿处。

13. 小便溺血。用葱白一把,郁金一两,加水一升煎至二合,温服。一天服三次。

14. 肠痔有血。用葱白三斤煮汤熏洗,立效。

15. 痈疽肿硬。用米粉四两,葱白一两,同炒黑,研为末,调醋敷贴,药干即换,以肿消为度。

16. 刀伤瘀血。用大葱白二十枚,麻子三升,捣碎,加水九升煮取一升半,一次服,吐出脓血即愈。如未痊愈,可再次服药。

17. 跌打损伤。用葱白连叶煨热,捣烂敷伤处。药冷即换。

18. 火焰丹毒。用生葱汁敷涂。

19. 喉中肿疼,气不通畅。用葱须阴干,研为末。每用二钱,加胆矾末一钱,和匀。取二三分入喉中。

薤

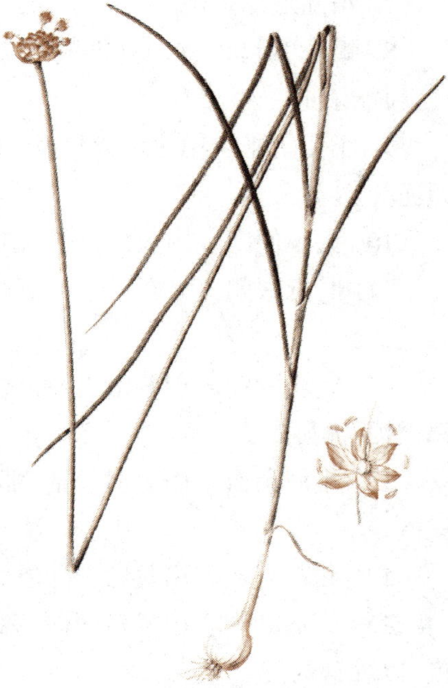
薤白

释名

钓子、火葱、菜芝、鸿荟。

性味

（薤白）辛、苦、温、滑、无毒。

主治

1. 胸痹（胸痛彻心，喘咳气短，喉中燥痒，寸脉沉迟，关脉弦数）。用栝楼实一枚、薤白半斤，加白酒七升煮成二升，分二次服。此方名“栝楼薤白汤”。又方：薤白四两，半夏一合，枳实半两，生姜一两，栝楼实半枚，切细，加醋煎服。

2. 奔豚气痛。用薤白捣汁饮服。

3. 赤白痢下。用薤白一把，同米煮粥吃。

4. 产后诸痢。多吃薤白，与羊肾同炒吃更好。

5. 妊娠胎动。用薤白一升，当归四两，加水五升煮取二升，分二次服。

6. 间疮痛痒。煮薤叶，捣烂后涂患处。

7. 咽喉肿痛。用薤根加醋，捣烂敷肿处。

蒜

释名

小蒜、茆蒜、荤菜。

性味

（根）辛、温、有小毒。

主治

1. 时气温病（初起头痛壮热，脉大）。用小蒜一升捣汁三合，一次服下。不愈，可再服一次。

2. 干霍乱（不得吐泻）。用小蒜一升，水三升煮取一升，一次服下。

3. 长年心痛。用小蒜煮成浓汁，勿沾盐，饱食，有效。

4. 疟疾。用小蒜不定量，研为泥，加黄丹少许，做成丸子，如芡子大。每服一丸，新汲水送下。

5. 恶核肿结。用小蒜、吴茱萸等分，捣烂敷患处。

6. 小儿白秃（头上团团白色）。用蒜切细每日搽患处。

7. 蛇蝎螫人。用小蒜捣汁内服，外以蒜渣敷伤处。

大 蒜

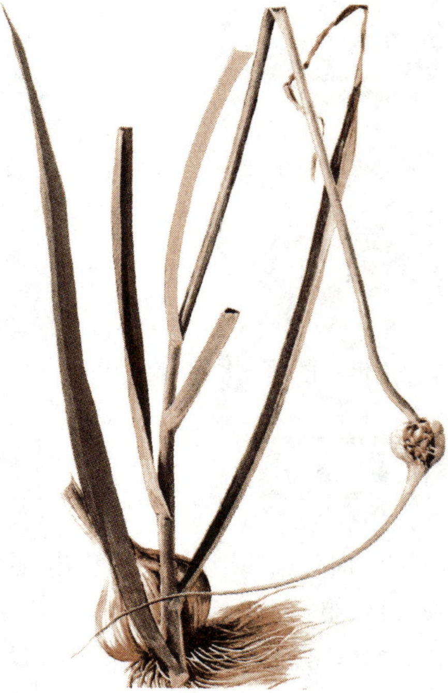

大蒜

释名

大蒜、荤菜。

性味

味辛、温、有毒。久食损人目。

主治

1. 背疮。用大蒜十个，淡豉半合，乳香一钱，研细。疮上先铺湿纸，纸上铺药一层，厚约二分。艾灸百壮左右，痛灸至痒，痒灸至痛。

2. 大小便不通。用独蒜烧熟，去皮，棉裹，乘热放在下部，自通。

3. 水肿。用大蒜、田螺、车前子等分，熬膏，摊贴脐中，水从小便排出。数日即愈。

4. 突然泻痢。用大蒜捣贴两足心，也可贴脐中。

5. 噤口痢。治方同上。

6. 肠毒下血。用独蒜煨过，捣烂和黄连末做成丸子。每日用米汤送服。

7. 喘息气塞。用独蒜头二枚，削去两头，塞鼻中。左患塞右，右患塞左。待口中有脓血出，立效。

8. 喉痹。用大蒜塞耳鼻中。一天换两次。

9. 牙痛。用独蒜煨熟，切小，熨痛处。

10. 产后中风，角弓反张，不语。用大蒜三十瓣，加水三升煮成一升，灌下即苏。

11. 鼻渊。用大蒜切片贴足心。

12. 妇发阴肿作痒。做蒜汤洗，见效为止。

13. 蜈蝎螫伤。用独蒜搽即愈。

14. 脚肚转筋。用在蒜搽足心，令热即安。同时以冷水送食瓣。

15. 食蟹中毒。用干蒜煮汁饮下。

芸薹

释名

寒菜、胡菜、薹菜、薹芥、油菜。

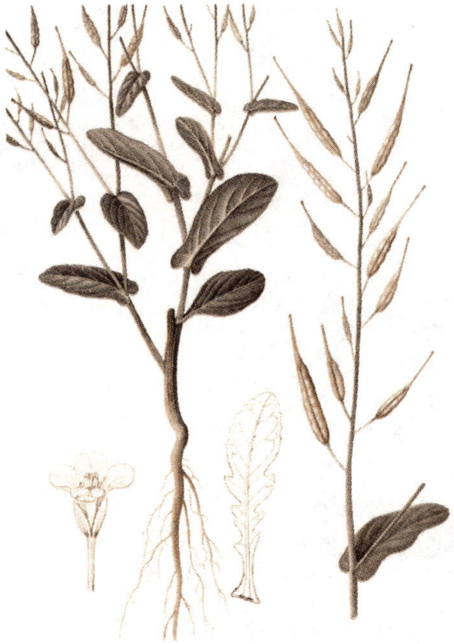

油菜

性味

（茎、叶）辛、温、无毒。

主治

1. 赤火丹毒。用芸薹叶捣烂敷涂。

2. 天火热疮（初起如痱，渐如水泡，似火烧疮，赤色）。用芸薹叶捣汁。调大黄、芒硝、生铁衣等分，涂疮上。

3. 风热肿毒。用芸薹苗叶根、蔓菁根各三两，研为末。以鸡蛋清调和贴上，即可消肿。无蔓菁，用商陆代，甚有效。

4. 瘭疽（生在手足后背等处，累累如赤豆，剥之则汁出）。用芸薹叶煮汁服一升，并吃干熟油菜数顿，少加盐醋。病在冬日，则用芸薹子研水服。

5. 血痢腹痛。用芸薹叶捣汁二合,加蜜一合,温服。

6. 肠风下血。治方同上。另方:用芸薹子(生)、甘草(炙),共研为末。每服二钱,水煎服。

7. 产后血晕。用芸薹子、生地黄,等分为末。每服三钱,加姜七片,酒、水各半碗,童便半碗,一起煎至七成,温服。

8. 热疖肿毒。用芸薹子、狗头骨,等分为末,调醋敷涂。

9. 伤损接骨。用芸薹子一两,小黄米(炒)二合,龙骨少许,共研为末,加醋调成膏,摊纸上贴患处。

10. 汤火伤疮。用菜子油调蚯蚓屎涂搽。

11. 产后流血过少。用芸薹子(炒)、当归、桂心、赤芍药等分,每以酒送服二钱,赶下恶物。

12. 风热牙痛。用芸薹子、白芥子、茴香,等分为末,吹鼻中。右侧痛,吹左;左侧痛,吹右。

芜菁

释名

蔓菁、九英菘、诸葛菜。

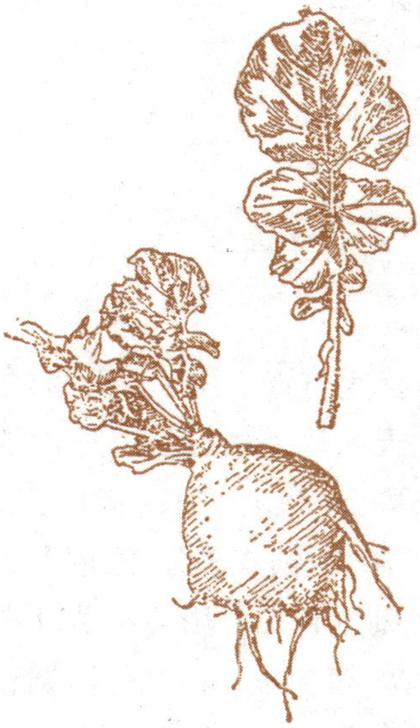
芜菁

性味

(根、叶)苦、温、无毒。

(子)苦、辛、平、无毒。

主治

1. 肿毒。用生蔓菁一把,加盐少许,一

起捣烂敷患处,一天换三次。又方:用未沾水的蔓菁叶烧成灰,调猪油敷涂。

2. 乳痈寒热。取蔓菁根、叶,去土,不用水洗,和盐捣烂涂患处,药热即换。冬月只须用根即可。病人应避风。

3. 阴肿如斗。用生蔓菁根捣烂敷涂。

4. 明目益气。用芜菁子一升,水九升,煮汁尽,晒干,如此反复三次,研为末。每服一匙,水送下。一天服三次。亦可用末煮粥吃。

5. 补肝明目。用芜菁子(淘过)一斤,黄精二斤,和匀,九蒸九晒,研为末。每服二钱,空心服。米汤送下。一天服二次。又方:芜菁子二升,决明子一升,和匀,以酒五升煮干,晒为末。每服二钱,温水调下,一天服二次。

6. 黄疸如金,眼睛发黄,小便赤。用生芜菁子研为末,熟水冲服一匙。一天服三次。

7. 急性黄疸,腹结不通。用芜菁捣为末,水绞汁服。服后打嚏,鼻中出黄水及泻下则愈。以芜菁子榨油,每服一杯更好。

8. 二便不通,胀闷欲死。用蔓菁子油一合,空腹服下即通。有汗出,勿惊怪。

9. 妊娠尿涩。用芜菁子末,水冲服一匙。一天服二次。

10. 背疽不愈,愈而复发。用芜菁子捣烂敷涂。一天换一次。

11. 眉毛脱落。用芜菁子四两,炒过,研为末,调醋敷涂。

莱菔

释名

芦、萝卜、紫花菘、温菘、土酥。

性味

温、无毒。(根)辛、甘,(叶)辛、苦。

主治

1. 反胃。用蜂蜜煎萝卜细细嚼咽。

2. 肺痿咳血。用萝卜和羊肉或鲫鱼煮熟,频食,有效。

3. 鼻血不止。用萝卜捣汁半碗,加酒少许,热服,并以汁注入鼻中。或先将酒煎开,加萝卜再煎,饮服。

4. 噤口痢。用萝卜捣汁一小碗,加蜜一碗,水一碗同煎。早服一次,午服一次,晚用米汤送服阿胶丸百粒。如无萝卜,以子加水捣汁亦可。又方:加枯矾七分同煎。又方:只用萝卜菜煎汤,每日饮服。又方:用萝卜片不拘新旧,染蜜噙口中,咽汁,味淡再换。如想进食,可喝一点肉粥。

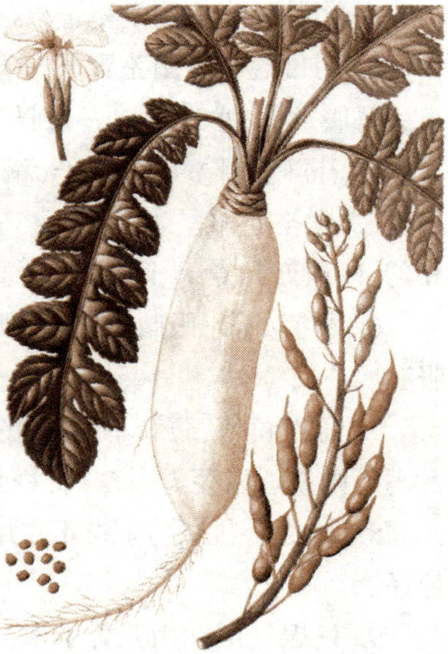

莱菔

5. 大肠便血。用大萝卜皮烧存性,荷叶烧存性,蒲黄生用,等分为末。每服一钱,米汤送下。

6. 沙石诸淋,疼不可忍。用萝卜切片,泡蜜中,稍待即取出,炙干数次,不可过焦,细嚼后,盐汤送下。日服三次,此方名"瞑眩膏"。

7. 遍体浮肿。用萝卜、浮麦等分,泡汤饮服。

8. 偏正头痛。用生萝卜汁一小杯,令病人仰卧,随头痛的左右侧注入鼻中,有特效。

9. 满口烂疮。用萝卜自然汁频频漱口,吐去涎汁。甚效。

10. 汤火灼伤。用生萝卜捣汁敷涂。

11. 久嗽痰喘。用萝卜子(炒)、杏仁(去皮尖,炒),等分为末,加蒸饼做成丸子,如麻子大。每服三至五丸,时时噙咽。

12. 便秘。用萝卜炒一合,加水捣烂,和皂荚末二钱服,即通。

13. 牙齿疼痛。用萝卜子十四粒,生研,以人乳调匀,左侧痛点右鼻,右侧痛点左鼻。

14. 疮疹不出。用萝卜子生研为末,米汤送服二钱。

生　姜

释名

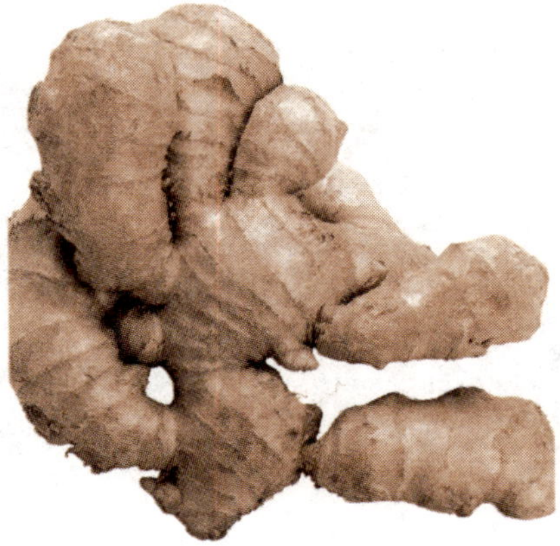

生姜

姜也。

性味

辛、微温、无毒。

主治

1. 疟疾寒热(脾胃聚痰,发为寒热)。和生姜四两,捣取自然汁一酒杯,露一夜。发病日五更饮服即可止疟,未止再服。

2. 寒热痰嗽。初起时烧姜一块含咽。

3. 霍乱转筋,入腹欲死。用生姜三两,捣烂,加酒一升煮取三两,沸后服,同时以姜捣烂贴痛处。

4. 胸胁满痛(心胸、胁下,硬痛胀满)。用闰姜一斤,捣渣留汁,把渣炒热,包布中熨痛处。渣冷则加汁再次炒热,继续推熨。

5. 大便不通。把生姜削成二寸左右的小条,涂盐插入肛门内即可通便。

6. 湿热发黄。用生姜随时搽身,加茵陈蒿搽,更好。

7. 满口烂疮。用生姜自然汁频频漱吐。或用生姜研末搽疮亦可。

8. 牙齿疼痛。用老生姜瓦焙,加枯矾末搽痛处。

9. 中药毒。用生姜汁可解。

10. 刀斧伤。用生姜嚼烂敷伤处。

11. 闪扭手足。用生姜、葱白捣烂后和面炒热敷患处。

12. 跌打损伤。用姜汁和酒调生面敷贴。

13. 腋下狐臭。用姜汁涂搽,可断根。

14. 赤白癜风。用生姜频搽。

15. 两耳冻疮。用生姜自然汁熬膏涂搽。

16. 诸毒痔漏,久不结痂。用生姜连皮切成大片,涂白矾末,炙焦,研细,敷患处。

干姜

释名

白姜。

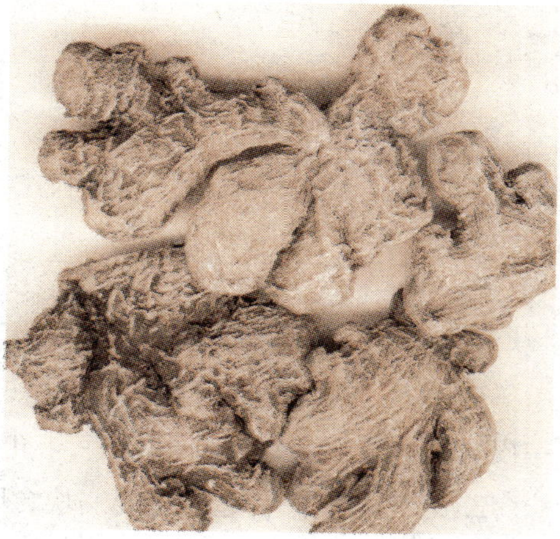

干姜

性味

辛、温、无毒。

主治

1. 脾胃虚冷,吃不下饭。和白干姜在浆水中煮透,取出焙干,捣为末,加陈米粥做成丸子,如梧子大。每服三十至五十丸,白开水送下。其效极验。

2. 头晕吐逆。用干姜(炮)二钱半,甘草(炒)一钱二分,加水一碗半,煎至五成服下。有效。

3. 水泻。用干姜(炮)研为末,稀饭送服二钱即愈。

4. 血痢。用干姜烧存性,放冷,研为末。每服一钱,米汤送下。极效。

5. 脾寒疟疾。用干姜、高良姜,等分为末。每服一钱,加水一碗,煎至七成服下。又方:干姜炒黑为末,临发病时,以温酒送服三钱。

6. 咳嗽上气。用干姜(炮)、皂荚(炮,去皮、子及有蛀部分)、桂心(紫色,去皮),一起捣烂,筛过,取等分,加炼蜜同调成丸子,如梧子大。每服三丸,水送下。咳嗽发时即服，一天服三至五次。禁食葱、面、油腥。有特效。

7. 吐血不止。用干姜为末，童便调服。

8. 赤眼涩痛。用白姜末，水调贴足心。

9. 牙痛。用川姜(炮)、川椒，等分为末，敷搽患处。

10. 痈疽初起。用干姜一两炒紫，研为末，醋调敷痈四周，留头。

11. 瘰疬不收。用干姜为末，加姜汁调成糊，以黄丹为衣，每日随疮大小放药。追脓尽生肉合口，即可停药。如仍不愈，加葱白汁调大黄涂搽好愈。

胡荽

释名

香荽、胡菜、荽。

性味

(根、叶)辛、温、微毒。

(子)辛、酸、平、无毒。

主治

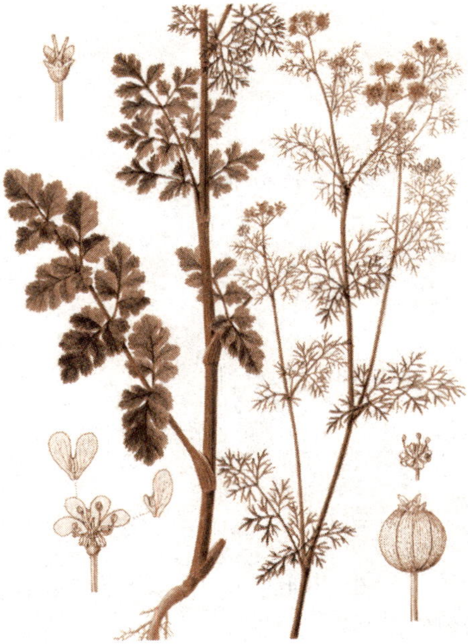

胡荽

1. 痘疹出不快。用胡荽二两，切碎，放入两碗酒中煎沸，盖严勿令漏气。待冷定后，去渣，含酒轻喷病孩颈背直至两足，勿喷头面。用后痘疹发出。

2. 小儿秃疮。用胡荽捣汁涂搽。

3. 产后无乳。用干胡荽煎汤饮服。

4. 小便不通。用胡荽二两，葵根一把，加水二升煎成一升，再加滑石末一两，分三至四次服下。

5. 肛门脱出。用胡荽一升切碎，烧烟熏患处即入。

6. 蛇虫螫伤。用胡荽苗、合口椒等分，捣烂涂搽。

7. 痢及泻血。用胡荽子一合，炒过，捣为末。每服二钱。赤痢以砂糖水送下，白痢以姜汤送下，泻血以开水送下。一天服药二次。

8. 痔痛。以胡荽子炒为末，每服二钱，空心服，温酒送下。数服见效。

9. 牙齿疼痛。用胡荽子五升，加水五升煮取一升，含漱。

水　芹

释名

芹菜、水英、楚葵。

性味

（茎）甘、平、无毒。

主治

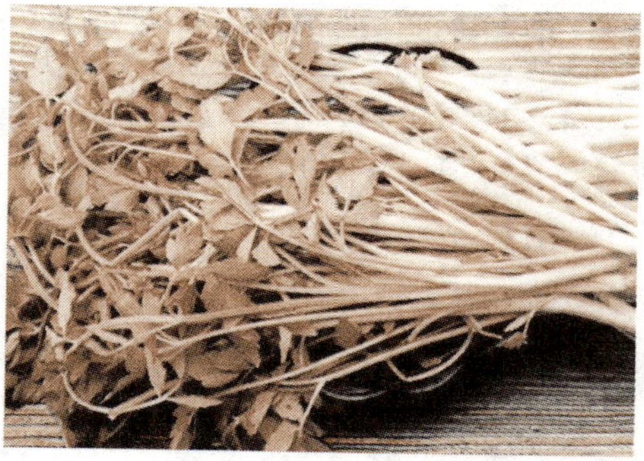

水芹

1. 小儿吐泻。芹菜切细，煮汁饮服。

2. 小便淋痛。用水芹菜（有白根者）去叶，捣取汁，水冲服。

3. 小便出血。有水芹捣汁，一天服六七合。

茴香

释名

八角珠。

性味

（子）辛、平、无毒。

主治

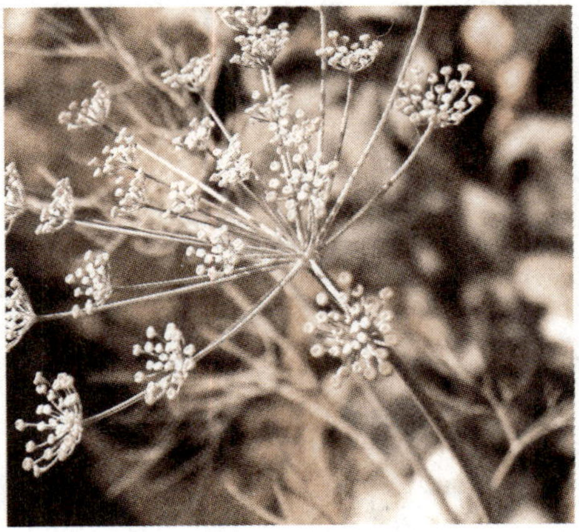
茴香

1. 大小便闭，鼓胀气促。用八角茴香七个，大麻半两，共研为末，加生葱白三至七根，同研煎汤，调五苓散末服下。一天服一次。

2. 小便频数。把茴香（不定量）淘净，加少量盐，炒研为末，炙糯米糕蘸食。

3. 肾虚腰痛。用茴香炒过，研细，切开猪肾，掺末入内，裹湿纸中煨熟，空心服，盐酒送下。

4. 疝气。用茴香炒过，分作二包，交替熨患处。

5. 胁下刺痛。用茴香一两（炒），枳壳五钱（麸炒），共研为末。每服二钱，盐酒调服。

6. 蛇咬久溃。用茴香捣成末敷涂。

马齿苋

释名

马苋、五行草、五方草、长命菜、九头狮子草。

性味

酸、寒、无毒。

主治

1. 脚气浮肿，心腹胀满，小便涩少。用马齿苋和少量粳米、酱汁煮食。

2. 产后虚汗。用马齿苋研汁三合服。如无新鲜者，以干者煮汁亦可。

3. 产后血痢，小便不通，脐腹疼痛。用生马齿苋菜捣汁三合，煎开，加蜜一合调服。

4. 肛门肿痛。用马齿苋叶、三叶酸草等分，煎汤熏洗。一天二次，有效。

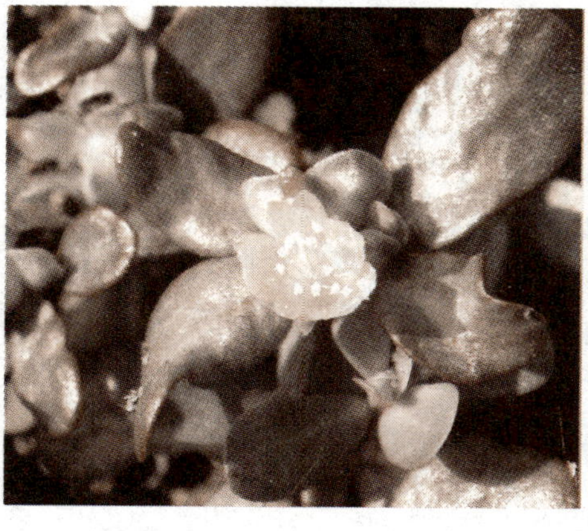

马齿苋

5. 赤白带下。用马齿苋捣汁三合，倒入温热一两枚鸡蛋白中，乘微温一次服下。一般服两次见效。

6. 腹中白虫。用马齿苋煮水一碗，和盐醋空腹吃下。不久有白虫排出。

7. 风齿肿痛。用马齿苋一把，嚼汁浸患处，肿即消退。

8. 耳内外恶疮。用黄蘗半两，干马齿苋一两，共研为末敷涂。

9. 小儿脐疮。用马齿苋烧过,研末敷涂。

10. 疔疮肿毒。用马齿苋二分、石灰三分,共研为末,加鸡蛋白调匀敷涂。

11. 积年恶疮。用马齿苋捣烂封住,或取汁煎浓敷涂。

莴苣

释名

莴菜、千金菜。

性味

(菜)苦、冷、微毒。

主治

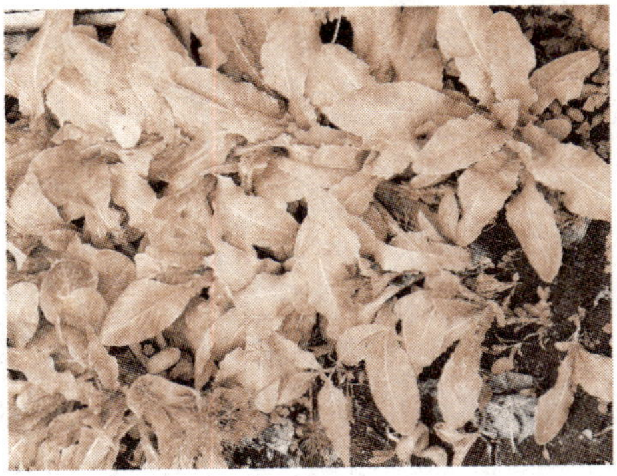

莴苣

1. 乳汁不畅。莴苣菜煎酒服。又方:莴苣子一合,生甘草三钱,糯米、粳米各半合,煮粥频食。

2. 小便不通。莴苣菜捣烂,或用莴苣子捣成饼,贴脐中即通。

3. 百虫入耳。用莴苣捣汁滴入,虫自出。

4. 腰部闪伤。用白莴苣子(炒)三两,白粟米(炒)一撮,乳香、没药、乌梅肉各半两,共研为末,加炼蜜做成丸子,如弹子大。每嚼一丸,热酒送下。

5. 阴部囊肿。用莴苣子一合,捣成末,加水一碗煮开五次。温服。

翻白草

释名

鸡腿根、天藕。

性味

(根)甘、微苦、平、无毒。

主治

1. 崩中下血。用鸡腿根一两,捣碎,加酒二碗煎成一碗服。

2. 吐血。用翻白草五七根,切细,加水二杯煎成一杯,空心服。

3. 疟疾寒热。用翻白草根五至七个,煎酒服。

4. 无名肿毒。治方同上。

5. 疔疮初起(不拘已成未成)。用翻白草十根,酒煎服,出汗即愈。

6. 浑身疥癞。夏季采翻白草,每服一把煎水洗浴。

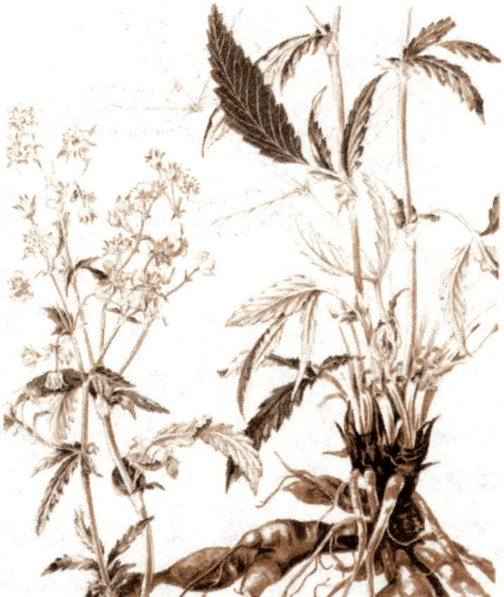

翻白草

蒲公英

释名

耩耨草、金簪草、黄花地丁。

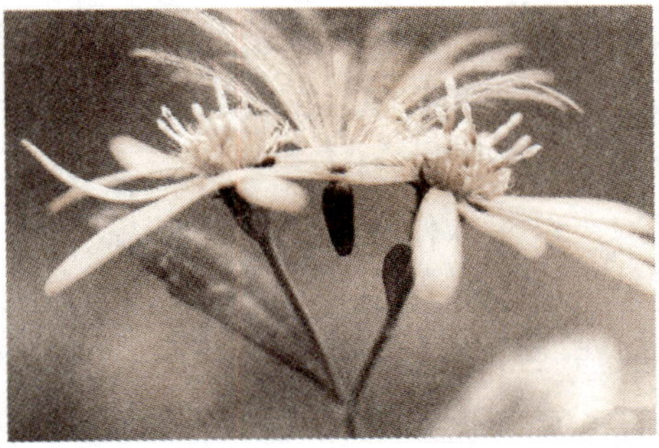

蒲公英

性味

（苗）甘、平、无毒。

主治

1. 乳痈红肿。用蒲公英一两，忍冬藤一两，一起捣烂，加水二碗煎成一碗，饭前服。

2. 疳疮疔毒。用蒲公英捣烂敷涂，同时又捣汁和酒煎服。

蕺

释名

菹菜、鱼腥草。

性味

（叶）辛、微温、有小毒。

主治

1. 背疮热肿。用蕺菜捣汁涂,留孔以泄热毒。

2. 痔疮肿痛。用鱼腥草一把,煎汤熏洗。洗后,以鱼腥草包敷患处。

3. 疔疮作痛。用鱼腥草捣烂敷上。初敷一段时间,会感觉疼痛,须忍住,不可去药。痛后一二日即愈。

4. 小儿脱肛。先以朴硝水洗过患处,然后把鱼腥草捣如泥,放芭蕉叶上,令病孩坐药,脱肛自入。

5. 虫牙作痛。鱼腥草、花椒、菜子油等分,捣匀,加泥少许,和成小丸,如豆大。左牙痛,塞左耳,右牙痛,塞右耳;左右牙都痛时,不能同时塞两耳,须轮流换塞,否则有损听觉。

6. 蛇虫咬伤。用鱼腥草、皱面草、槐树叶、草决明,一起捣烂敷涂。

蕨

释名

蕨菜、如意菜、狼萁。

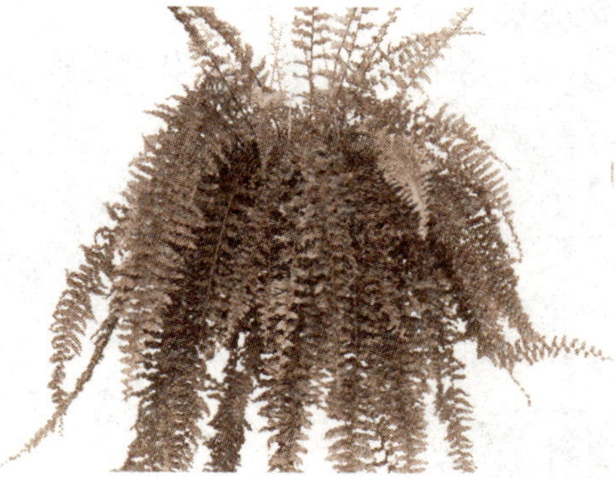

蕨

性味

(茎、根)甘、寒、滑、无毒。

主治

去暴热,利水道。用根烧灰油调,可治蛇虫伤。

薯蓣

释名

土薯、山薯、山芋、山药、玉延。

性味

(根)甘、温、平、无毒。

主治

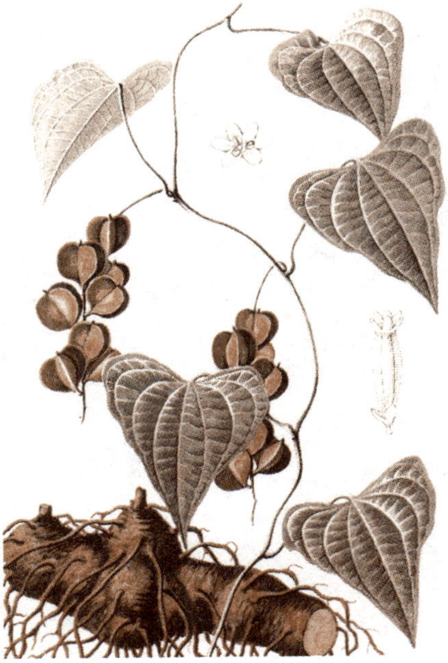
薯蓣

1. 心腹虚胀,手足厥逆,不思饮食。用薯蓣半生半炒为末。每服二钱,米汤送下。一天服二次。

2. 噤口痢。治方同上。

3. 小便数多。用薯蓣(矾水煮过)、白茯苓,等分为末。每服二钱,水送下。

4. 痰气喘急。用生薯蓣(捣烂)半碗,加甘蔗汁半碗,和匀,一次饮服。

5. 脾胃虚弱,不思饮食。用薯蓣、白术各一两,人参七钱半,共研为末,加水和糊做成丸子,如小豆大。每服四十至五十丸,米汤送下。

6. 湿热虚泄。用薯蓣、苍术等分,加饭做成丸子,米汤送服。

7. 肿毒初起。用带泥的薯蓣、蓖麻子、糯米等分,水泡过,研细敷涂即散。

8. 手足冻疮。用薯蓣一截,磨泥敷上。

甘薯

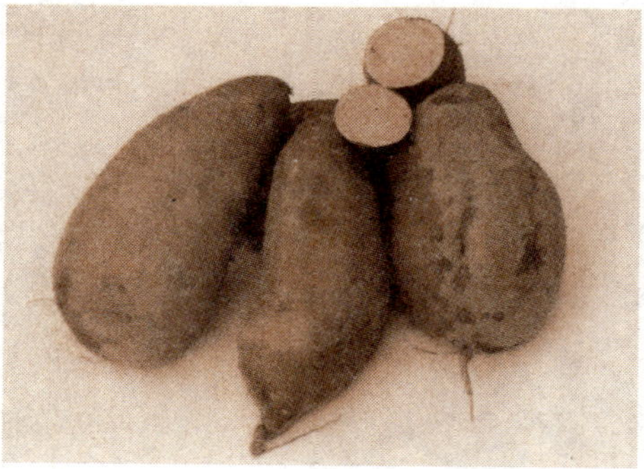
甘薯

释名

山芋、红芋、番薯、红薯、白薯、地瓜、红苕。

性味

味甘、平、无毒。

主治

补虚乏，益气力，健脾胃，强肾阴。功同薯蓣。

百合

释名

藩、强瞿、蒜脑薯。

性味

（根）甘、平、无毒。

主治

1. 面合病(伤寒病之后坐卧不安,神志不清,胡言乱语)。如已发汗用百合七枚,水泡一夜,次日清晨以泉水煮取一升;另用知母三两,加水二升煮取一升。百合汁、知母汁合在一起煮成一升半,分次服。此方名“百合知母汤”。如已吐过,则用百合七枚,水泡一夜,次日清晨以泉水二升煮取一升,加鸡蛋白一个,分两次服。此方名“百合鸡子汤”。如已泻过,则用百合七枚,水泡一夜,次日清晨以泉水煮取一升;另用代赭石一两,滑石三两,加水二升煮取一升,与百合汁一起再煮成一升半,分两次服。此方名“百合代赭汤”。如未经汗、吐、下,则用百合七枚,水泡一夜,次日清晨以泉水二升煮取一升;另以生地黄汁一升,两汁合煮成一升半,分两次服。此方名“百合地黄汤”。如病已变成消渴,则用百合一升在水一半中泡一夜,取汁温洗病人,洗毕,令病人吃白汤饼。如病已变成热症,则用百合一两,滑石三两,共研为末,水冲一匙,微泻即见药效。如病已变成腹满作痛,则用百合炒为末,每服一匙,水送下。一天服二次。

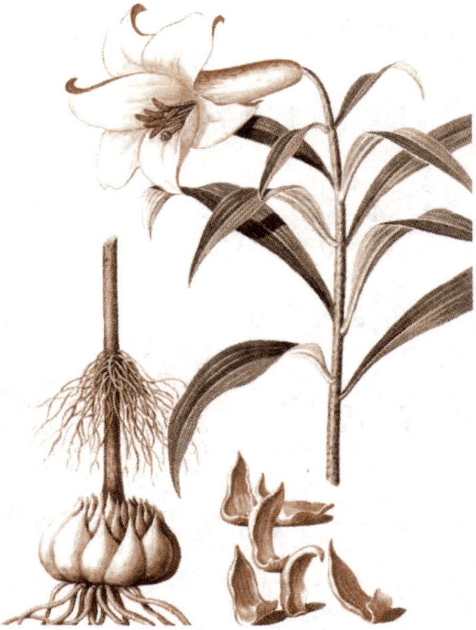

百合

2. 肺脏热,烦闷咳嗽。用新百合四两,加蜜蒸软,时时含一片吞津。

3. 肺病吐血。用新百合捣汁,水送服。煮百合吃亦可。

4. 风疹流走。用盐泥二两,百合半两,黄丹二钱,醋一分,唾液四分,捣和敷贴。

5. 疮肿不穿。用野百合同盐捣泥敷涂。

6. 天泡疮。用生百合敷涂,二日即安。或用百合花晒干为末,调菜油涂搽亦有效。

7. 肠风下血。用百合子,酒炒微赤,研为末,开水冲服。

竹笋

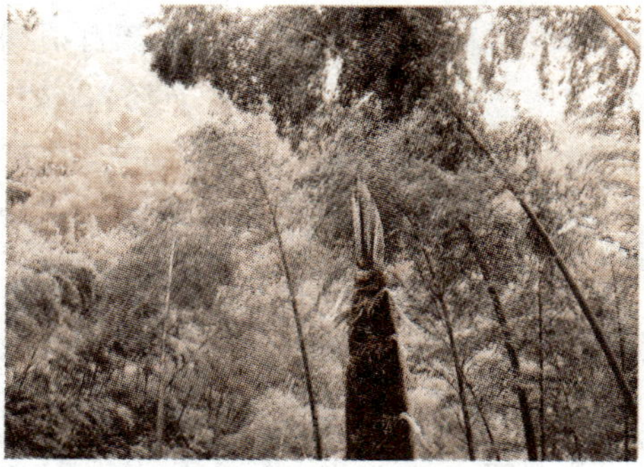
竹笋

释名

竹萌、竹芽、竹胎、竹子。

性味

甘、微寒、无毒。

主治

治消渴，利膈下气，化热消痰爽胃。

茄

释名

落苏、昆仑瓜、草鳖甲。

性味

（茄子）甘、微寒、无毒。

主治

1. 妇女月经血黄。用黄茄子切开，阴干为末。每服二钱，温酒调下。

2. 肠风下血。用经霜茄连蒂烧存性，研为末。每天服二小匙，空心服，温酒送下。又方：取大茄种三枚，每用一枚包湿纸中煨熟。泡酒一升半。蜡封三天，去茄饮酒（暖饮）。

3. 腰脚拘挛（腰脚风血积冷，筋急拘挛疼痛）。取茄子五十斤（此为古秤，所得重量约合今秤的十分之一），切细，以水五斗煮取浓汁，滤去渣，再煮至一升左右，即加入生木栗粉，令稀稠适当，更配以麝香、朱砂末，做成丸子，如梧子大。每日服三十丸，秫米酒送下。一月后可望病愈。

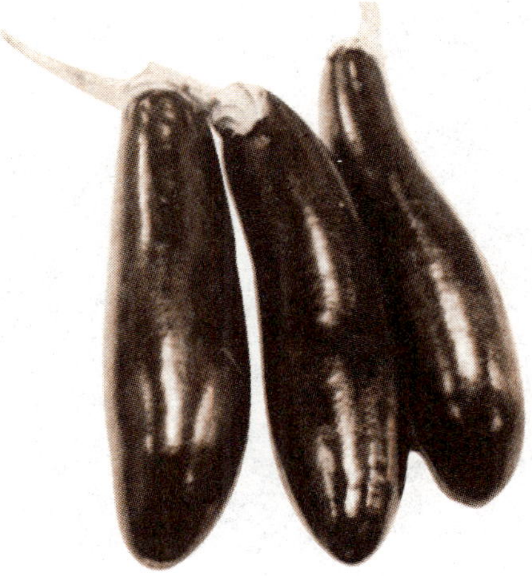
茄

4. 跌打损伤。用大黄茄一个，切片如一指厚，在新瓦上焙、研为末。临卧时服两小匙，温酒调服。一夜伤消无痕。

5. 热毒疮肿。用生茄子一枚，割去二分，去瓤二分，如罐子形，合在疮上即消。

6. 癜风。用茄蒂蘸硫磺、附子共研成的药末搽敷。白癜用白茄蒂，紫癜用紫茄蒂。

7. 牙痛。和秋茄花（干品）烧存性，研末涂痛处。

8. 血淋。用茄叶熏干为末，每服二钱，温酒或盐汤送下。隔年的茄叶更好。

9. 久痢。用茄根浇灰、石榴皮，等分为末，砂糖水送服。

10. 取去痛牙。用茄茎浸马尿中三日，取出晒、炒为末，点在痛牙上，牙自脱落。

壶卢

释名

瓠瓜、匏瓜。

性味

(壶瓠)甘、平、滑、无毒。

主治

除烦,治心热,利小肠,润心肺,疗心淋,消黄肿。

苦瓠

释名

苦瓠、匏瓜。

性味

(瓤、子)苦、寒、有毒。

主治

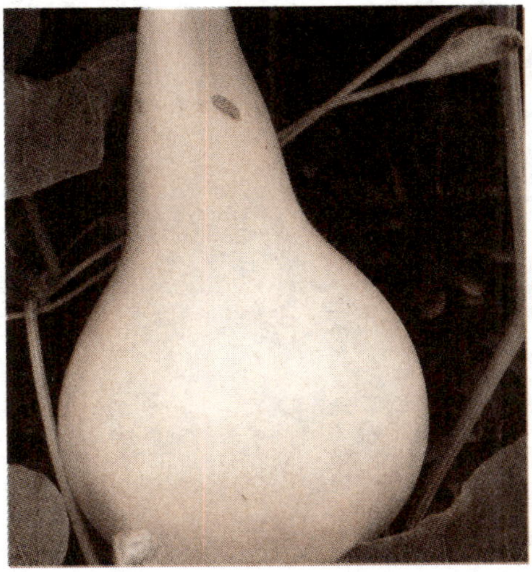
苦瓠

1. 黄疸肿满。用苦瓠瓤如三枣大小,泡童便中一时,取出两小团塞鼻孔中,深吸气。有黄水排出,几次后即愈。又方:用瓠瓤熬黄为末,每服半钱,一天服一次,十天病愈。

2. 水肿,头面肿大。用好苦瓠白瓤,分捻如豆粒,以面裹住煮开。空心服七枚,当有水排出,人转瘦好愈。二年内忌咸物。又方:用苦瓠瓤一两,微炒,研末。每天服一钱,稀饭送下。

3. 通身水肿。用苦瓠末(炒)二两,苦葶五分,捣烂合成丸子。每服五丸,一天服三次,有水排出为止。又方:用苦瓠末五分、大枣七枚,合捣成丸。先服三丸,隔一小时左右,再服三丸,有水排出后更服一丸。

4. 小便不通。用苦瓠子三十枚(炒)、蝼蛄三个(焙),共研为末。每服一钱,冷水送下。

5. 风痰头痛。取苦瓠膜汁,以苇管灌入鼻中,有气上冲脑门,不久恶涎流下,病即愈。如在治疗过程中出现头晕现象,不用疑忌。用干苦瓠膜浸汁,或用苦瓠子研末,入鼻中亦有效。

6. 恶疮癣癞。用苦瓠一枚煮汁涂搽。

7. 痔疮肿痛。用苦壶卢、苦瓠煎汤,先熏后洗。洗后以熊胆、密陀僧、胆矾、片脑合研为末,敷患处。

8. 耳出脓。用干瓠子一分,黄连半钱,共研为末。先将耳揩净,末少许入耳。一天二次。

9. 一切瘘疮。用霜后收采和晒干的苦瓠花研为末,敷患处。

冬瓜

释名

白瓜、水芝、地芝。

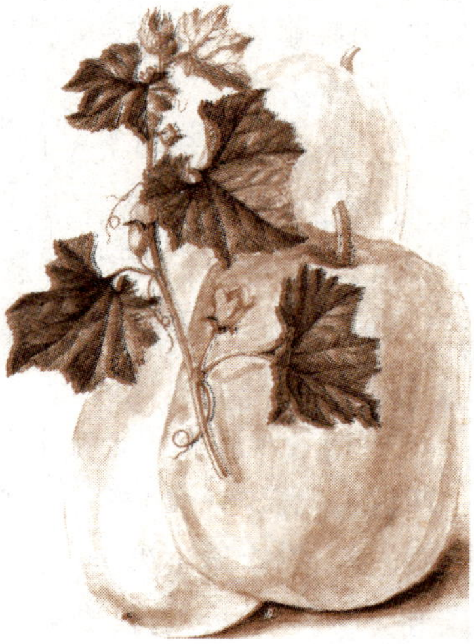

冬瓜

性味

白冬瓜：甘、微寒、无毒。
瓜练：甘、平、无毒。
白瓜子：甘、平、无毒。

主治

白冬瓜

1. 消渴不止。冬瓜一枚，削皮，埋湿地中一日，取出破开，饮其汁水。或将瓜烧熟，绞汁饮服亦可。

2. 浮肿喘满。用大冬瓜一枚，切盖去瓤，填入赤小豆，加盖封固，晒干，埋糯糠中火煨，火尽后，取瓜切片，同豆焙干为末，加水、糊做成丸子，如梧子大。每服七十丸，煎冬瓜子汤送下。一天服三次，以小便畅通为度。

3. 痔疮肿痛。用冬瓜煎汤洗。

4. 热毒、痱子。用冬瓜切片摩涂。

瓜练（瓜瓤）

1. 消渴烦乱。用干冬瓜瓤一两煎水服。

2. 水肿，小便少。用冬瓜瓤煎水服。

白瓜子（冬瓜仁）

1. 补肝明目。用冬瓜仁七升，包布袋内，投三沸汤中几次，取出晒干，再在清酒中泡两晚。晒干研为末。每天服一匙。又方：取瓜子三五升，去皮为丸，每日空心服三十丸。

2. 男子白浊。用陈冬瓜仁（炒）研为末。每服五钱，空心服，米汤送下。

3. 女子白带。治方同上。

瓜皮

1. 跌打损伤。用干冬瓜皮一两，真牛皮胶一两，锉入锅内，炒存性，研为末。每服五钱，好酒热后送下。服药后厚盖静卧，有微汗，痛即减。

2. 腰闪痛。用冬瓜皮烧研，酒送服一钱。

南瓜

释名

倭瓜、番瓜、麦瓜、饭瓜。

性味

甘、温、无毒。

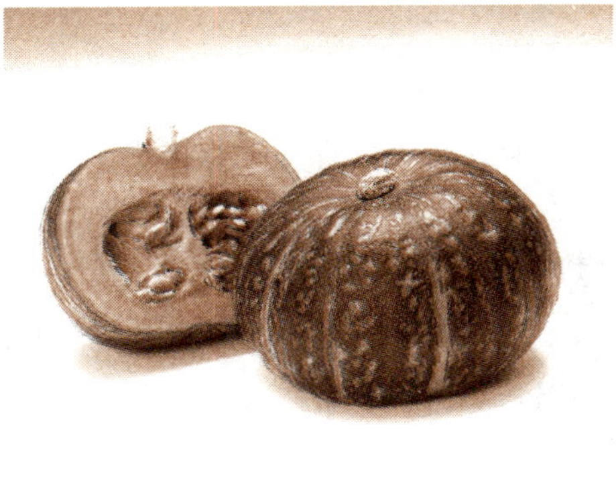

南瓜

主治

补中益气。

黄瓜

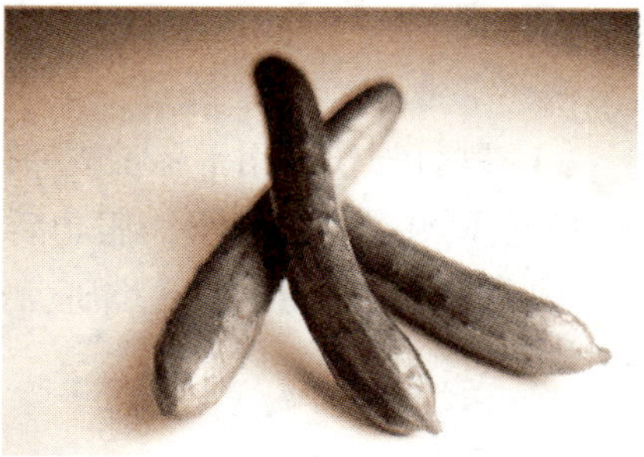

黄瓜

释名

胡瓜。

性味

甘、寒、有小毒。

主治

1. 水病肚胀，四肢浮肿。用胡瓜一条，破开，连子以醋煮一半至烂，空心服，一次吃完。不久即可把水排出。

2. 咽喉肿痛。用老黄瓜一条，去子，填满芒硝，阴干为末。每取少许吹喉内。

3. 火眼赤痛。用老黄瓜一条，上开小孔，去瓤，填满芒硝，悬挂阴凉处，等硝透出来后，刮下收存。点眼，甚效。

丝瓜

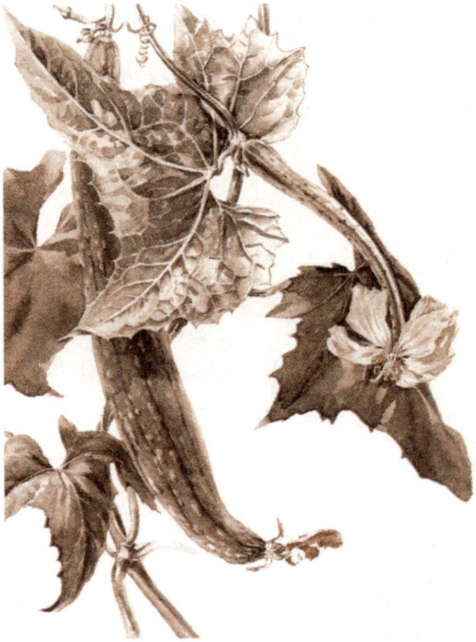
丝瓜

释名

天丝瓜、天罗、布瓜、蛮瓜。

性味

(瓜)甘、平、无毒。

主治

1. 痘疮不快。用老丝瓜近蒂三寸,连皮烧存性,研为末,砂糖水送服。

2. 痈疽不敛,疮口很深。用丝瓜捣汁频频涂搽。

3. 风热腮肿。用丝瓜烧存性,研为末,水调涂搽。

4. 坐板疮疥。用丝瓜皮焙干,研为末,烧酒调匀涂搽。

5. 手足冻疮。用老丝瓜烧存性,调腊猪油涂搽。

6. 痔漏脱肛。用丝瓜烧灰、多年石灰、雄黄各五钱,共研为末,以猪胆、鸡蛋清及香油调药敷贴,直至脱肠收上。

7. 肠风下血。用霜后干丝瓜烧存性,研为末,空心服二钱,酒送下。

8. 血崩。用老丝瓜烧灰、棕榈烧灰等分,盐酒或盐汤送服。

9. 乳汁不通。用丝瓜连子烧存性,研为末,酒送服一二钱,厚盖发汗即通。

10. 小肠气痛,绕脐冲心。用老丝瓜连蒂烧存性,研为末。每服三钱,热酒调下。病重者服两三次即消。

11. 卵肿偏坠。用老丝瓜烧存性,研为末,炼蜜调成膏。每晚以好酒送服一匙。

12. 腰痛。用丝瓜子炒焦,捣烂,酒送服。以渣敷痛处。

13. 喉闭肿痛。用丝瓜研汁灌下。

14. 化痰止咳。用丝瓜烧存性,研为末,加枣内做成丸子,如弹子大。每服一丸,温酒送下。

15. 风气牙痛。用生丝瓜一个,擦盐火烧存性,研为末,频频搽牙,涎尽即愈。如腮肿,可用末调水敷贴。此方治蛀牙无效。

16. 刀疮。用古石灰、新石灰、丝瓜根叶、韭菜根各等分,捣至极烂,做成饼,阴干,研末涂搽。止血,定痛,生肌,有特效。

17. 诸疮久溃。用丝瓜老根熬水洗搽。

苦瓜

释名

锦荔枝、癞葡萄。

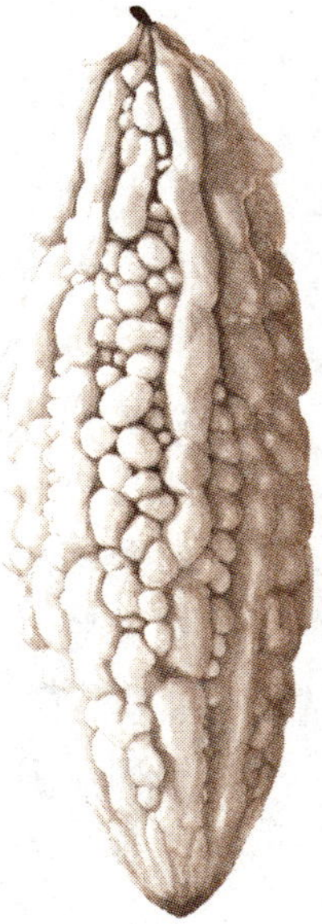
苦瓜

性味

(瓜)苦、寒、无毒。

(子)苦、甘、无毒。

主治

(瓜)除邪热,解劳乏,清心明目。

(子)益气壮阳。

木 耳

释名

木软、木菌、树鸡、木蛾。

性味

甘、平、有小毒。

主治

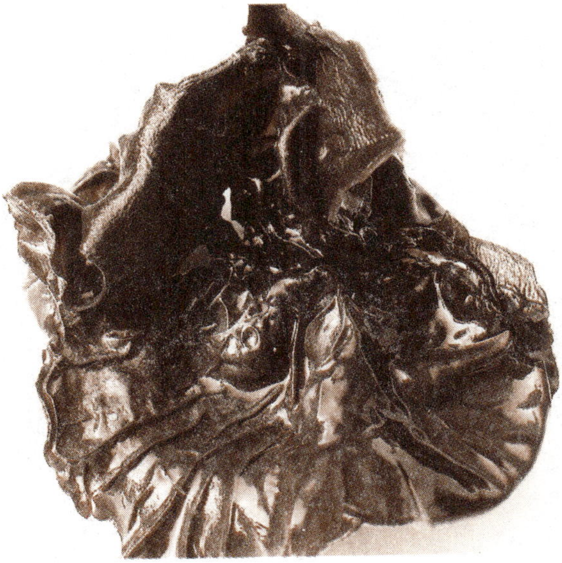

木耳

1. 眼流冷泪。用木耳一两(烧存性),木贼一两,共研为末。每服二钱,以清淘米水煎服。

2. 崩中漏下。用木耳半斤,炒见烟,研为末。每服二钱一分,加头发灰三分,好酒调服。

3. 新久泻痢。用干木耳一两(炒),鹿角胶二钱半(炒),研为末。每服三钱,温酒调下。一天服二次。

4. 牙痛。用木耳、荆芥等分,煎汤频漱。

5. 脱肛泻血。用桑黄一两,熟附子一两,研为末,加炼蜜做成丸子,如梧子大。每服二十丸,米汤送下。

6. 月经不断(血竭暂止,稍有劳累,病情加剧)。用桑黄焙干、研细,每服二钱,饭前服,热酒送下。一天服二次。

7. 赤白带下。用桑耳切碎,酒煎服。

8. 瘰疬溃烂。用桑耳五钱,水红豆一两,百草霜三钱,青苔二钱,片脑一分,共研为末,以鸡蛋调匀敷涂。敷前,以车前、艾叶、桑皮煎汤洗患处。

9. 蛔虫寄生。用槐木耳烧存性,研为末,水服枣样大一块。若不止痛,饮热水一升,蛔虫即可打下。

10. 肺痈咳血。用柘耳一两,研为末,同百齿霜二钱,加糊调成丸子,如梧子大。每服三十丸,米汤送下。

水部

露水

释名

在秋露重的时候,早晨去花草间收取。

性味

甘、平、无毒。

主治

用以煎煮润肺杀虫的药剂,或把治疗疥癣、虫癞的散剂调成外敷药,可以增强疗效。

白花露

止消渴。

百花露

能令皮肤健好。

柏叶露、菖蒲露

每天早晨洗眼睛，能增强视力。

韭叶露

治白癜风。每天早晨涂患处。

明水

释名

名亦称方诸水。方诸是一种大蚌的名字。月明之夜，捕得方诸，取其壳中贮水，清明纯洁，即是方诸水。

性味

甘、寒、无毒。

主治

用以洗眼，可以去雾明目，饮此水，还有安神的作用，亦去小儿烦热。

冬霜

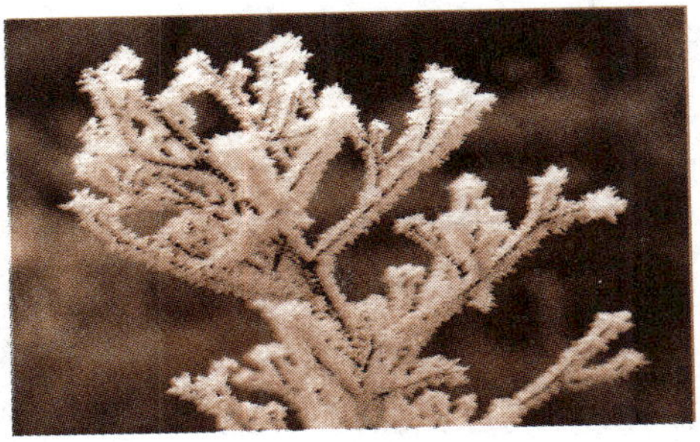
冬霜

释名

取霜法：用鸡毛扫取，装入瓶中，密封保存于阴凉处，虽成水液，历久不坏。

性味

甘、寒、无毒。

主治

饮冬霜可解酒热，凡酒后面热耳赤者，饮之立消。伤寒鼻塞，饮冬霜亦可通鼻。

暑天长痱子及腋下红肿，用冬霜和蚌粉涂敷，有效。寒热疟疾，用秋后霜或冬霜一钱半，热酒送下，亦见效。

腊雪

释名

取雪法：用鸡毛扫取，装入瓶中，密封保存于阴凉处，虽成水液，历久不坏。

性味

甘、冷、无毒。

主治

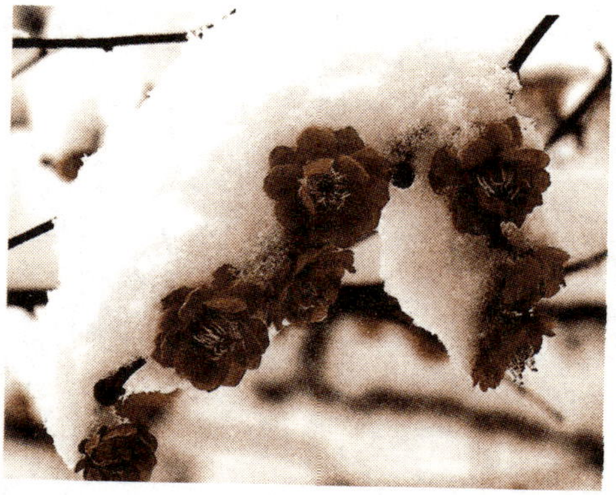
腊雪

腊雪用瓶密封贮存，放阴凉处，数十年也不坏。腊雪有益于菜麦，又能杀虫蝗，用以浸五谷种，则耐旱而不生虫，洒家具上，能驱苍蝇，腌藏一切水果和食品，可免蛀害。春归有虫，雪水容易腐败，不能入药。

夏冰

释名

亦名凌。

性味

甘、冷、无毒。

主治

去热烦，熨人乳发热发肿，解暑毒和烧酒毒。伤寒阳毒，热盛昏迷者，用冰一块放在胸部有效。冬天掘冰窖藏冰，备夏日之用。身上瘢痕，用夏冰时时熨抹，能消去。

半天河

释名

亦称上池水。指取自竹篱头或空树穴的水而言。

性味

甘、微寒、无毒。

主治

鬼疰(疰,音住,意亦同住。鬼疰,是病人感到自己体内有“鬼”居住。现认为是肺结核之类的疾病),扫邪气、恶毒、蛊疾(“心志惑乱之疾”,精神失常,大便时常拉出鸡肝样的血块。现认为是“虫积”之症)等。洗各种恶疮、疥痒,亦有效。身上长白斑,可取树木孔中的水来洗,捣烂桂末和唾液敷上,有效。

流 水

释名

亦名劳水、甘烂水、扬泛水。取江水或河水二斗,置大盆中,用一个瓢,舀水高扬倒下,如此重复许多遍。

性味

甘、平、无毒。

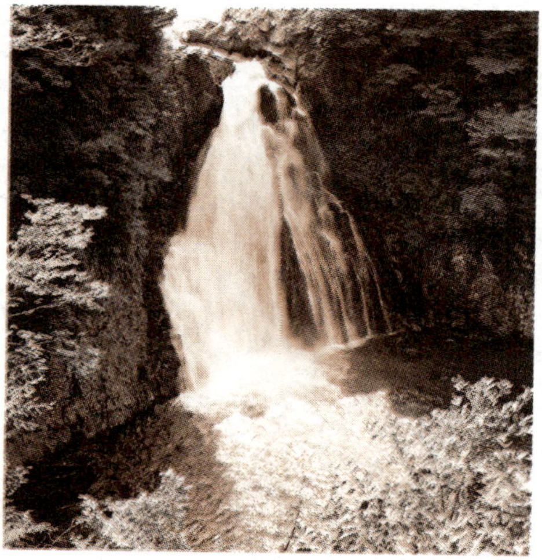

流水

主治

1. 治目不得瞑(阴虚阳盛,睡不着,眼睛闭不住)。用劳水五升,高粱米一升,半夏五合,小火慢煮,煮到只剩一升水时,去滓,饮汁,每饮一小杯。一日三次。

2. 治汗后奔豚(误服发汗药,引起小肚子胀痛,有气上冲,"如豕之奔突",故名奔豚)。

井泉水

释名

井水因来源不同,可以分为几类:远从地下泉来的,水质最好;从近处江湖渗进来的,属于次等;城市沟渠污水,属于末等。

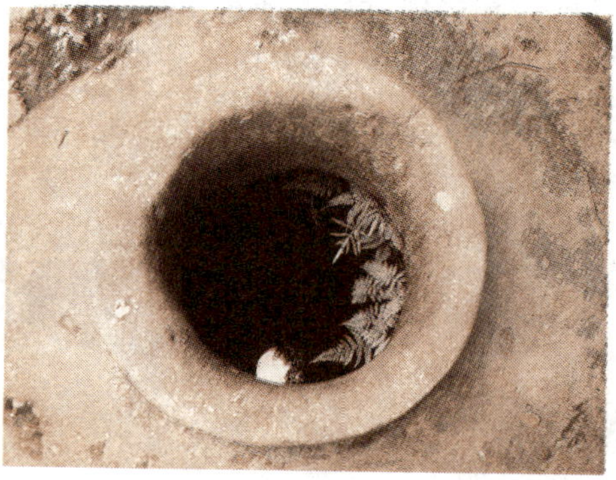

井水

性味

甘、平、无毒。

主治

酒后热痢，洗目中翳障，除口臭，镇心安神。

醴泉

释名

亦名甘泉。泉水略有淡酒味。

性味

甘、平、无毒。

主治

心腹痛，疰忤（即鬼疰，见“半天河”条下），消渴，反胃，霍乱等。治病以新汲水为好。

《瑞应图》说：常饮醴泉，令人长寿。《东观记》说：常饮醴泉，可除痼疾（久病）。

温汤

释名

亦名温泉、沸泉。种类甚多。有硫磺泉,比较常见;有泉砂泉,见于新安黄山;有矾石泉,见于西安骊山。

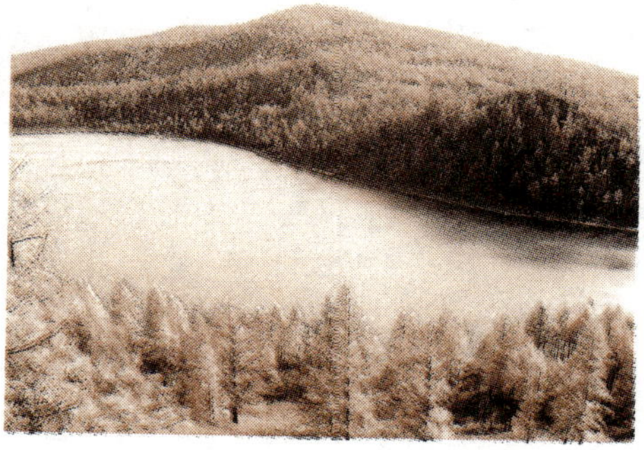

温泉

性味

辛、热、微毒。

主治

筋骨挛缩,肌皮顽痹,手足不遂,眉发脱落以及各种疥癣等症。

盐胆水

释名

亦名卤水。煮盐初熟时,槽中沥下来的一种黑色浓汁。味苦,不能吃。可用它做豆腐。

性味

咸、苦、有大毒。

主治

各种虫蚀病，颈瘘(颈部淋巴结核)，疥癣，痰厥等。

阿井泉

释名

阿井泉也是一种井水。

性味

甘咸、平、无毒。

主治

逐痰下降(即治逆痰)，下胸胃淤浊，止吐。

地浆

释名

掘地，达到黄土层，约三尺深，用新汲水灌入，搅浊，等水澄清后，取水用。这就是地浆，亦称“土浆”。

性味

甘、寒、无毒。

主治

解中毒烦闷，解一切鱼肉果菜药物诸菌毒。例如吃花椒、胡椒过多，吃没有煮熟的野芋，误吃砒霜等，都会中毒，饮地浆可解。有些病人，在服入含有荆芥的药剂后，如吃黄鱼，也会中毒，用地浆做解药，有效。

得干霍乱症（欲吐吐不出，上膨下胀，闷苦万分）的人，饮地浆三至五杯，禁忌米汤，可以治好。

热汤

释名

亦名百沸汤、麻沸汤、太和汤。

性味

甘、平、无毒。

主治

霍乱转筋(以器装汤熨烫患部,又把足底汤热,汤冷须换热),冻疮,痈肿,火眼赤乱,蝎虿咬伤等。

浆水

释名

亦名酸浆。粟米煮熟后,放在冷水里,浸五六天,味变酸,面上生白花,取水作药用。但浸至败坏,则水有害。

性味

甘酸、微温、无毒。

主治

上吐下泻(浆水煎干姜饮用),过食腊肉,致筋痛肚闷(浆水煎粥吃,加少量老鹰屎,效果更好),手指肿痛(浆水加盐泡患处,水冷应换热),脸上黑痣(每夜用热的浆水洗脸,再用布揩红,以白檀香磨汁涂擦),骨鲠在咽(慈石经火煅醋淬后,加焙过的陈橘红和多年浆水脚,做成丸子,如芡子大,每次含咽一丸)。

浆水还能调中引气,开胃止渴,解烦去睡,调理脏腑,利小便。

人部

人尿

释名

溲、小便、轮回酒、还元汤。

性味

咸、寒、无毒。(入药以用童便为好)

主治

1. 久嗽涕唾,肺痿,时发寒热,颊赤气急。用童便(去头尾少许)五合,浸泡破开的大粉甘草一寸,露一夜,去掉甘草,清晨一次服下。或加甘草末一钱同服亦可。一天服一剂。儿童须忌食五辛热物。

2. 吐血、鼻血。用姜汁调童便服一升。

3. 绞肠沙痛。用童便饮即止。

4. 休息痢。用杏仁去皮、面炒,研为末;另以猪肝一具,切片,洗净。在锅中放一层肝,一层杏仁,铺尽,加童便二升同煎干。放冷后任意取食。

5. 跌打损伤。用童便加酒少许饮服。

6. 痔疮肿痛。用热童便加矾三分服下。一天服二三次,有效。

乱发

释名

血余、人退。

性味

苦、微温、无毒。

主治

1. 鼻血不止。用乱发烧灰吹入鼻中。又方:用乱发灰一钱,人中白五分,麝香少许,共研为末,入鼻中。此方名“三奇散”。

2. 肺疽吐血。用发灰残、米醋二合,开水一碗,调服。

3. 诸窍出血。用头发、败棕、陈莲蓬,各烧成灰,等分和匀。每服三钱,木香汤送下。

4. 小便尿血。用发灰二钱,醋汤送服。

5. 血淋苦痛。用乱发烧存性,取二钱,加麝香少许,米汤送服。

6. 大便泻血。用乱发半两(烧成灰),鸡冠花、柏叶各一两(研为末)和匀。临卧时以酒送服二钱,次早再饮温酒一杯,即可见效。

7. 月经不通。用男、女孩头各三两,烧灰、斑蝥二十一枚(糯米炒黄),麝香一钱,共研为末。每服一钱,饭前服,热姜酒送下。

8. 黄疸尿赤。用乱发灰一钱,水送服。一天服三次。

9. 大小便闭。用乱发灰三小撮,水半升送服。

10. 下疳湿疮。用发灰一钱,刺核七个,共烧为末,敷涂患处。

溺白沂

释名

人中白。这是人尿桶内或尿缸内的灰白色沉淀物，以风晒久干者为好。入药须在瓦上煅过。

性味

咸、平、无毒。

主治

1. 诸窍出血。用人中白一团如鸡蛋大，加棉五两一起烧研。每服二钱，温水送下。

2. 鼻血不止。用人中白在新瓦上煅干，加麝香少许，温酒调服。立效。

3. 偏正头痛。用人中白、地龙(炒)，等分为末，加羊胆汁调成丸子，如芥子大。每取一丸，水化匀，滴入鼻中。此方名“一滴金”。

4. 口舌生疮。用人中白，枯矾三分，研匀敷搽，有涎即揩去。数次可愈。

秋石

释名

石膏浸入童便中制成。精致的称为秋冰。

性味

咸、温、无毒。

主治

虚劳冷疾，小便遗数，漏精白浊。制成的方剂有秋石还元丹、阴阳二炼丹、秋冰乳粉丸、直指秋石丸、秋石交感丹、秋石四精丸、秋石精丸等。

人胞

释名

胞衣、胎衣、紫河车、混沌衣、混元母、佛袈裟、仙人衣。

性味

甘、咸、温、无毒。

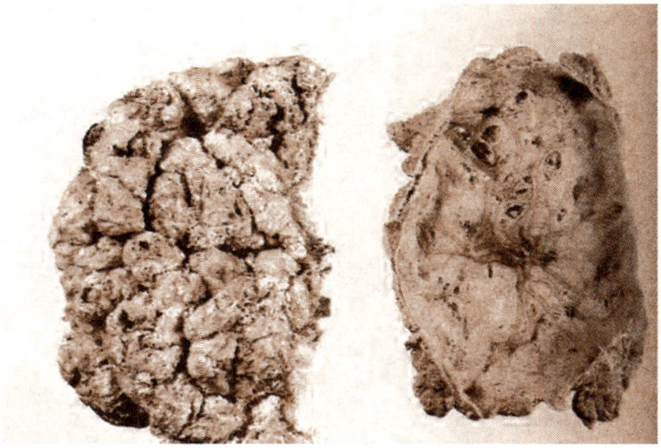

人胞

主治

1. 妇女骨蒸劳损。用紫河车(最好得自初生的男婴)一具,洗净,煮熟,切细,焙干,三研为末,加山药二两,人参一两,白茯苓半两,共研极细,调酒、糊做成丸子,如梧子大。以麝香养七日后,每服三五十丸,温盐汤送下。此方名“河车丸”。

2. 安神养血,益气补精。用紫河车一具,男病用女胎,女病用男胎,以得自头胎的为好,在淘米水中洗净后,新瓦焙干,研为末(若加淡酒蒸熟,捣晒为末,则药力更好,又无火毒);败龟板,放童便中泡三天,酥油炙黄,取二两(若用童便泡过,在石上磨净,蒸熟晒研,更好);黄蘖去皮,盐酒浸炒,取一两半;杜仲去皮,酥炙,取一半;牛膝去苗,酒浸后晒干,取一两二钱;肥生地黄二两半和砂仁六钱,白茯苓二两一起装袋中,酒煮七次后,去砂仁、茯苓不用,只把地黄捣烂为膏;天门冬(去心)、麦门冬(去心)、人参(去芦)各一两二钱,夏月再加五味子七钱。以上各药,除地黄外,共研为末(忌用铁器),然后与地黄膏、酒、糊同做成丸子,如小豆大。每服八九十丸,空心服,盐汤送下,冬月则用酒送下。女子服,可去龟板,加当归二两,以乳煮糊为丸。男子遗精,女子带下,可另加牡蛎粉一两。此方补阴之功极重,有夺造化之功,故名“大造丸”。

3. 五劳七伤,吐血虚瘦。用初生的紫河车,洗净至清汁流出乃止。以酒煮烂,捣成泥,加白茯神末,和成丸子,如梧子大。每服百丸,米汤送下。忌用铁器煮药。

4. 大小痫疾。用初生紫河车一具,洗净后放水中浸几天(春三、夏一、秋

五、冬七)，取出焙干为末，加羌活、天麻、防风各半两，白僵蚕、白附子各一两，南星二两，川乌一个，全蝎二十一个，一起研末，再加糊做成丸子，如梧子大，以朱砂为衣，每服五十丸，好酒送下。

5. 目赤生翳。用初生婴儿的紫河车晒干，焙过，研为细末，每日敷眼中，直至病愈。

金石部

银

释名

亦名白金、鋈。

性味

银屑，辛、平、有毒；生银，辛、寒、无毒。

主治

1. 妊妇腰痛。用银一两，水三升，煎成二升，服之。

2. 胎动欲堕。用银五两，苎根二两，清酒一碗，水一大碗，煎成一碗，温服。

3. 风牙疼痛。用文银一两，烧红淬入一碗烧酒中，趁热漱口。

4. 口鼻疳蚀，穿唇透颊。用银屑一两，放入三升水中，在铜器内煎成一升，一天洗三四次。

5. 身面赤疵。常用银块揩擦发热，慢慢自行消退。

自然铜

释名

石髓铅。

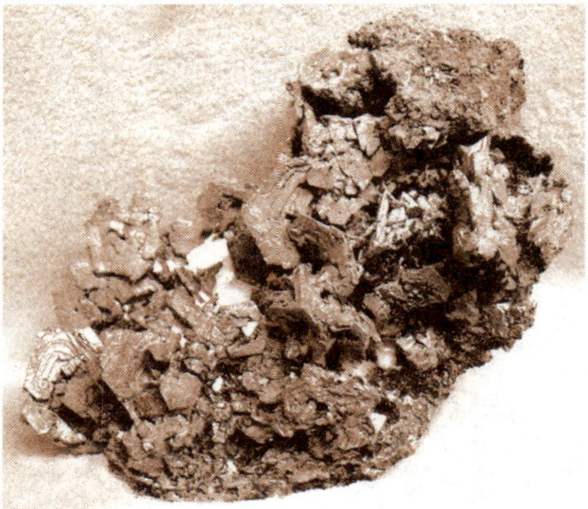

自然铜

性味

辛、平、无毒。

主治

1. 心气痛。用自然铜,先经火煅(即烧红),然后醋淬(即蘸醋酒上去,令红消热退),淬后又煅,反复九次,最后研为细末。每次取一小提撮,调醋服。

2. 项下气瘿(项下皮肤,伸张成囊,囊内不是水,而是气)。用自然铜丢在水缸里,每天饮食,都用此水。日久,气瘿自消。或把自然铜烧成烟气,张口吸入亦可。

3. 暑湿瘫痪。用自然铜烧红,酒浸一夜,加炮过的川乌头,五灵脂、苍术(酒浸)各一两,当归二钱,共浸酒里。浸后取出,做成丸子,如梧子大。每服七丸,酒送下。吃到四肢麻木,是瘫痪快好的表现,可以停止服药。

4. 骨折。用自然铜磨酒服或用铜屑和酒服,均有效。但骨接之后,不可常服。

铜 青

释名

亦名铜绿，即铜器上所生的绿色物。市上常用醋制铜，使生绿，收取晒干即可用。

性味

酸、平、微毒。

主治

1. 风痰引起的突然昏倒或瘫痪。用铜青二两，研细，水飞去滓，慢火熬干，再加入麝香一分，以糯米粉糊成丸子，如弹丸大。每一丸，分两次服，薄荷酒送。若风痰未全好，可再用朱砂酒冲同量丸药服。要吐出青绿色涎水，泻下恶物，才算病愈。此方名“碧林丹”。治小儿的这种病，宜用“绿云丹”。方子是：用铜青研末，不定量，加醋面糊丸，如芡子大，每次用薄荷酒化服一丸，服后不久，吐涎如胶，即有效。

2. 烂眼。用水调铜青，涂在碗底，艾火熏干后，刮下来涂烂处。

3. 头发恶红，不断脱落。用油磨铜青末涂抹即生。

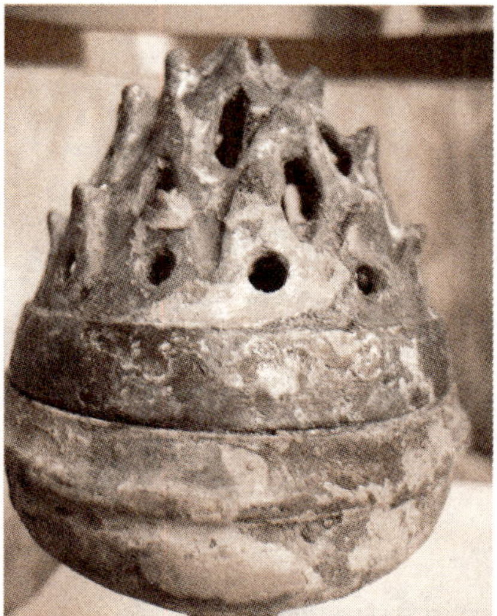

铜青

4. 脸上黑痣。用粗草划破黑痣，再用铜青末涂搽，三天不洗去，痣自脱掉。痣厚的，可再搽一次。

5. 走马牙疳（骨槽风、败血症、牙根肿痛、臭烂出血）。用铜青、滑石、杏仁等分，研末涂搽。

6. 口鼻疳疮。用铜青、枯矾等分，研细敷疮上。又方：用人中白一钱，铜青三分，研细搽抹。

7. 杨梅毒疮。用醋煮铜青研末，烧酒调搽。要忍痛，让水出，次日即干。或再加白矾，与铜青等分，研末涂搽。

8. 臁疮顽癣。用铜青七分，研细，加黄蜡一两共熬。另取厚纸一张，铺涂熬汁，两面垫一层纸，然后再贴到患处，以出水为好。亦治杨梅疮毒及虫咬。

9. 痔瘘。见后面蜜陀僧条。

10. 蛇咬伤。用铜青研细敷之。

11. 百虫入耳。用生油调铜青滴入。

12. 头上生虱。用铜青、明矾，共研细，揉入发内。

铅

释名

又名青金、黑锡、金公、水中金。

性味

甘、寒、无毒。

主治

1. 明目、固牙、乌须发。用铅半斤，熔成汁，趁热加桑条灰，同时以柳木搅拌,使成沙状细末,再筛过,用筛取的细末揩牙,揩后漱口,即又漱口水洗眼,有明目、固齿、乌须发之效。

2. 肾气攻心,奔豚喘急,面黑欲死。用铅二两,石亭脂二两,木香一两,麝香一钱。先把铅熔化,加入石亭脂,急炒。焰起时,含醋喷之。炒毕,倾入先掘好的地坑中,盖好。等冷后取出研细,再加米饭,做成丸子,如芡子大,每服二丸。热酒送下。或身上出汗,或通便通气病即愈。如大便还不通,可再服一丸,加玄明粉五分同服。

3. 妇女血气冷痛攻心。可照上方服药。

4. 风(口吐白沫,翻目抽筋)。用黑铅、水银、结砂、南星(炮过)各一两,共研为末,加糯米饭做成丸子,如绿豆大,按年龄一岁服一丸,乳汁送下。

5. 反胃、呃逆。用黑铅熔成汁,冷后,以柳木捶研成粉。取一两,加醋一升,放在砂锅里熬成膏子,再加蒸饼末少许,捏成小豆大的丸子。每服一丸,姜汤送下。

6. 多年反胃水上。用铅二两,石亭脂二两,盐卤汁五两。先烧铅,以卤汁淬过,再与石亭脂同炒,等到起焰时,挑在水上,焰止,研匀,加蒸饼做丸,如梧子大,每服二十丸。石莲干柿汤送下。

7. 消渴烦闷。用黑铅、水银等分,结如泥后,常含黄豆大一团,把口水吞下。

8. 水肿。用铅五两,炙皂荚一个,酒二斗,煮开六次,常常饮之,至小便畅通,达二三升,肿即消。

9. 小便不通。用铜锉成末,取一两,用生姜半两,灯心一握,井水煎服。服药前,将炒葱贴在肚脐上。

10. 突发咳嗽。用炉中铜屑、桂心、皂荚等分,研细,和蜜成丸,如梧子大。每服十五丸。忌食葱。

11. 瘰疬结核。用铅二两,在铁锅里炒,取其黑灰,调醋涂搽,用一片布块盖着。注意勤换药,让恶汁流出。如此半月,不痛不破,内消为水而病愈。

12. 背痛。用铅一斤,甘草(微炙)三两。先取酒一斗,浸甘草,然后把铅熔化投入酒中。等铅冷凝,又取出再熔再投,如此九次,去滓饮酒,醉卧即愈。

13. 砒霜中毒(烦躁如狂,心腹疼痛,四肢发冷)。用黑铅四两,磨水一碗灌服。

14. 硫磺中毒。用黑铜煎汤服。

15. 轻粉中毒。用铜五斤打壶一把,装烧酒十五斤,土茯苓半斤,乳香三钱,封固,重汤煎一昼夜,埋土中,出火毒。每日早晚喝数杯,用瓦盆接小便,可见尿中有粉状物。服至筋骨不痛乃止。

铅霜

释名

亦名铅白霜。是铅杂水银十五分之一合炼作片放醋坛中密封而成，经久即成霜。

性味

甘、酸、冷、无毒。

主治

1. 小儿惊热（心肺积热，夜卧多惊）。用铅霜、牛黄各半分，铁粉一分，研匀。每服四分之一钱，竹沥汁送下。

2. 惊风痰（喉闭，牙紧）。用铅霜四分之一钱，加蟾蜍少计，为末。以乌梅肉蘸药揩在牙龈上；同时，把通关药吹进口里。过一阵，喉牙就松开了。

3. 消渴烦热。用铅霜、枯白矾等分，研细，调蜜做成丸子，如芡子大。每次用棉花包裹一粒丸药放在口里，含化后，咽下药汁。又方：铅霜一两，根黄、硝石各一两，研末，每次用一钱，冷水送下。

4. 喉痹肿痛（喘息，气难通）。用铅霜、甘草各半两，青黛一两，共研细，调醋做成丸子，如芡子大。每次含咽一丸，有效。

5. 悬雍肿痛（小舌肿痛）。用铅霜一分、甘草（半生半炙）一分，共研细，包在棉花里，裹成小球，含口中，咽下药汁。

6. 口里疳疮，牙龈肿烂。用铅霜、铜青各二钱，白矾如豆大一小块，共研为末，以鸡毛蘸取，扫疮上。

7. 鼻血不止。用铅霜研细，每服二分半，新汲水送下。

8. 痔疮肿痛。用铅霜、白片脑各一分许，调酒涂搽，即刻见效。

9. 少女经闭。用铅霜半两，生地黄汁一合，调匀服。一天服三次。

粉锡

释名

即铅粉，又有解锡、铅华、定粉、瓦粉、光粉、水粉、白粉、官粉、胡粉等名。旧日妇女用来擦脸。古人称铅为黑。

性味

辛、寒、无毒。

主治

1. 劳复与食复（大病初愈，尚未恢复，便有性交，引起发烧、便赤、卵肿或缩入等症状，叫作"劳复"。因贪食而旧病复发，叫做"食复"）。用粉锡少许，水冲服。

2. 小儿脾泄不止。用红枣二十个，去核，将粉锡填入，在瓦上烘干，去枣留粉，再研细。每服三分，米汤送下。

3. 赤白痢下频数，肠痛。用粉锡一两，调鸡蛋清，和炙烘焦，研细。每次用冷水冲服一钱。

4. 小儿疳痢（由疳疾引起，时痢时止。痢时，红白兼有，全身黄瘦）。用粉锡先蒸后熬，等变色时，每服半钱，米汤送下。

5. 小儿腹胀。用盐熬粉锡，等变色后，即取以摩擦腹部。

6. 小儿肚皮变青，极为危险。用上法可治好。

7. 小儿夜啼不止。用粉锡如三粒豆子那样大的量，水冲服。一天服三次。

8. 身热多汗。用粉锡半斤，雷丸四两，共研细，当作扑粉扑身。

9. 绦虫蛔虫。用少量粉锡，炒后放在肉汤里空心服下，大效。

10. 鼻血不止。用醋炒粉锡，服一钱，即见效。

11. 齿缝出血。用粉锡半两，麝香半钱，卧时搽牙。

12. 跌打淤血。用粉锡一钱，和水冲服。虽脸青、气短、欲死者亦有效。

13. 跌打断骨。用粉锡、硼砂等分，研细。每服一钱，苏木汤送下。宜多饮苏木汤。

14. 面皮抓伤。用香油调粉锡搽患处。

15. 打伤后肿痛成疮。用粉锡一两，生赤石脂一钱，水银一分，拌麻油，调成膏，摊在油纸上贴疮处。脱肉的地方，可用膏填满，再包扎好。

16. 黄水脓疮。用粉锡煅黄三钱，加松香三钱，黄丹一钱，细矾二钱，共研为末。倒入香油二两，熬成膏子涂搽。

17. 口角生疮。用炒粉锡一分，黄连半两，共研为末，搽患处。

18. 翻花恶疮（疮内有米粒状小颗，破则出血，翻出于外，故称翻花）。用粉锡一两，胭脂一两，共研为末。在盐水洗净患处后，即将药搽上。一天搽五次。

19. 蜂巢疮。用粉锡、朱砂等分，研细，调蜜搽疮上。

20. 汤火伤疮。用羊子骨髓调粉锡涂搽。

21. 蠼螋尿疮（此疮初起如粟，渐大如豆，后成浆泡，恶汗流出，疼痛难忍，同时有轻度发热和全身不适等症状。陈藏器还说：这种疮能绕腰生长。看来很可能是“带状疱疹”）。用醋调粉锡涂搽。

22. 诸蛇咬伤。用粉锡和大蒜捣如泥，涂伤口。

23. 目翳。用粉锡点翳上，有效。

24. 口干无津。用公猪胆五个，酒煮，到胆囊破烂时，加粉锡一两，研匀，做成丸子，如芡子大。每次含一丸，咽汁吞下。

25. 腹中鳖症（此病是腹中有硬块，或肿起外突，如鳖伏身）。用黍米淋汁冲粉锡湿服，大效。

26. 背疮、背痛。用粉锡二两，麻油三两，慢火熬，同时用柳枝急搅。到滴水成珠时，加白胶末少许，放入水盆中浸两日，取出摊油纸上贴患处。此方名“神应膏”。

铅丹

释名

又名黄丹、丹粉、朱粉、铅华。系用铅、硫磺、硝石等合炼而成。

性味

辛、微寒、无毒。

主治

1. 消渴烦乱。用铅丹一钱，新汲水送下。服药后，宜吃荞麦粥。

2. 吐逆不止。用铅丹四两，加米醋半斤，煎干，在炭火中煅红，冷定后，研为末，和米饭做成丸子，如梧子大。每服七丸，醋汤送下。此方名“碧霞丹”。

3. 小儿吐逆水上。用铅丹研末，加枣肉捣匀，做成丸子，如芡子大。针挑一丸，在灯上烧过，研为细末，乳汁调服。此方名“烧针丸”。另一配方：在烧针丸的药方中加朱砂、枯矾各少许。

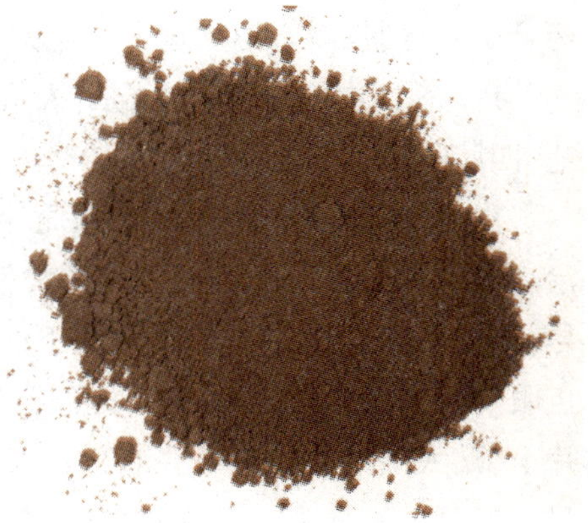

铅丹

4. 反胃气逆。用铅丹、白矾各二两，生石亭脂半两。先把丹、矾两药放在坩埚里，烧炭煅红，放冷两天，再加入石亭脂，共研为末，和米饭少许，捏成丸子，如绿豆大。每日服十五丸，米汤送下。

5. 赤白泻痢。把枣肉捣烂，加入铅丹、白矾等分，各如皂角子大，再加米饭少许,和成团丸,如弹子大。以铁丝穿团丸,在灯上烧透,冷后研为细末,米汤冲服。又方:铅丹,炒成紫色,加入炒黄连,各等分。研细,加糊做丸,如麻子大。每服五十丸,生姜甘草汤送下。

6. 妊妇腹痛下痢。用乌骨鸡蛋一个,壳上开小孔,让蛋白流出,单留蛋黄。从孔口装进铅丹五钱,搅匀,外用泥封好,放在火灰里煨干,研为细末。每服二钱,米汤送下。

7. 吐血、咳血。用铅丹一钱,新汲水送下。

8. 寒热疟疾。用铅丹、百草霜等分,研细。发病之日,空腹服三钱,米汤送下。两服可愈。加饭或蒜做成丸药吃,也有效。又方:铅丹一两,恒山末三两,和蜜做丸,如梧子大,每服五十丸,湿酒送下。清晨吃一次,病将发未发时吃一次,有效。又方:铅丹(炒过)二两,独蒜一百个,共捣成泥,做成丸子,如梧子大。每服九丸,空腹服,长流水送下。疟发过两三次后才服药,最见效。此方亦可治痢疾。又方:铅丹(炒过)半两,童便浸过的青蒿二两,共研为末。每服二钱,寒多用酒送下,热多用茶送下。

9. 小儿疟,壮热不寒。用铅丹二钱,蜜水送下。如兼恶寒,则以酒送下。此方名"鬼哭丹"。

10. 风痫。用铅丹二两、白矾二两,分别研细。取两块砖铺地上,砖上垫纸七层,纸上铺丹,丹上辅矾。周围架柳木柴焚烧,约烧完柴十斤,即停烧待冷,取药合研。每服二钱,温酒送下。此方名"驱风散"。

11. 客忤中恶(此病病象是:人行路上,忽然心腹绞痛,胀满气冲;或突然倒地,四肢厥冷,甚至不救)。用铅丹一小茶匙,调蜜三合灌下。

12. 一切目疾(凡目疾,翳障而伴有昏花现象者可治,可障而无错花感者不治)。用蜂蜜半斤,在铅锅中熬成紫色块,放入铅丹二两,水一两,再炼至水汽全尽,倒在一块绢布上过滤。取滤下的细粉,装在瓶子里,埋地下二十天,才取出点眼。每日点七次。如药黏眼不开,则洗了重点。又方:铅丹、蜂蜜调匀,摊布片上,贴太阳穴。治赤眼痛有效。又方:铅丹、白矾,等分研末,点眼。又方:铅丹、乌贼骨,等分为末,加蜂蜜蒸后点眼。治眼睛红久生翳。又方:铅丹半两,调鲤鱼胆汁成膏,点眼。治眼生珠管。又方:铅丹、轻粉,等分为末,吹少许入耳内。左眼病,吹右耳,右眼病,吹左耳。治痘疹生翳。

13. 小儿重舌(舌肿厚)。用铅丹一粒,如黄豆大,放在舌下。

14. 小儿口疮糜烂。用铅丹一钱,生蜜一两,调匀,蒸到黑色,用鸡毛蘸取搽疮上。

15. 腋下狐臭。用铅丹加在轻粉中,以口水调和,经常搽腋下。

16. 蝎子螫伤。用醋调铅丹涂搽。

17. 刀伤。用铅丹、滑石等分,敷伤处。

18. 外痔肿痛。用铅丹、滑石等分,研细,新汲水调涂。一天涂五次。

19. 臁疮。用铅丹一两,黄蜡一两,香油五钱,熬成膏子。先以葱椒汤洗患处,然后贴敷药膏。又方:铅丹,水沸过,再炒过,取一两;黄酒浸七日,焙干,也取一两;另取轻粉半两。分别研为细末。先以苦茶洗疮,随用轻粉把疮填满,再敷上铅丹,外层则用黄蘗细末摊成膏贴上,不要揭动,几天即见效。

密陀僧

释名

亦名没多僧、炉底。

性味

咸、辛、平、有小毒。

主治

1. 痰结胸中不散。用密陀僧一两,加醋和水各一碗,煎干,研为末。每服取末二钱,以酒和水各一小碗,煎成一碗,趁热服下。以吐出痰涎为好。

2. 消渴饮水。用密陀僧二两,研末,在开水中浸过,取出,加一点蒸饼做成丸子,如梧子大。服时用浓蚕茧盐汤,或茄根汤,或酒送下都行。第一天吃五丸,以后每天增加九丸,直至一次吃到三十丸为止,不可多服,五六次后,如见水恶心,即可停药。恶心时可吃点干食压一下。

3. 赤白下痢。用密陀僧三两,烧成黄色,取出研细,每服一钱,醋茶送下,一天吃三次。

4. 痔瘘。用铜青、密陀僧各一钱,麝香少许,共研细,以口水调和涂患处。

5. 婴儿泡疮(遍身像鱼鳔,又像水晶,破则流水,疮又再生)。用密陀僧研末洒敷，内服苏合香丸。

6. 惊气失音。用密陀僧一茶匙，茶调服，即愈。

7. 腋下狐臭。先洗净腋下，油调密陀僧末涂上。另用一钱密陀僧末放入热蒸饼中，夹在腋下。

8. 口臭。用密陀僧末一钱，醋调漱口。

9. 口疮。用煅过的密陀僧，研末，敷疮上。

10. 鼻内生疮。用密陀僧、香白芷，等分研末，蜡烛油调涂患处。

11. 一切黑瘢。用密陀僧二两，研细，人乳调搽。夜间搽药，白天洗去。

12. 夏月汗斑如疹。用密陀僧八钱，雄黄四钱，共研细。先以姜片擦皮肤发热，再用此姜片蘸药粉擦汗斑。次日斑疹焦枯。

13. 骨疽(一名“多骨疮”，疮内不时露出细骨)。用密陀僧末加桐油调匀，摊贴患处。

14. 臁疮。用密陀僧末加香油调成膏，摊在油纸上反复贴患处。

锡

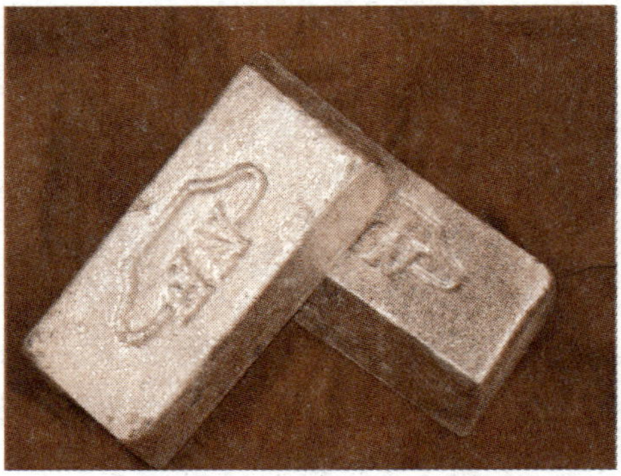

锡

释名

又名白、贺。

性味

味甘、寒、微毒。

主治

恶毒风疮。

铁

释名

亦称黑金、乌金。

性味

熟铁：辛、平、有毒。
生铁：辛、微寒、微毒。

主治

熟铁

烧红投酒中，饮酒，可治贼风。

生铁

1. 脱肛。用生铁二斤，水一斗，煮至五升，洗肛门，一天两次。对脱肛多年不收的人都有效。
2. 耳聋由高烧引起者。可烧铁投酒中饮之，同时，用慈石塞耳，但夜间须取出。
3. 小儿丹毒。把铁烧红，水淬过，饮此水一合。
4. 打伤淤血。用生铁一斤，酒三升，煮至一升后饮用。

铁 粉

释 名

乃钢铁飞炼而成。

性 味

咸、平、无毒。

主 治

1. 惊发热。用铁粉少许,水调服。

2. 伤寒发狂,胡言乱语。用铁粉二两,龙胆草一两,共研细,磨刀水调服。每服大人一钱,小儿五分。

3. 疔疮。用铁粉一两,蔓青根三两,捣乱如泥,敷疮上。一天换两次。

4. 风热脱肛。用铁粉末同白蔹末调匀敷患处,并托入体内。

铁落

释名

亦名铁液、铁屑、铁蛾。打铁时，火花散飞，细微如屑，飞动如蛾。

性味

辛、平、无毒。

主治

1. 小儿丹毒。用铁落研细，调猪油涂搽。
2. 善怒发狂，惊邪癫。用铁落煎水服。

铁精

释名

亦称铁花。出煅铁炉中，细如尘，以色紫质轻者为佳。

性味

平、微湿。

主治

1. 下痢脱肛。用铁精粉敷扑。
2. 妇女阴脱。用铁精加羊脂,布裹,炙令热,熨之,以瘥为度。

白石英

释名

大如指,长二三寸,六面如削,白澈有光,长五六寸者弥佳。

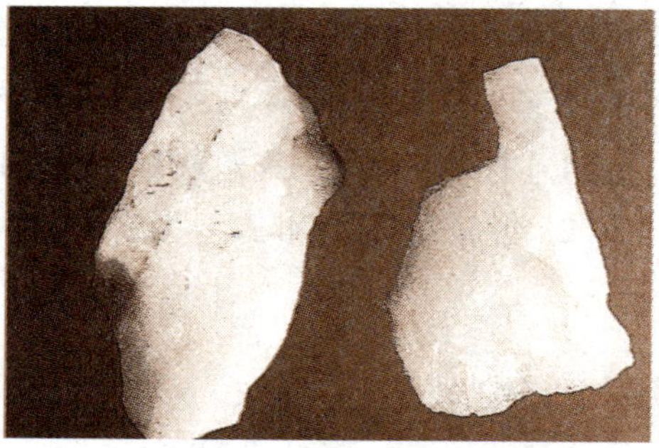

白石英

主治

1. 风虚冷痹,肾虚耳聋。取磁石五两,经火煅、醋淬各五次,加白石英五两,装入绢袋,浸一升酒中,过五六天后,分次温取。酒尽,可再添酒。

2. 惊悸善忘(上隔风热,心脏不安,宜化痰安神)。用白石英一两,朱砂一两,共研细。饭后煎金银汤送下。

3. 石水肿坚(病象是四肢瘦,肚子大,腹水胀如坚石)。用白石英十两,捶成豆子大,装入瓷瓶,浸酒二斗瓶口泥封,周围以马粪和糠火烧之,常令小沸。约六小时后停火。第二天开始服用,每次服酒大半杯。一天三次,酒尽后,可再加酒如上法烧一次。

水银

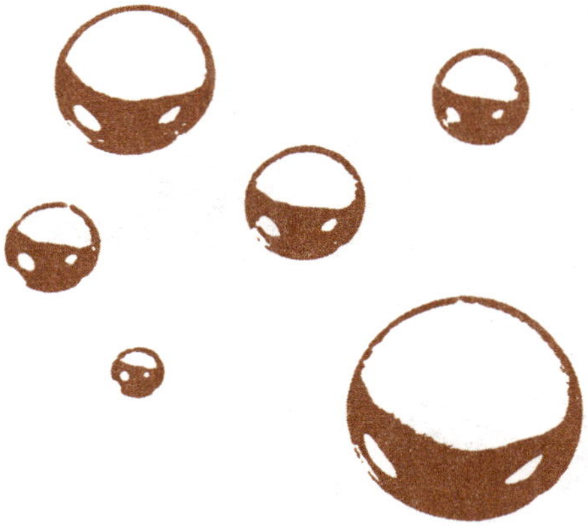
水银

释名

亦名汞、灵液、姹女。

性味

辛、寒、有毒。

主治

1. 急惊风悸。用水银半两，生南星一两，麝香半分，共研细，加石脑油，捣成泥，做丸子，如绿豆大。每服一丸，薄荷汤送下。

2. 反胃吐食。用黑铅、水银各一钱半，结砂、硫磺各五钱，官桂一钱，共研细，分两次服。一半米汤、一半姜汁，调在一个碗中把药送下。

3. 胆热鼻血。用水银、丹砂、麝香等分，研细，每服半钱，新汲水送下。

4. 血汗不止。治方同上。

5. 胎动（母欲死，子尚活）。用水银、丹砂各半两，合研匀，加牛膝半两，水五大碗，煎汁。吃药时，还吃半茶匙蜂蜜。

6. 胎死腹中。用水银二两，令产妇吞服，死胎立出。

7. 误吞金银饰物。服水银一两，立出。又方：水银一两，分两次服。服第二次后，立出。

8. 头上生虱。用水银和蜡烛油擦头，虱一夜死尽。

9. 口疮。用水银一分，黄连六分，水二升，都成五合，喝一点含在口中，一天十次，有效。

10. 白癜风。用水银擦几次，可愈。

11. 肛门虫痒。用水银枣膏各二两，研匀，棉花裹成小球，送进肛门，次日虫出。

12. 一切恶疮。用水银、黄连和粉锡（熬黄）各一两，研匀，敷疮上。

13. 小儿痘后眼睛生翳。用水银一钱，虢丹（铅丹）五钱，研捣成丸药六粒，糊在坩埚中，火煅一天。取出，用薄棉裹好，左翳塞右耳，右翳塞左耳，翳自掉下。

水银粉

释名

亦名汞粉、轻粉、峭粉、腻粉。由水银、白矾、食盐合炼而成。

性味

辛、苦、有毒。

主治

1. 小儿涎喘。用未受精的鸡子一个，取出蛋清，加水银粉十钱拌合。装银器内，放在汤瓶上蒸熟，给病儿服下，或吐痰，或下泄，病即愈。但水银有毒，气虚小儿，不能用此方。

2. 小儿呕乳。用水银粉一钱，盐豉（去皮）七粒，共研匀，合成丸子，如麻子大。每服三丸。藿香汤送下。

3. 大小便闭（胀闷欲死，持续两三天，有生命危险）。用水银粉一钱，生麻油一合，和匀，空腹时服下。

4. 大便壅结。用水银粉半钱，砂糖一小撮，研成丸子，如梧子大。每服五丸，临卧时温开水送下。又方：水银粉二钱，铅丹一钱，共研细。每次一钱，米汤送下。

5. 血痢腹痛。用水银粉五钱,粉锡三钱,共研匀。加水浸过的蒸饼心少许,和为丸,如绿豆大。每服七至十丸,艾汤送下。

6. 消肿嗜食(吃得多,人体瘦,大便硬结,常解小便)。用水银粉一钱,研细,姜汁拌匀,清水送下。后服猪肚丸补之。

7. 一切虚风(指头晕目眩、麻痹不仁等症)。用水银粉一两,汤煎,再用慢火焙干,加麝香半两,研细。每服二至三分,温水调下。

8. 水气肿痛。用水银粉一钱,装入乌鸡的蛋中(蛋要先去黄),再用面饼包好蒸熟,剥去蛋壳,加炒葶苈一钱,同蒸饼捣成丸子,如绿豆大。每服三至五丸,一天服三次,车前汤送下。极效。

9. 痘后生翳。用水银粉、铅丹,等分为末。左翳吹右耳,右翳吹左耳。

10. 牙痛。用水银一钱,大蒜一瓣,合捣成饼,安在颧骨前陷(即肋窝)中,先用一枚铜钱垫住。安饼后再用贝壳盖好,扎牢。一夜可愈。左牙痛,安在右边,右牙痛,安在左边。

11. 牙疳(流脓、流血、虫蚀)。用水银粉一钱,黄连一两,共研为末,搽患处。

12. 小儿耳烂。用水银粉、枣子灰,等分研末,调油搽患处。

13. 眼边烂。用水银粉和口水点眼睑内。一天点二三次。

14. 小儿头疮。用葱汁调水银粉涂搽。

15. 小儿生癣。用猪油调水银粉涂搽。

16. 臁疮。以齑汁温洗患处,拭干后,用葱汁调水银粉涂搽。又方:水银粉五分,黄蜡一两。先把水银粉铺纸上,再铺黄蜡,缚在疮上,黄水流出即愈。

17. 各种毒疽毒痈(包括杨梅疮)。用水银粉一两,丹砂、雄黄各二钱半,白矾、绿矾各二两半,研匀,装罐,盐泥封口,文武火炼升。炼毕开封,罐口有许多粉末。取此粉每三钱加乳香、没药各五分,洒在太乙膏之类的膏药上,贴患处,有奇效。此方名“五宝霜”。

粉霜

释名

亦名水银霜、白雪、白灵砂。乃水银或水粉炼升华而成。

性味

辛、温、有毒。

主治

1. 小儿急惊风。用粉霜二钱,白牵牛(炒过)、水银粉各一钱,共研细。每服二至三分。薄荷汤送下。以涎痰吐出为效。

2. 小儿烦躁口渴。用粉霜二至五分(小儿年龄大小酌用),煮莲花汤送下,冬日用莲肉汤。

3. 风热惊狂。用粉霜一两,白面六钱,合做饼子,烤熟后研细,加水银粉半两,铅霜二钱半,共研为末,滴水揉成丸子,如梧子大。每服十至十五丸,米汤送下。此方名“神白丹”,治伤寒积热、搐风、惊狂,皆有效。

4. 斑疹生翳。用粉霜八分,朱砂一钱,共研细,水调少许,放在耳朵里。

5. 杨梅恶疮。用粉霜敷搽。

银朱

释名

亦名猩红、紫粉霜。用石亭脂和水银同罐炼成。贴在罐口的是丹砂,贴在罐内的是银珠。

性味

辛、温、有毒。

主治

1. 小儿内钓(惊风,多啼)。用银朱半钱,乳香、煨蒜各一钱,共研细,捏成丸子,如粟米大。半岁儿五丸,薄荷汤送下。

2. 痰气结胸。用银朱半两,明矾一两,同研细。置瓦盏中,下加微火熔化。刮取,搓成丸子,每服一钱,茶和姜汁送下。此方名"鹤顶丹"。

3. 水肿,但大便尚通畅。用银朱半两,煅硫磺四两,共研细,加糊做成丸子,如梧子大。每次服三十丸。

4. 咽喉疼痛。用银朱、海螵蛸,等分为末,吹入喉中,涎流,痛止。

5. 火焰丹毒。用银朱调鸡蛋清涂搽。

6. 汤火灼伤。用银朱调菜油敷上。

7. 背疽。用银朱、白矾等分。煎汤温洗患处,再用桑柴火远远烘热。一天三次。

8. 鱼脐疔(疔初起,即呈长形,边缘带红色,中央带黑色。痛极者有救,不大痛者反而难救)。用水调银朱成丸,每服一丸,温酒送下。此方名"走马丹"。

9. 杨梅毒。用银朱、粉锡,等分为末。把纸卷成捻子,蘸油点燃,放在木桶中，令病人到桶边用鼻子吸取烧捻子放出的烟子。一天一次，七天可愈。又方：银朱二钱，孩儿茶一钱，龙桂香一钱，皂角子一钱，共研细，照上方作熏药用。又方：银朱、水银粉各一钱，黄蜡、菜油各一两，加热化开调药，摊在油纸上贴患处，疮痂自脱。

10. 筋骨疼痛。用银朱三钱，枯矾四钱，研细。裹入纸中做成三个捻子。每天早晨拿一个捻子蘸油熏肚脐，熏后蒙被而卧，汗出为好。

11. 顽疮久不收口。用银朱一钱，陈年石灰五分，松香五钱，香油一两，调匀，摊在纸上贴患处。

12. 血风臁疮。取黄蜡一两，熔化后，加银朱一两，搅匀，摊在纸上。先把臁疮刺孔，再用药纸贴牢。

13. 黄水湿疮。用银朱、盐梅，合捣敷上。

14. 癣疮。用银朱、牛骨髓、桐油，调搽。

15. 头上生虱。用银朱浸醋，每天梳头时带药入发。又一治法：纸包银朱，烧着，用碗盖住。烟结碗内成垢，以茶水洗下，倒入头发中，再把头发包起来。第二天，头虱尽死。

灵砂

释名

亦名二气砂。乃水银、硫磺合炼而成。水银量多，硫磺量少。

性味

甘、湿、无毒。

主治

1. 伏热吐泻。用硫磺半两，水银一钱，研细，加姜汁和面糊，做成丸子，如小豆大。三岁用，服三丸，冷水送下。大人可服三四十丸。此方名“阴阳丸”。

2. 脾疼反胃。用灵砂一两，蚌壳粉一两，同炒红。加丁香、胡椒各四十九粒，共研为末。再加姜汁煮过的半夏粉，糊成丸子，如梧子大。每服二十丸，姜汤送下。

3. 冷气心痛。用灵砂三分，五灵脂一分，共研细。加稀糊做成丸子，如麻子大。每服二十丸。饭前服。石菖蒲、生姜汤送下。

4. 九窍出血（因突然受惊而得，其脉必虚，不可错认是热极血溢而妄用凉药以致误事）。用灵砂三十粒，人参煎汤送下。三服可愈。

5. 有些病。可用“养正丹”（又名“交泰丹”）来治疗。养正丹的制法和功效如下：用一个盏子，先放入铅的熔汁，次下水银，次下丹砂末，合炒，炒到不见星时，再下硫磺末。急搅拌，看有焰起，可用酒醋解除。药冷取出研细，加糯米糊成丸子，如绿豆大。每服二十丸，盐汤送下。以上四味药，分量都相等。

雄黄

释名

亦名黄金石、石黄、熏黄。

性味

苦、平、寒、有毒。

主治

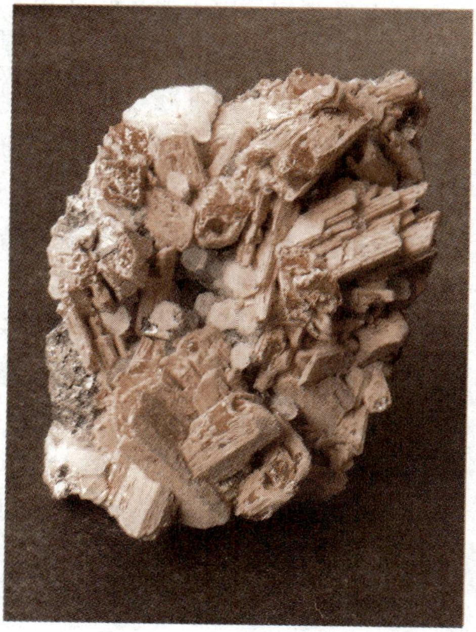
雄黄

1. 骨蒸发热(即今之肺结核)。用雄黄一两,加入小便一升中。另取方圆尺的石板一块,以炭火烧热,把雄黄尿汁淋在石上,垫上薄毡,令病人解衣顶被坐石上,勿使漏风。几次之后,病状即逐渐减轻。

2. 伤寒咳逆。用雄黄一钱,酒一杯,同煎,病人趁热嗅其气。

3. 阴部蚀烂,痛痒不已。用雄黄半两烧于瓶中,熏下部,有效。

4. 偏头风。用雄黄、细辛,等分研细。每次取二三分吹入鼻中,左痛吹右,右痛吹左。此方名“至灵散”。

5. 腹胁痞块。用雄黄、白矾各一两,共研为末,加面糊调成膏,摊纸上,贴痞块处。贴至大便畅泻乃愈。

6. 胁下痃癖(胁下觉有积聚,呼吸时常抽痛)。用雄黄一两,巴豆五钱,同研细。加白面二两,滴水做成丸子,如梧子大。每服二十四丸。以开过几次再放冷以后的水冲服。大便畅通,病即转好。此方名“煮黄丸”。

7. 酒癖(饮酒过度引起头晕、恶心、呕吐,长期不愈)。用皂角子大的雄黄六小块、巴豆(连皮油)十五个,蝎子尾巴十五个,共研为末,加面粉五两半,滴水做成丸子,如豌豆大。丸子将干时放于麸中炒香。炒后,取丸子放水里观察。凡是浮在水面的就是好的,收存起来。每服二丸,温酒送下。此方名“酒征丸”。

8. 油癖(特别喜欢吃油,缺油即病)。用雄黄半两,研末,水调服。

9. 症瘕积聚。用雄黄二两,研细。水飞九次,放入新竹筒中,以蒸饼一块封住筒口,蒸七次。再用上等粉脂一两,和成丸子,如绿豆大。每服七丸。酒送下。一天服三次。

10. 阴肿。用雄黄、矾石各二两,甘草一两,加水五升,煮成二升,浸肿处。

11. 食物中毒。用雄黄、青黛,等分为末,每服二钱,新汲水送下。

12. 虫毒。用雄黄、生矾等分,加蜡做成丸药,如梧子大。每服七丸,开水送下。

13. 便血。用雄黄不拘多少，放入枣内，用线捆好，煎汤。另用铅一两，熔化后，倒入汤中同煮。自早至晚，不断添开水。煮毕，取出研细，做成丸子，如梧子大。每服三十丸，空心服。用原有的铅汤送下。三服血止。

14. 暑天泻痢。用雄黄水沸九次，放在竹筒内蒸七次，研末，与蒸饼混合，做成丸子，如梧子大。每服七丸，甘草汤送下。一天服三次有效。

15. 疯狗咬伤。用雄黄五钱，麝香二钱，研细，酒送下。分二次服完。

16. 百虫入耳。烧雄黄熏耳内，虫自出。

17. 马汗疮（牧马人多生这种疮，初起肿痛，后感烦热，重者可致死）。用雄黄、白矾各一钱，乌梅三个，巴豆一个，合研为末，油调敷疮。

18. 刀伤。用雄黄一粒，半豆大，放入伤口内，另取雄黄五钱，小便送服。凡刀伤感染，毒入内部者，服此药有效。

19. 打伤发肿。用雄黄二分，密陀僧一分，共研为末，水调敷伤处。极见效。

20. 白秃头疮。用雄黄、猪胆汁调匀敷上。

21. 眉毛脱落。用雄黄末一两，调醋搽。

22. 疔疮恶毒。先用针刺毒疮的四边及中心，再以雄黄粉敷上。又方：用雄黄、蟾蜍各五分，共研为末，和葱、蜜捣丸，如小米大。以针刺破疮顶，将药插入。

23. 喉痹（此即喉风。喉部不能吞咽，气闭欲死）。用雄黄磨新汲水一盏灌下，吐出恶物即愈。

24. 牙痛。用雄黄和枣肉，捏成小丸，塞牙齿空洞中。

25. 走马牙疳，臭烂出血。用豆大的雄黄七粒，每粒包入一个去了核子的淮枣中，再用铁丝把枣子穿成一串，烧化为末。每次取少量搽患处，让涎流出。搽药至病愈为止。

26. 耳流脓汁。用雄黄、雌黄、硫磺，等分为末，吹耳内。

27. 多年臁疮。用雄黄二钱，陈皮五钱，卷入布中成精捻子，烧烟熏疮，令热水流出。

28. 红鼻头。用雄黄、硫磺各五钱，水粉二钱，乳汁调敷。三五次后可愈。

雌黄

释名

黄金石、石黄、黄石、鸡冠石、天阳石。

性味

辛、平、有毒。

主治

1. 心痛吐水，不下饮食。用雌黄二两，醋二斤，慢火煎成膏，加干蒸饼和丸，如梧子大。每服七丸，姜汤送下。

2. 癫痫抽筋。用雌黄、炒铅丹各一两，共研为末，加麝香少许，在牛乳汁半升中熬成膏，仔细捣匀，做成丸子，如麻子大。每服三五丸，温水送下。

3. 小便不禁。用雌黄一两半，研细。加干姜半两、盐四钱，同炒成黄色，合研为末。再加水和蒸饼，做成丸子，如绿豆大。每服十丸至二十丸，空心服，盐汤送下。

4. 癞疮。用雌黄粉加醋和鸡蛋黄调匀，搽疮上。

5. 牛皮顽癣。用雌黄粉加水银粉，调猪油搽患处。

石膏

释名

亦名细理石、寒水石。

性味

辛、甘、寒。

主治

1. 伤寒发狂。用石膏二钱,黄连一钱,共研细。甘草煎汤,冷服。此方名“鹊石散”。

2. 小儿丹毒。用石膏粉一两调水涂搽。

3. 骨蒸劳病(外寒内热,附骨而蒸,身体消瘦,饮食无味,四肢渐细,脚上浮肿)。用石膏十两,研细,水调服。每服一茶匙,一天两次。

4. 肺热喘嗽。用石膏二两,炙甘草半两,共研为末,每服三钱,生姜蜜汤送下。

5. 痰热喘嗽。用石膏、凝水石各五钱,研细,人参汤送下。

6. 胃火牙痛。用石膏一两,火煅,淡酒淬过。加防风、荆芥、细辛、白芷各五分,共研细。天天搽牙,有效。

7. 老人风热(内热,目赤,头痛,视物模糊)。用石膏三两,竹叶五十片,砂糖一两,粳米三合,先以水三大碗煎石膏、竹叶,煮成二大碗,去渣取汁,加米煮粥,调糖吃下。

8. 头风流泪。用煅石膏二两,川芎二两、炙甘草半两,共研为末。每服一钱,葱白茶汤调下。一天服二次。

9. 头痛，心烦，流鼻血。用石膏、牡蛎各一两，研细。每服二钱，新汲水送下。同时用水调少量药滴鼻内。

10. 风热性筋骨痛。用石膏三钱，面粉七钱，研细，加水调匀，锅里煅红。冷定后化在滚酒中，趁热服下。盖被发汗。连服药三日，病愈。

11. 雀目（即黄昏后不能视服）。用石膏粉一钱放在两薄片猪肝中，外用绳捆好，在砂锅中煮熟，取出切食。每天吃一次。

12. 湿温，烦渴，多汗。用石膏、炙甘草，等分为末，每服两小匙，热水送下。

13. 水泻，腹内如雷鸣。用火煅石膏，加米饭和成丸子，如梧子大，外以铅丹为衣。每服二十丸，米汤送下。

14. 妇女乳痈。用石膏煅红，研细。每服三钱，温酒送下。服药后，再喝酒至醉即安睡。如此再服药一次，即见效。

15. 油伤火烧。用石膏粉敷上。

16. 刀伤。用石膏、沥青，等分为末，扑洒伤处，不要沾水。

17. 疮口不收。用石膏烧红，研以二两，加铅丹半两，共研为末，洒疮上。此方名"红玉散"。

18. 口疮咽痛。用石膏煅过，取三两，加丹砂三钱半，共研细，点患处。

滑石

释名

亦名画石、液石、石、脱石、冷石、番石、共石。

性味

甘、寒、无毒。

主治

1. 烦热多渴。用滑石二两，捣碎，加水三大碗，共煎成三碗。去渣留水，和米煮粥吃。

2. 女劳黄疸(下半天发热恶寒，小腹急，大便溏黑，额头变为黑色)。用滑石、石膏，等分为末，大麦汁送下。一日三次。小便大利即愈，腹满者难治。

3. 伤寒症流鼻血(因汗出不来而流鼻血。如血色紫黑，不可止血，还要服温性之药。等到有鲜血流出，便急服本药去止住)。用滑石粉和米饭，捏成丸子，如梧子大。每服十丸，在口中稍稍嚼破，清水送下。血立止。

4. 小便不通。用滑石粉一升，加车前汁，调匀，涂脐的周围，干了就换。冬天没有车前汁，可用水代。

5. 妊妇尿涩不通。用滑石粉和水调匀，糊在脐下两寸处。

6. 伏暑吐泻(小便赤色，心烦，口渴)。用好滑石(烧过)四两，藿香一钱，丁香一钱，共研为末。每服二钱，米汤送下。此方名"玉液散"。

7. 风毒热疮(遍身流黄水)。先用虎杖、豌豆、甘草各等分，煎水洗浴，然后用滑石粉扑敷身上。

8. 下部湿汗。用滑石一两，石膏(煅过)半两，枯白矾少许，共研为末，干搽患处。

9. 脚趾缝烂痒。治方同上。

10. 打伤肿痛。用滑石、赤石脂、大黄各等分，共研为末。热茶洗伤处后将药敷上。

11. 热毒怪病(眼睛发红，鼻子肿大，喘气，浑身出斑，毛发如铁)。用滑石、白矾各一两，研细，加水三碗，煮成一碗半。不停地饮此水，饮完为止。

12. 有些病可以用"益元散"(又名"天水散"、"太白散"、"六一散")来治疗。

不灰木

释名

亦名无灰木。其色白，如腐烂的木材，烧之不燃。

性味

甘、大寒、无毒。

主治

1. 肺热咳嗽。用不灰木一两半，玄精石二两，炙甘草半两，贝母一两半，天南星（白矾水煮过）半两，共研细。每服半钱，姜汤送下。

2. 咽喉肿痛，五心烦热。用不灰木（先以牛粪烧红）四两，玄精石（煅红）四两，珍珠一钱，共研细，加糯米少许，做成丸子，如芡子大。每服一丸。服时，用生地黄汁、粟米淘水研化后吞下。每天服两次。

3. 吐泻烦满，气逆腹胀。以不灰木、阳起石（煅起）、阿魏各半两，巴豆（去心）、杏仁（去皮）各二十五个，共研细。加粟米饭，做成丸子，如樱桃大。每服一丸。服时，把丸子穿一孔，在灯上烧到烟尽，再研为末，姜汤送下。

五色石脂

释名

本品质似石而性黏,故名五脂。有青石脂、黄石脂、黑石脂、白石脂、赤石脂等不同的类别,总称为“五色五脂”。

性味

五种石脂都是甘、平、无毒。

主治

1. 大肠寒滑,小便精出。用赤石脂、干姜各一两,胡椒半两,共研为末,略加醋和饭,糊成丸子,如梧子大。每服五十至七十丸,空心服,米汤送下。

2. 赤白痢。用赤石脂末,清水送服一钱。

3. 腹痛冷痢,下白冻如鱼脑。用煅赤石脂、炮干姜,等分为末,加蒸饼少许,做成丸子。服量随年龄不同,一日服三次。

4. 痢后脱肛。用赤石脂、伏龙肝,共研为末,敷搽肛处。另加白矾粉亦可。

5. 反胃。用赤石脂粉,加蜜做成丸子,如梧子大。每服十至二十丸,姜汤送下。服药之前,整吞巴豆仁一枚。

6. 胸中痰饮,反吐不停。用赤石脂一斤,捣碎,筛细。每服一小茶匙,酒送下。以后,逐渐增加至三茶匙。服至一斤,不仅痰饮消失,而且身体转为壮健。

7. 心痛彻背。用赤石脂、干姜、蜀椒各四分,炮附子二分,炮乌头一分,共研为末,蜜调成丸,如梧子大。先服一丸,如痛不止,可增至两三丸。

8. 月经过多。用赤石脂、破故纸各一两,共研为末。每服二钱,米汤送下。

9. 小便失禁。用煅赤石脂、煅牡蛎各三两,盐一两,共研为末。加糊做成丸子,如梧子大。每服十五丸,盐汤送下。

炉甘石

释名

亦名炉先生。

性味

甘、温、无毒。

主治

1. 眼睛突然红肿。用炉甘石(火煅、尿淬)、风火消,等分为末。每次取少许,加清水化匀点眼。

2. 各种翳膜。用炉甘石、青矾、朴硝,等分为末。每次取一小茶匙,化在开水中,等稍冷,即用以洗眼。一天洗三次。

3. 一切目疾。用炉甘石半斤,加锉成小粒的黄连四两,放在瓦罐里,煮两沸。去掉黄连,单取炉甘石研末,加片脑二钱半。共研匀,贮存在小瓦罐中。每次用少许点眼。多次必有效。又方:煅炉甘石一钱,盆硝一钱,共研细。热水泡来洗眼。

4. 目中诸症(视物如五轮八廓)。用炉甘石半斤,煅赤,研细;另取黄连四两,切片煎水浸泡炉甘石粉,澄清后,取粉晒干。用时,每次取这种炉甘石粉三分,加铅粉(二连水浸过后再炒)三分,雄黄粉一分,片脑半分,共研匀,点眼。很有效。

5. 目暗昏花。用炉甘石(火煅,童便淬七次)、代赭石(火煅,醋淬七次)、铅丹(水飞过)各四两,共研细;另取蜂蜜半斤,在铜锅里炼去白沫,加入清水五六碗,熬沸后,投入上述三种药粉,继续用文武火熬成一碗,滴水不散。倾入夹层纸中滤过，收存瓷缸中，随时取出点眼。

6. 两眼烂边，迎风流泪。用炉甘石（火煅，童便淬七次）四两，放在地上出毒三日，研细后点眼。点前用椒汤洗目。临卧点三至四次，次晨，温茶洗去。又方：炉甘石（火煅）一斤，用黄连四两煎的水淬七次。研炉甘石，加片脑少许，点眼。又方：炉甘石、石膏各一钱，海螵蛸三分，共研细，加少量片脑、麝香，点眼。又方：先用黄连一两煎水，加入童便半碗，再煎，又加入朴硝一两，再煎。另取炉甘石二两，火煅后放入先制的煎水中淬过。淬后又煅，煅后又淬，反复七次，研成细末。加密陀僧一两，共研后贮存，用时点眼。

7. 耳流脓汁。用炉甘石、矾石各二钱，胭脂半钱，麝香少许，共研细，吹耳内。

8. 牙齿稀疏。用炉甘石（煅过）、石膏，等分为末，每次用少许搽牙，忌用牙刷。日久，牙渐密。

9. 下疳阴疮。用炉甘石（火煅、醋淬五次）一两，孩儿茶三钱，共研为末，调麻油，敷患处。

10. 阴汗湿痒。用炉甘石一分，蚌粉半分，共研为末，敷患处。

无名异

释名

亦名炉先生。

性味

味甘、平、无毒。

主治

1. 打伤肿痛。用无名异为末,每服少许,酒送下。有散血、消肿、止痛之效。

2. 骨伤骨折。用无名异、甜瓜子各一两,乳香、没药各一钱,共研为末。每服五钱,热酒调服。小儿只服三钱。另用米粥涂纸上,洒上牡蛎(左旋者好)粉裹伤处,外用竹篦夹住。

3. 丹毒。用无名异研末,葱汁调涂。

4. 痔漏。用无名异经炭火煅红后以米醋淬七次,研为细末,化在温水里洗患处;另用棉花裹此药填入疮口中。几次可愈。

5. 天泡疮。用无名异末,水调服。

6. 臁疮。用无名异、铅丹,共研为末,清油调搽。疮太湿,则用药粉干搽。

7. 拳毛倒睫。用无名异粉卷纸内做成捻子,沾油点燃,吹熄后以烟熏两眼。

石钟乳

释名

亦称留公乳、虚中、芦石、鹅管石、夏石、黄砂石。

性味

甘、温、无毒。

主治

1. 一切劳嗽(胸膈痞满,咳嗽不已)。用石钟乳、雄黄、佛耳草、款冬花,等分为末。每用一钱,细烧成烟,以筒吸烟入喉。一天两次。

2. 急喘不停。用钟乳粉五钱,蜡三两,和匀,蒸在饭甑里。蒸熟取出,合成丸子,如梧子大。每服一丸,温开水送下。

3. 吐血损肺。用钟乳粉,每服二钱,糯米汤送下。

4. 冷泻不止。用钟乳粉一两,肉豆蔻(煨过)半两,共研为末,加枣肉(煮肉)做成丸子,如梧子大。每服七十丸,空心服,米汤送下。

5. 乳汁不通(气少血虚,脉涩不行,故乳少)。用钟乳粉二钱,服时以漏芦煎成的浓汤送下。又方:钟乳粉、通草,等分为末,每服一茶匙,米汤送下。一天服三次。

石脑油

释名

亦名石油、石漆、猛火油、雄黄油、硫磺油。

性味

辛、苦、有毒。

主治

小儿惊热、疮癣虫癞等。

石 炭

释名

亦称煤炭、石墨、铁炭、乌金石、焦石。

性味

甘、辛、温、有毒。

主治

1. 刀伤。用石炭捣成粉,敷伤口。疮口太深不能速合者,加滑石。

2. 误吞金银及钱在腹中不下。用石炭(一块,杏核大)、硫磺(一块,皂角子大),共研细,酒送下。

3. 月经不通。用石炭末一钱调汤,送下去油的巴豆三粒,有效。

4. 产后儿枕刺。用石炭(火煅、酒淬,凡七次)、石膏(火煅),等分为末。每服一钱半,粥送下。如痛不止,可再服。

石灰

释名

亦名石垩、垩灰、希灰、煅石、白虎、矿灰。

性味

辛、温、有毒。

主治

1. 中风口。用新石灰，醋炒后，调如泥，涂口侧。口向左歪，涂右边；口向右歪，涂左边。很快即可牵正。

2. 风牙肿痛。用放了两年的陈石灰、细辛，等分为末，搽牙。

3. 虫牙。用石灰和砂糖塞在牙中。

4. 干霍乱（症象是欲吐吐不出，心腹胀痛，烦闷欲死）。用多年的陈石灰，以砂糖、淡醋汤调服二钱。此方名“落盏汤”。

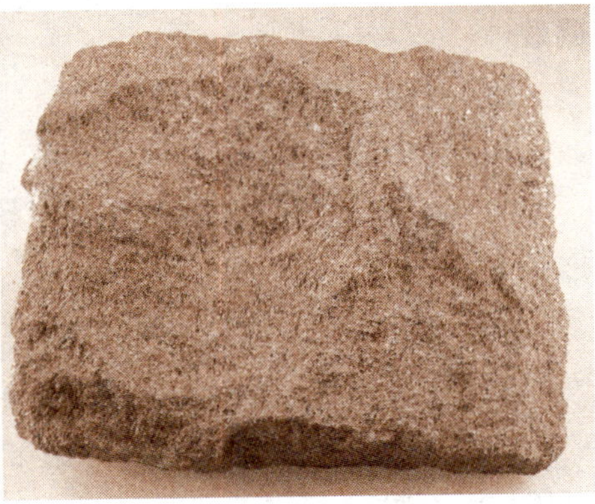

石灰

5. 偏坠气痛。用陈石灰（炒过）、五倍子、山栀子，等分为末，加面粉和醋调敷患处。

6. 白带白淫。用风化石灰一两，白茯苓三两，共研细，加糊成丸，如梧子大。每服二三十丸，空心服，米汤送下。

7. 酒积下痢。用石灰五两，和水成球，外包黄泥，在火里烧煅一天一夜。去泥,研细,加醋和面粉,做成丸子,如梧子大。每服三十丸,空心服,姜汤送下。

8. 十年血痢。用石灰三升,熬黄,溶在一斗水里。等澄清后,每次饮此水一升,一天饮三次。

9. 虚冷脱肛。用石灰烧热,裹在布里,让病人坐在上面,冷了便换,有效。

10. 产后产门不闭,或阴道脱出。用石灰一斗,熬黄,加水二斗,澄清后熏下部。

11. 腹胁积块。用石灰半斤,盛瓦罐里炒至极热,加大黄末一两,炒红取出,再加桂末半两,略烧,加入米醋和成膏子,摊在布上贴患处。内服消块药。

12. 发落不止。用石灰三升,水拌炒焦,泡在三升酒中,每服三合,常令酒气相接,则新发更生。

13. 脸上黑痣。用水调石灰一碗,把完好的糯米若干粒半插石灰中,半露石灰外。过一夜,米色变如玻璃。治疗时,先以针轻拔黑痣,点少许玻璃状米粉在痣上。半天后,痣内有汁水流出,须挑去米粉,痣处两天不沾水,即愈。

14. 疔疮恶肿。用石灰、半夏,等分为末,敷患处。

15. 痰核恶肿(状如瘰疬,红肿发热,有时恶寒)。用石灰火煅为末,和白果肉同捣,贴患处。蜜调亦可。

16. 痄(即腮腺炎,一作痄腮)。用醋调石灰敷肿痛处。

17. 多年恶疮。用陈石灰,研细,加鸡蛋清调成泥,煅过,再研。以姜汁调敷。

18. 丹毒。用醋和石灰涂之。

19. 风疹。治方同上。

20. 痱子。用石灰一两(煅过),蛤粉二两,甘草一两,共研为末,作扑粉扑痱子上。

21. 汤火灼伤。陈石灰粉扑伤处,或加油调涂亦可。

22. 打伤肿痛。用新石灰粉加麻油调搽。

23. 刀伤。用石灰粉敷上,外用布裹,能止痛止血,也好得快。如伤口很深,可稍加滑石粉。

24. 误吞金属物。用石灰加一小块硫磺(如皂角子大),共研细,酒送下。

25. 虫咬伤。用醋调石灰涂搽。

阳起石

释名

亦名羊起名、白石、石生。

性味

咸、微温、无毒。

主治

1. 丹毒肿痒。用阳起石煅后研细，清水调搽。

2. 滑精(元气虚寒，精滑不禁，手足常冷，大便溏泻)。用阳起石煅后研细，加钟乳粉等分，再加酒煮过的附子末，调一点面粉把药合成丸子，如梧子大。每服五十丸，空心服，米汤送下。直至病愈为止。

3. 阳痿阴汗。用阳起石煅后研细，每服二钱，盐酒送下。

慈石

释名

亦名玄石、处石、铁石、吸针石。

性味

辛、寒、无毒。

主治

1. 耳聋。用慈石一小粒，放入病耳内。另耳不病，只放铁沙。病耳渐愈。又方：豆大慈石一粒，加少许穿山甲烧成的灰，用新棉包好塞耳内。口含生铁一小块，觉耳中有风雨声即不聋。

2. 老人虚损（风温，腰肢痹痛）。用慈石三十两，白石英二十两，捶碎，浸入两斗水中，放在露地上。每天取此水煮粥吃。过一年，体质转强。

3. 阳痿。用慈石五斤，研细，淡酒浸半月。每服三合，白天服三次，临睡前服一次。

4. 两眼昏障（眼前现空花，视物成两体）。用慈石（火煅、醋淬七次）二两，丹砂一两，生神曲三两，共研为末。另用神曲末一两煮成糊，加蜜做成丸子，如梧子大。每服二十丸，空心服，米汤送下。此方名“慈朱丸”。

5. 子宫不收。用慈石经酒浸、火煅、研细后，加米糊做成丸子，如梧子大。每晚临睡前，服四十丸，滑石汤送下。次早，服慈石散二钱，米汤送下。慈石散配方是：慈石（酒浸过）半两，铁粉二钱半，当归五钱，共研为末即成。

6. 脱肛。用慈石（火煅、醋淬七次）半两，研细。每服一钱，空心服，米汤送下。

7. 刀伤后出血不止。用慈石粉敷上，能止痛止血。

8. 各种肿毒。用慈石三钱，金银藤四两，铅丹八两，香油一斤，熬成药膏，摊厚纸上贴患处。

代赭石

释名

亦名须丸、血师、土朱、铁朱。

性味

苦、寒、无毒。

主治

1. 哮喘，睡卧不得。用代赭石，研末，米醋调服。宜常服用。

2. 伤寒无汗。用代赭石、干姜，等分为末，热醋调匀搽在两手心上，然后紧握双拳夹在大腿间。盖被静卧，汗出病愈。

3. 急慢惊风（吊眼，撮口，抽筋）。用代赭石（火煅、醋淬十次）研细，水飞后晒干。每服一钱或半钱，真金汤调下。连进三服，如脚胫上出现红斑，即是邪出病愈之证。如始终不现红斑，即无救。

4. 小肠疝气。用代赭石（火煅、醋淬）研细。每服二钱，白开水送下。

5. 吐血、流鼻血。用代赭石一两，火煅、醋淬多次，研细。每服一钱，开水送下。

6. 妇女血崩。用代赭石火煅醋淬七次，研细。每服二钱，开水送下。

7. 眼睛红肿，不能开视。用代赭石二分，石膏一分，研细，清水调匀，敷两眼角和太阳穴。

8. 各种疮疖。用代赭石、铅丹、牛皮胶，等分为末，冲入一碗好酒，等澄清后，取酒服。沉渣敷患处，干了就换。

9. 百合病发（指伤寒病已愈而复发，是一种险症）。用百合七个（劈破），冷水浸一夜;另取代赭石一两,滑石三两,冷水二盅,合煎成一盅。把百合汁加入,再煎成一盅,温服。

禹余粮

释名

亦名白余粮。

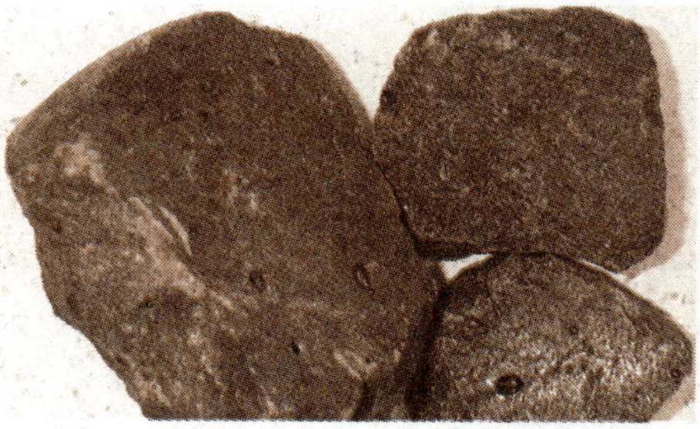

禹余粮

性味

甘、寒、无毒。

主治

1. 大肠咳嗽(每咳便排出粪来)。用赤石脂、禹余粮各一斤,打碎,加水六升,煮成一升。去掉渣滓,分两次服。此方名“赤石脂禹余粮汤”。

2. 肠泻不止。用禹余粮四两(火煅、醋淬),加乌头一两,冷水浸一夜,去皮脐。两药共焙为末。稍滴醋加糊,做成丸子,如梧子大。饭前服五丸,温开水送下。

3. 赤白带。用禹余粮(火煅、醋淬),加干姜等分。如仅有赤带,则干姜减半。两药共研细。每服两茶匙,空心服。

4. 崩中漏下(月经过多,有各种颜色,小肚子痛,不能生育)。用禹余粮、赤石脂、牡蛎,分别煅过,共研细;加乌贼曲、伏龙肝(炒)、桂心,各药等分为末。每服一小茶匙,温酒送下。忌食葱蒜。

5. 大风疠疾(眉发脱落,遍身顽痹)。用禹余粮二斤,白矾一斤,青盐一斤,共研细，装在罐子里，封牢，周围用炭火煅烧自晨至晚约十二小时。特冷却后，研细，埋土中三天。同时，每一两加胡麻（经过九蒸九晒，炒熟）粉三两。每服二钱，荆芥茶送下。一天服两次。

空青

释名

亦名杨梅青。

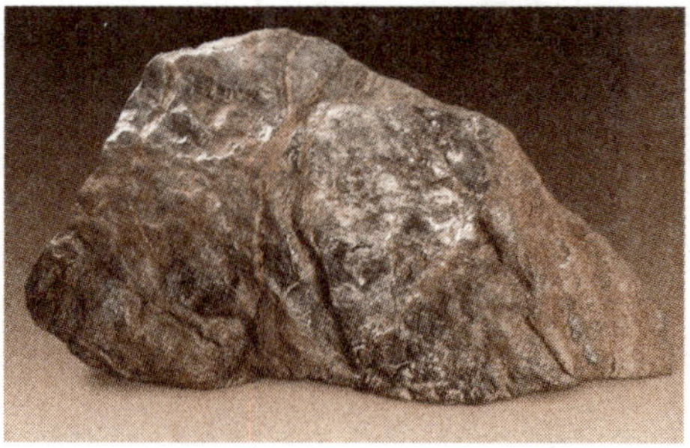

空青

性味

甘、酸、寒、无毒。

主治

1. 眼睛昏花不明。用空青少许，露一夜，次日，点眼。

2. 翳障。用空青、矾石（烧过）各一两，贝子四枚，共研细，每日点眼。又方：空青二钱，蕤仁（去皮）一两，片脑三钱，共研细，每日点眼。

3. 各种目疾（雀目、赤目、青盲、内外障翳、风眼等）。用空青（洗净）、胡黄连（洗）各二钱半，先取槐芽（天未明时乘露采得）适量，装于青竹筒内，悬挂起来，等候干燥。干后研细，取一钱半，与空青、胡黄连共研为末，再加龙脑少许，收存备用。病人每于睡前漱口后，仰头让人吹此药入两鼻内，随即安睡。效果显著。

4. 中风口歪。用豆大的空青一粒含口中，甚见效。

曾青

释名

曾，音层。曾青，即层青。就是成为层状的空青。李时珍说："曾青治目，义同空青。"

性味

酸、小寒、无毒。

主治

1. 风热目疾(眼红或烂，怕太阳光，眼屎多，常流泪，或痒或痛)。用曾青四两，蔓荆子二两，炮姜、防风各一两，共研细，经常以少许吸入鼻中，有效。

2. 耳内恶疮。用曾青五钱，雄黄七钱半，黄芩二钱五分，共研为末，搽疮上。

绿青

释名

亦名石绿、大绿。生于铜矿中。

性味

有小毒。

主治

1. 急惊昏迷。用绿青四两，轻粉一钱，共研细。以生薄荷汁合酒把药灌下。痰吐即愈。

2. 风痰迷闷。用绿青十两，乌头尖、附子尖、蝎尾各七十个，共研为末，加糊做成丸子，如芡子大。每服一丸，薄荷汁合酒送下。吐出痰涎便是见效。

3. 小儿疳疮（肾疳，鼻疳，头疮，耳疮等）。用绿青、白芷，等分为末。先以甘草水洗疮，再搽药。

扁青

释名

亦名石青、大青。即今矿物学上的石青。

性味

甘、平、无毒。

主治

顽痰不化等症，兼有明目、利痰、生精、平肝等功效。

石胆

释名

亦名胆矾、黑石、君石、毕石、铜勒、立制石。

性味

酸、辛、寒、有毒。

主治

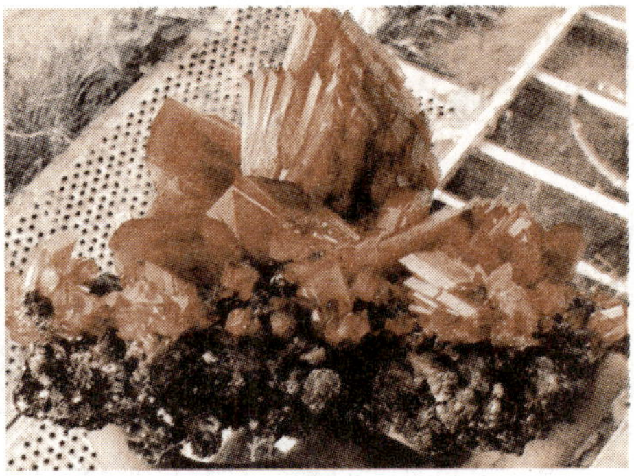
胆矾

1. 风痰。用石胆粉一钱,温醋汤调服。痰涎吐出即愈。小儿用量酌减。

2. 喉痹喉风。用石胆二钱半,白僵蚕(炒过)五钱,共研为末。每次取少许吹喉,痰涎吐尽,风痹自愈。此方名“二圣散”。

3. 口舌生疮。用石胆半两,放在锅内煅红,露一夜,研细。每次取少许搽疮上,吐出酸涎水。如此数次,病愈。

4. 走马牙疳。用红枣一个,去核,填入石胆,包在纸内,煅红。等全冷后,研细敷牙,使涎外出。

5. 赤白癜风。用石胆、牡蛎各半两,共研为末,调醋涂搽。

6. 甲疽肿痛(甲疽是趾甲与肉间的肿痛,常溃烂流脓)。用石胆一两烧至烟尽,研末敷患处。几次即愈。

7. 痔疮热肿。用石胆煅后研细,蜜水调匀搽疮上。

8. 风眼赤烂。用胆矾三钱,烧过,研细,泡热水中每天洗眼。

砒　石

释名

亦名信石、人言。生者名砒黄,炼者名砒霜。

性味

苦、酸、暖、有毒。李时珍认为:辛、酸、大热、有大毒。

主治

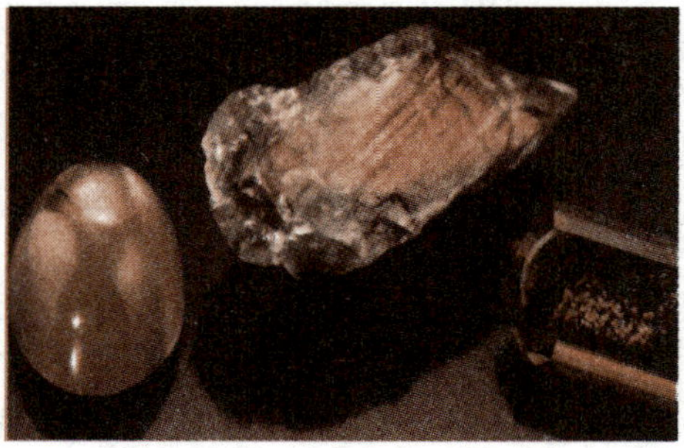
砒石

1. 中风痰壅(四肢不收,昏聩若醉)。用砒霜一粒如绿豆大,研细。先以清水送服少许,再饮热水,大吐即愈。如不吐,可再服。

2. 休息下痢(病一二年不愈,人衰瘦不堪)。用砒霜、铅丹各半两,共投入已熔化的黄蜡中,柳条搅拌,条焦则换,六七条之后,取出做成丸子,如梧子大(小儿服者只做成黍米大)。冷水送下。

3. 疟疾。用砒石一钱,绿豆粉一两,共研为末,加水调成丸子,如绿豆大。铅丹为衣,阴干。发病日,五更起来,以冷水送服五至七丸。又方:砒石(醋煮过)、硫磺、绿豆,等分为末,包成若干个小包,每包分量约一粒豆子大。每服一包,空心服,新汲水上。这是一个很有效的治疟方。

4. 走马牙疳。用砒石、铜绿,等分为末,摊纸上贴患处。极有效。

5. 项上瘰疬。用砒黄研细,加浓墨做成丸子,如梧子大,炒干,收存备用。用时,以针挑破瘰疬,将药半丸贴上。

金星石

释名

金星石,石外有金色麸片;银星石,石外有银色麸片。两者的药效,大体相似。

性味

甘、寒、无毒。

主治

吐血咳血。用金星石、银星石、玄精石、不灰木、阳起石、云母石各等分。取坩锅一个，铺冬月水牛粪一二寸，铺约一层，铺灰二寸，又铺药一层，如此重复铺好，最后盖上灰，加盖封牢。在炭火中煅一天一夜，还要埋在土中一夜，然后去灰留药块，共研细，每药一两，加龙脑、麝香各半钱，阿胶二钱半，炒过。每服一钱，糯米汤送下。一天服三次。

礞石

释名

礞石有青、白二种，以青者为好。打开须有白星点，无星点者不入药。

性味

甘、咸、平、无毒。

主治

1. 湿热痰症。用礞石、焰消各二两，煅过，研细，水飞，晒干。取一两，加酒蒸大黄八两，酒洗黄芩八两，沉得五钱，共研为末。水调成丸子，如梧子大。平常只服一二十丸。如大便结，可增至一二百丸，温开水送下。妊妇和患水泻者忌服。此方名“滚痰丸”。

2. 一切虚冷久积（滑痢，腹有癖块，妇女月经过多而又持久）。用礞石半斤，研细；硝石二两，也研细。共放坩锅内，盖严，炭火煅过，以尽灰二十斤左右为度。冷后取出，再加入赤石脂末二两，滴水为丸，如芡子大。等干后，又放坩埚内以小火煅过,待冷即收存备用。每服一丸至三丸。空心服,温水送下。泻痢日久者,可加至七丸。此方名“金宝神丹”。

3. 急慢惊风。用礞石一两,焰消一两,同煅过,研细。每服半钱至一钱。急惊风痰热者,用薄荷汁和生蜜调匀送下。慢惊风脾虚者,用木香汤和熟蜜调匀送下。此方名“夺名散”。凡痰壅咽喉,命在旦夕者,服此都有效。

花乳石

释名

亦名花蕊石。

性味

酸涩、平、无毒。

主治

1. 五内崩损,大出血。用花乳石,煅过,研细。饭后,以童便一小杯,煎温调服二钱,病重者可至五钱。血止后,宜服独参汤补身体。此方名“花乳石散”,见葛可久《十药神书》。又方:硫磺四两,花乳石一两,共打碎,晒干,装瓦罐中,以泥封口,再焙干,以炭火煅过,冷定后,取出研为细末,收存瓶中备用。此方也叫做“花蕊石散”,见“和剂局方”。治跌打损伤,下死胎,落胞衣,去恶血,都很见效。每服一钱,童便调服。

2. 多年目翳。用花乳石(水飞,焙过)、防风、川芎、甘菊花、白附子、牛蒡子各一两,炙甘草半两,共研为末,每服半钱,茶汤送下。

3. 脚缝出水。用好铅丹加花乳石粉涂敷脚缝。

金牙石

释名

亦名黄牙石。

性味

咸、平、无毒。

主治

虚劳湿冷。缓弱，不能行走。用金牙石、细辛、莽草、防风、地肤子、地黄、附子、茵蓣、续断、蜀椒、蒴根各四两，独活一斤。共药十二味。金牙石捣碎后，单独装在一个小袋子中，其余十一味，切成薄片，合装入一大袋子里。两袋同浸酒内，密封四日。取酒温服，一天服两次。这种药酒叫做“小金牙酒”。

石燕

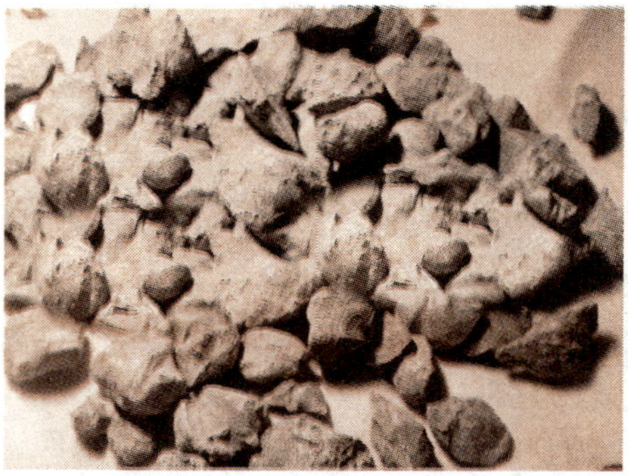
石燕

释名

石燕状如蚬蛤，色如土，坚重如石。

性味

甘、凉、无毒。

主治

1. 伤寒尿涩，小腹胀满。用石燕研细，葱白汤调服半钱。以消胀为度。

2. 久年肠风（指常年泻血）。用石燕磨水常服，不要间断，有效。

3. 多年赤白带下。每日磨石燕取汁取。一枚石燕可用三天。也可以把石燕研末，水沸过，每天取半钱至一钱，米汤送服。

4. 牢牙止痛。用石燕六个，火煅醋淬七次，青盐、乳香各一两，细辛半两，共研细，擦牙。荆芥汤漱口。又方：依上方，但须去掉乳香、细辛，改用麝香。

食盐

释名

亦名鹾。

性味

甘、咸、寒、无毒。

主治

1. 下部蚀疮。将盐炒热，用布包好，令病人坐布袋上。

2. 胸中痰饮，欲吐不出。饮盐开水可促使吐出。

3. 病后两胁胀痛。炒盐熨之。

4. 下痢肛痛。炒盐布包熨患处。

5. 风热牙痛。用槐枝煎成浓汤两碗，加盐一斤煮干，炒后研细。每天用来揩牙，同时用水冲一点来洗眼。

6. 虫牙。用盐半两，皂荚两个，同烧红，研细。每夜临睡前，用来揩牙，一月后可治愈。

7. 齿痛出血。每夜用盐末厚封齿根肉上。等液汁流尽后才睡觉。流汁时，不断敲叩牙齿。如此十夜，齿痛止，血亦停。忌食荤腥。

8. 小舌下垂。用筷子沾盐（或用煅过的盐）点在小舌上，几次即愈。

9. 耳鸣。用盐五升，蒸热，装在袋中，以耳枕之。袋冷则换。

10. 眼常流泪。用盐少许点眼中，冷水洗数次即愈。

11. 翳子蔽眼。用生盐研细，以少许点眼。小儿生翳，亦可用此法治疗。

12. 身上如有虫行。用盐一斗和水一石煎热洗澡，连洗三四次，有效。

13. 蜈蚣咬人,蜂虿叮螫。嚼盐涂伤处或用热盐水浸伤处。

14. 溃痈作痒。用盐抹患处周围,痒即止。

戎盐

释名

亦名胡盐、羌盐、青盐、秃登盐、阴士盐(即现在所称的大青盐)。

性味

咸、寒、无毒。

主治

1. 小便不通。用戎盐一枚,如弹丸大,加茯苓半斤,白术二两,水煎服。

2. 风眼烂脸。用戎盐化水点眼。

3. 痔疮漏疮。用白矾四两、青盐四两,共研为末,装入猪尿脬中,阴干。每服五钱,空心服,温水送下。

卤碱

释名

亦名卤盐、寒石、石碱。从碱地掘取，用作硝皮。

性味

苦、寒、无毒。

主治

1. 风热赤眼，虚肿涩痛。用卤碱一升，青梅二十七个，古钱二十一文，密封于新瓶中，开水煮一顿饭时间，取出静放三天。点眼，一天点三五次。

2. 牙齿腐烂。取上好碱土，热水淋之，去渣留汁，瓦罐熬干。刮下，加麝香少许，研细，搽患处。

玄精石

释名

亦名太乙玄精石、阴精石、玄英石。

性味

咸、温、无毒。

主治

1. 伤寒，头痛壮热，四肢不利。用玄精石、硝石、硫磺各一两，硇砂二两，共研细，装瓷罐里，密封。周围用火烘半天，药色变青紫时即停火。冷后取药以冷水拌匀，放入原罐中阴干。埋在地下半月。最后取出再研细，加面糊成丸子，如鸡头大。病人先洗一个热水澡，然后研碎一丸，艾汤送下。蒙被而卧，汗出见效。此方名“正阳丹”。

2. 肺热咳嗽。方见“不灰木”项下。

3. 冷热霍乱。用玄精石、半夏各一两，硫磺三钱，共研细，加面糊成丸，如梧子大。每服三十丸，米汤送下。

4. 目赤涩痛。用玄精石半两，炎黄一两，共研细。点眼。

5. 舌头呆重，流涎不止，不能饮食。用玄精石二两，牛黄、丹砂、龙脑各一分，共研为末。先用针销稍挑破舌头，放一点血，随即以盐水漱口，然后洒粉在舌上，口水吞下。很有效。

朴　硝（芒硝、马牙硝）

释名

亦名硝石朴、盐硝、皮硝（“硝”原作为“消”）。

性味

苦、寒、无毒。

主治

1. 骨蒸热(即结核病)。用芒硝粉,每服一茶匙。一天服两次。

2. 腹中痞块。用朴硝一两,独蒜一个,大黄末八分,共捣成饼,贴患处,以痞块消除为度。

3. 大小便闭,鼓胀欲死。用芒硝三两,泡在一升开水中,饮下。引起呕吐即愈。

4. 小便不通。用芒硝三钱,茴香酒送下。

5. 两眼红肿。用芒硝粉放在豆腐上蒸化,取汁点眼。

6. 眼睑红烂。芒硝用水蒸,露一夜,过滤。以清液洗眼。虽久患者亦能治。

7. 退翳明目。取芒硝用厚纸包严,放在怀内,贴肉存一百二十天,取出研细,稍加龙脑。点眼。只要瞳孔未破,虽多年翳障,也可以消散。此方名"白龙散"。又方:芒硝十两,溶热水中,滤过。余汁用瓦罐熬干,露一夜。加铅丹(水沸,炒过)一两,麝香半分,再加一点脑子。每日点眼。

8. 牙痛。把皂荚煎成浓汁,加入朴硝煎化。倒在石上,等结成霜后,刮取搽牙。

9. 喉痹肿痛。用朴硝一两,分次细细含咽,有效。或加丹砂一钱亦可。如感气塞不通,加生甘草末二钱半吹入喉部。

10. 口舌生疮。用朴硝含口中。

11. 小儿鹅口疮。用芒硝擦舌,一天擦五次。

12. 豌豆疮(已成红黑色,但尚未成脓)。用猪胆汁和芒硝末涂敷。

13. 指头肿痛。用芒硝煎水浸泡指头。

14. 风疹、漆疮。用芒硝煎水涂拭。

15. 难产。用芒硝末二钱,热童便送下。

16. 死胎不下。治方同上。

玄明粉

释名

亦称白龙粉。为白净朴硝,先与萝卜同煎,后与甘划同煎,再经火煅制成。

性味

辛、甘、冷、无毒。

主治

1. 热阙(指伏热引起的四肢厥冷)。用玄明粉三钱,热童便送下。
2. 伤寒发狂。用玄明粉二钱,丹砂一钱,研细,冷水送服。
3. 鼻血水上。用玄明粉二钱,清水送服。凡脾胃虚冷及阴虚火动者忌服玄明粉。

硝　石

释名

亦名芒硝、苦硝、焰硝、火硝、地霜、生硝、北帝玄珠。

性味

苦、寒、无毒。李时珍认为：应该是辛、苦、大温、无毒。

主治

1. 头痛欲死。以硝石末吹鼻内，即愈。

2. 心腹痛。以硝石、雄黄各一钱，研细。每点少许在眼眶内，即愈。此方名“火龙丹”。

3. 腰腹痛。也用火龙丹。

4. 眼红肿痛。用硝石研细，卧时取黍米大点眼眶内。次早，盐水洗去。

5. 眼目障翳。用硝石一两，熔于铜器中，加水飞过的铅丹二分，片脑二分。点眼。

6. 喉痹。用硝石一两半，白僵蚕一钱，硼砂半两，脑子少许，共研细，吹喉内。

7. 伏暑泻痢，肠风下血。用硝石、硫磺各一两，白矾、滑石各半两，面粉四两，共研细，滴水做成丸子，如梧子大。每服三十至五十丸。清水送下。

8. 五种淋疾（一、劳淋：劳倦虚损，小便不通，小腹急痛。二、血淋：小便不出，只是下血，疼痛满急。三、热淋：小便红热，脐下急痛。四、气淋：小腹满急，尿后常有余滴。五、石淋：尿不能出，只下石砂，小腹胀痛）。用上等硝石一两，研细，每服二钱。劳淋者，用葵子末煎汤送下，通后应服补虚丸散。血淋者，热淋者，都用冷水送下。气淋者，用木通煎汤送下。石淋者，用温水送下，但须先将药末在锅内隔纸炒过。此方名“透格散”。一般小便不通者。也可服透格散，小麦汤送下。

9. 背疽初起（恶寒，背上现疮肿瘾疹）。用硝石三两，溶开水一升中泡化。然后以厚毛巾浸水拧干在患处。巾冷再换。

10. 女劳黑疸（傍晚时便恶寒发热，膀胱急，小腹满，全身发黄，只是额头黑，故称“黑疸”）。用硝石、矾石（烧过），等分为末，每服一茶匙，大麦汁送下。一日服三次。服后，如小便变黄，即为将愈之象。

硇砂

释名

亦名砂、狄盐、北庭砂、气砂、透骨将军。

性味

咸、苦、辛、温、有毒。

主治

1. 肾脏积冷，心腹疼，面青脚冷。用硇砂二两，桃仁一两（去皮）。先以酒一小碗煮硇砂，沸十多次，去掉砂石，加入桃仁泥，慢慢熬成膏，和蒸饼做成丸子，如梧子大。每服二十丸，热酒送下。

2. 积年气块，脐腹疼痛。取木瓜三个，切开去瓤，将醋煮过的硇砂二两装入瓜内，晒在太阳下。到瓜烂时，研匀，加米醋五升煎浓，再加蜜收存。用时以附子末和成丸子，如梧子大。每服一丸，热酒化下。

3. 痃癖症块（症状为心胸绞痛，有积块）。取桑条烧灰，淋去苦汁，晒干。另按硇砂一两和水三两的比例，把硇砂、水、灰拌合起来，使干湿适当，然后放入瓶中。放前，瓶底热灰约半寸，放后，还要将灰填盖好。如此处理完毕，再以文武火煅红。冷定取出，倒药在小竹箕上（箕上先铺好三层纸），用热水淋药，收取滤汁，淋至硇味去尽为止。保持滤汁于热灰中，常令鼓出小鱼眼小泡。待汁干后，再煅一次，取药重研，加粟饭揉成丸子，如绿豆大。每服五丸，空心服，酒送下。

4. 反胃。用硇砂二钱，加水调和，包入荞麦面中，煅焦。冷后，剥取中间湿药。焙干一钱，配槟榔二钱，丁香二个，共研细。每服七厘，烧酒送下。一天服三次，服至病愈为止。愈后吃白粥半月，还要服其他健胃药。

5. 各种痢疾。用硇砂、丹砂各二钱半，研细。另以黄蜡半两，巴豆仁二十一粒（去膜）同在瓦罐内煮透。到豆色变紫时，取其中七粒与硇砂、丹砂共研匀，和熔蜡做成丸子，如绿豆大。每服三丸至九丸，淡姜汤送下。此方名“灵砂丹”。

6. 月经不通，脐腹积聚疼痛。用硇砂一两，皂角五个（去皮和子，锉成末），共研为末。加头醋一大碗熬膏，又放入陈皮末三两。捣细做成丸子，如梧子大。每服五丸，温酒送下。

7. 死胎不下。用硇砂、当归各半两，共研为末。分两次服，温酒调下。

8. 喉痹口噤。用硇砂、芒硝等分，研匀，点喉部。

9. 牙齿肿痛。用老鼠一个，剥去皮后，擦上硇砂。三日后，肉化尽。取骨，瓦上焙干，研细，加入樟脑一钱、蟾蜍二分，每用少许点牙根上，能消肿痛。

10. 眼生胬肉。用杏仁百枚，蒸熟后去皮尖，研捣后取净汁。汁中加硇砂末一钱，水煮化。每日以汁点眼。

11. 鱼骨鲠喉。用硇砂少许，嚼咽可下。

12. 蝎虿叮螫。用水调硇砂涂搽。

13. 疔疮肿毒。用好硇砂、雄黄，等分为末。针刺疮口，挤去恶血后，以豆大的一撮药搽入疮中，外贴纸包好。如有毒气入腹引起呕吐时，可服“护心散”即愈。

蓬砂

释名

亦名鹏砂、盆砂。一作硼砂（李时珍）。

性味

苦、辛、暖、无毒（李时珍认为：甘、微咸、凉、无毒）。

主治

1. 鼻血不止。用硼砂一钱,水冲服立止。

2. 肺痨。用硼砂、硇砂、兔屎,等分为末,加蜜做成丸子,如梧子大。每服七丸。生甘草一分,以水一杯揉汁,送药丸下。

3. 咽喉谷贼(指咽喉为谷物芒刺所伤,引起肿痛)。用硼砂、芒硝,等分为末,取半钱和蜜含咽。

4. 咽喉肿痛。用硼砂、白梅等分,捣成丸子,如芡子大。每次含化一丸。

5. 喉痹、牙疳。用硼砂粉吹痛处。

6. 骨鲠在咽。用硼砂一小块含化咽汁。

7. 胬肉淤突。用硼砂一钱、片脑少许,研细,以灯草蘸药点胬肉上。

石硫磺

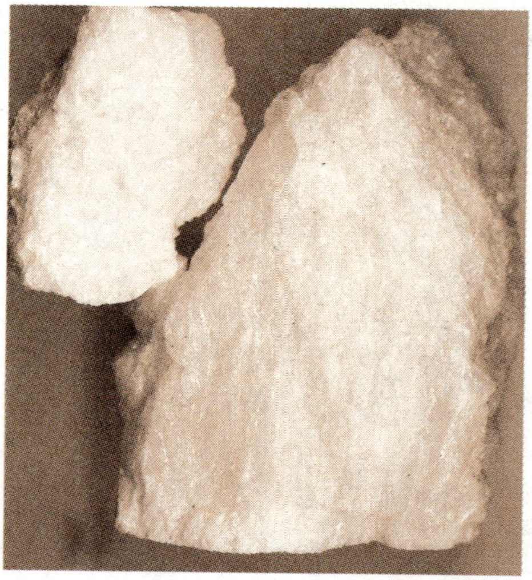

石硫磺

释名

亦称硫磺、黄硇砂、黄牙、阳侯、将军。("磺"原作为"黄")。

性味

酸、温、有毒。

主治

1. 腰膝寒冷无力。用硫磺半斤,放在桑枝灰五斗的淋汁中,煮三沸。假干,以大火煅后研细。另取地坑里清水(穿地约一尺二寸,投水其中,等澄清后取用）和上述的硫磺末在坩埚中熬成膏子。再加米饭揉匀做成丸子，如麻子大。每服十丸，空心服，盐汤送下。

2. 脚气病。用硫磺粉三两，钟乳粉五升，加水煮沸，煎成三升。每服三合。又方：牛乳三升，煎至一升半。取五合，调硫磺粉一两。一次服下，蒙被而卧，须出汁为好，注意避风。如不出汗，再服药一次。隔几天之后，又照此服药。如此几次，可见效。

3. 伤寒阴症（极冷，厥逆烦燥，腹痛脉微）。煎艾汤服硫磺末三钱。安卧，出汗自愈。

4. 积块作痛。用硫磺、硝石、结砂、青皮、陈皮各四两，共研为末，加面糊成丸子，如梧子大。每服三十丸，空心服，米汤送下。

5. 气虚暴泻，日夜二三十次，腹痛不止。用硫磺二两，枯矾半两，共研为末，加蒸饼糊成丸子，丹砂为衣，如梧子大。每服十五至二十丸，温水或盐汤送下。此方名“朝真丹”。暑天可旅行宜备。

6. 霍乱吐泻。用硫磺一两，胡椒五钱，共研为末，加黄蜡一两，熔化调丸，如皂角子大。每服一丸，凉水送下。

7. 脾虚下白（脾胃虚冷，停水停气，凝成白涕下出）。用硫磺一两，炒面粉一分，共研为末，滴水糊成丸子，如梧子大。每服五十丸，米汤送下。

8. 老人时泻时秘，交替出现。用硫磺、半夏（热水泡七次，焙干）等分，研细，与生姜汁、蒸饼合在一起捣匀，做成丸子，如梧子大。每服十五至二十丸，空心服，温酒或姜汤送下。妇女用醋汤送下。

9. 红白痢。用硫磺、蛤粉，等分为末，加糊为丸，如梧子大。每服十五丸，米汤送下。

10. 久疟不止。用硫磺、丹砂，等分为末，每服二钱。发病日清晨服。寒多则硫磺用量加倍，热多则丹砂用量加倍。又方：硫磺、蜡茶，等分为末。每服二钱，冷水送下，发病日清晨服。寒多则增加硫磺用量，热多则增加蜡茶用量。服药二次后可见效。

11. 肾虚头痛。用硫磺一两，加胡粉为末，和饭做成丸子，如梧子大。痛时，以冷水送服五丸。又方：硫磺末、食盐等分，水调生面糊药成丸子，如梧子大。每服五丸，加蒸饼糊成丸子，如梧子大。每服三至五丸。

12. 酒赤鼻。用生硫磺半两、杏仁二钱，水银粉一钱，共研为末，每夜搽鼻。

13. 小儿耳疾。用硫磺末和蜡做成捻子插在耳中。一天换两次。

14. 突然耳聋。用硫磺、雄黄，等分为末，棉花裹着塞耳内，数日可愈。

15. 一切恶疮。用好硫磺三两，荞麦粉二两，共研为末，滴水，捏成饼，晒干收存。临用时,取饼研细,以水调匀敷患处。

16. 疥疮有虫。用油煎鸡蛋和硫磺粉调匀搽疮上。

石硫赤

释名

亦名石亭脂、石硫丹、石硫芝。为硫磺之呈现红色者,功同硫磺。

性味

苦、温、无毒。

主治

1. 赤鼻作痛。用呈紫色的石亭脂(红色者次之,黄色者勿用),研细,冷水调搽患处,半月可愈。

2. 风温脚气。用生石亭脂一两,生川乌头一两,无名异二两,共研为末,葱白捣汁和药做成丸子,如梧子大。每服一钱,空心服,淡茶加生葱送下。

矾石

释名

亦名涅石、羽涅、羽泽；煅枯者名巴石，轻白者名柳絮矾。

性味

酸、寒、无毒。

主治

1. 痰中风。用白矾一两，牙皂角五钱，共研细。每服一钱，温开水送下。

2. 胸胃积痰（头痛，不思饮食）。矾石一两，入水二升中煮成一升，加蜜半合。频频取饮，不久即大吐积痰。如不吐，可喝一点开水引吐。

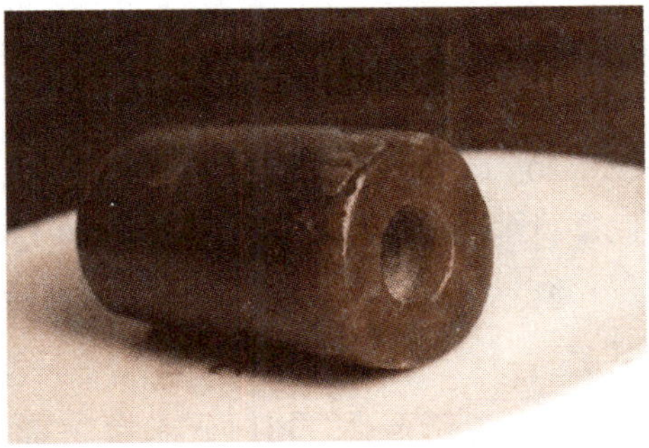

矾石

3. 风痰病。用生白矾一两，细茶五钱，共研为末。和蜜成丸，如梧子大。小儿一岁吃十丸，大人可吃五十丸。久服，痰自大便排出，病根可断。此方名“化痰丸”。

4. 牙关紧闭不开。用白矾、食盐等分，研细，搽牙，涎出自开。

5. 喉痈乳蛾。用白矾三钱，放锅中加水熔化，投入劈开的巴豆三粒，在火上煎干。去豆，研矾为末，点患处，病重得以醋调灌之。此方名“济生帐带散”，亦名“通箍散”。

6. 咽喉谷贼肿痛。用生白矾末点肿处，吐涎。以有痒感为度。

7. 小舌垂长，咽中烦闷。用白矾（烧灰）、食盐等分，研细。筷子蘸药频点小舌上，涎水流出，小舌即渐复位。

8. 牙齿肿痛。用白矾一两，烧成灰，蜂房一两，微炙。每用二钱，水煎含漱，去涎。

9. 齿龈出血不止。用白矾一两，加在水三升中煮成一升，含漱。

10. 口舌生疮。用白矾、铅丹（水飞，炒过）等分，研细，搽患处。

11. 小儿鹅口疮（满口白烂）。用枯矾（煅过的白矾）一钱，丹砂二分，共研为末，每次以少许敷患处。一天三次，有效。

12. 鼻血不止。用枯矾末吹鼻内。

13. 鼻中息肉。用白矾烧成末，和猪油、棉花裹好，塞鼻孔中。几天后，息肉脱落。又方：白矾一两，蓖麻仁七个，盐梅肉五个，麝香少许，捣匀，捏成丸子，用棉花裹着塞鼻内，息肉自下。

14. 双目红肿。用甘草水磨白矾，敷眼泡上，或用枯矾频搽眉心。

15. 烂眼睑。用煅白矾一两，铜青三钱，共研为末，泡开水中，澄清后以水洗眼。

16. 聤耳出汁。用枯矾粉一两，铅丹粉（炒）一钱，和匀，每日吹入耳中。

17. 风温膝痛。用白矾烧过，研细。取一汤匙矾粉投沸水中，淋洗痛处。

18. 黄肿、水肿。用白矾二两，青矾一两，白面粉半斤，同炒红；另用醋煮米粉成糊，和药为丸。每服三十丸，枣汤送下。此方名“推车丸”。

19. 女劳黄疸。方见“硝石”条。

20. 妇女白沃（月经不调，子宫坚硬，常从阴道中流出白色污物）。用杏仁同烧过的白矾调匀，加蜜成丸，枣核大，塞阴道中。一天换药一次。

21. 遗尿。用枯矾、牡蛎粉，等分为末，每服一小匙，温酒送下。一天服三次。

22. 二便不通。用白矾末填满脐中，滴入冷水，如觉冷透腹内，二便自通。如脐平不能填药时，周围用纸圈隔起来。

23. 上吐下泻。用枯矾末一钱，百沸汤调下。

24. 伏暑泄泻。用白矾煅为末，醋糊成丸，按年龄大小取适当分量，木瓜汤送下。此方名“玉华丹”。

25. 老人泄泻不止。用枯矾一两，诃黎勒（煨过）七钱半，共研为末。每服二钱，米汤送下。

26. 赤白痢。用白矾（水飞）和面粉（醋飞）做成丸子，如梧子大。赤痢，以甘草汤送下。

27. 反胃呕吐。用白矾、硫磺各二两，烧过，加丹砂一分，共研为末，面糊成丸，如小豆大。每服十五丸，姜汤送下。又方：枯矾三两，加蒸饼糊成丸子，如梧子大每服十五丸，空心服，米汤送下。

28. 化痰止嗽。用明矾二两，生参末一两，苦醋二升，熬成膏子。等稍干，做成丸子，如豌豆大。每次取一丸放在舌头下面，痰消嗽止。又方：只用明矾末，加醋、糊，做成丸子，如梧子大。每睡时服二三十丸，茶送下。又方：明矾半烧半生，山栀子炒黑，等分为末，姜汁糊为丸，服法同上方。又方：白矾、茶叶，等分为末糊成丸子，服法亦同上方。

29. 刀伤。用白矾、铅丹，等分为末，敷伤处。

30. 漆疮作痒。用白矾煎汤洗擦。

31. 牛皮癣。用石榴皮蘸白矾粉搽抹。切勿用醋。

32. 小儿风疹。用白矾烧过投热酒中，蘸酒涂疹。

33. 脸上身上长瘊子。用白矾、地肤子等分，煎水，经常洗擦。

34. 鱼口疮。用枯矾研细，调面敷上。

35. 趾甲疮（趾甲嵌入肉中作疮，不能穿鞋）。用白矾烧灰涂在疮上，好肉慢慢生出。嵌到肉里的趾甲，要小心剥去。

36. 鸡眼肉刺。用枯矾、铅丹、朴硝，等分为末，搽患处。次日洗脚两三次。

37. 疔疮肿毒。用白矾末五钱，和煨熟的葱白，捣成丸子，如梧子大。每服二钱五分，酒送下。无效，可再用。久病的人和妊妇，忌用此药。

38. 痈疽肿毒。用好白矾一两，生研，调在七钱熔化了的黄蜡中，和成丸子，如梧子大。每服十丸，逐渐加至二十丸，熟水送下。此方名"黄矾丸"，亦名"蜡矾丸"。不仅能止痛生肌，还能防毒气内攻。

39. 交接劳复（房事之后，突发病，阴囊肿大，丸缩入，腹痛难忍）。用白矾一分，硝石三分，大麦粥送服。一天服三次。

绿矾

释名

亦名皂矾、青矾。煅红者名绛矾或矾红。

性味

酸、凉、无毒。

主治

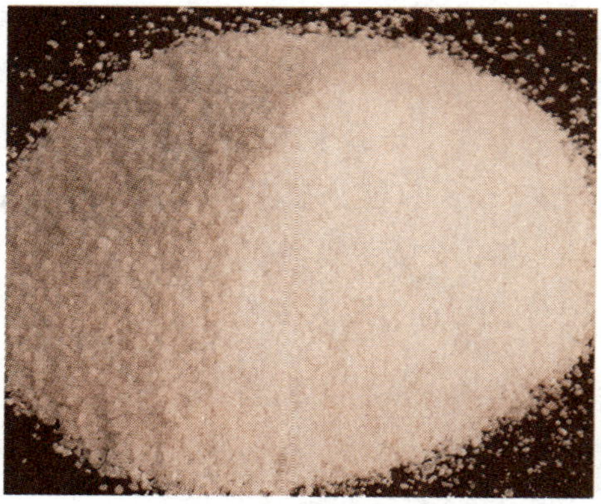
绿矾

1. 脾弱黄肿。用苍术二斤(淘米水泡两夜)、黄酒曲四两,同炒成赤色,加绿矾一斤,拌醋,晒干,装入瓶中火煅,取出研细,再加醋和糊成做成丸子,如梧子大,每服三四十丸,好酒或米汤送下。一天服二至三次。此方名"伐木丸"。与平胃散同用,亦治肝气胀满。

2. 喉风肿闭。用绿矾一斤,拌入醋三斤中,晒干,研末吹喉部。痰涎流出后,以良姜末少许,放在茶内漱口咽下。

3. 眼睛红烂。用红枣五个,去核,填入绿矾,火上煨熟,加水两碗,桃柳心各七个,一起煎浓。每取少许点眼。

4. 疟疾呕吐(少阴疟)。用绿矾一钱,干姜泡过,加姜制半夏半两,共研为末,每服半钱。发病日清晨服,醋汤送下。

5. 大便不通。用绿矾一钱,巴霜二个,同研细,放入鸡蛋内搅匀。封好蛋壳破口，湿纸包旧，煨熟，同酒吃下。

6. 大便下血多年。用绿矾四两，入砂锅内，封牢，煅红，取出加青盐、生硫磺各一两，研匀，再入锅中封煅一次。冷定加熟附子末一两，共研细，以粟米粥做成丸子，如梧子大。每服三十丸，空心服，米汤或温酒送下。

7. 妇女血崩。用绿矾二两，水银粉一钱，共研细，滴水做成丸子，如梧子大。每服二三十丸，新汲水送下。

8. 腹中食积。用绿矾二两，研细，加醋一大碗，在瓷器内熬煮，以柳条搅成膏，再加赤脚乌一两，研成丸子，如绿豆大。每服五丸，空心服，温酒送下。

9. 走马疳疮（即走马牙疳。病处流动，速如走马，侵蚀口鼻，穿透骨腮，全齿剥落，出血流脓）。把绿矾放入锅中，用炭火煅红，加醋拌匀，如此三次，研细，再放入少许麝香，调匀后敷患处。用药前以温水把口漱净。

10. 白秃头疮。用绿矾和楝树子炼研涂搽。

11. 小儿头疮。用煅绿矾一两，淡豉一两（炒黑），腻粉二钱，研匀搽疮上。搽前用桑木灰淋汤洗净头部。

12. 耳生烂疮。用枣子去核，填入绿矾，火煅后研细，香油调敷。

13. 汤火伤。用凉水冲绿矾粉浇伤处，痛立止，肿亦消。

14. 癣疮作痒。用螺蛳十四个，槿树皮末一两，蒸熟，加入绿矾（煅过）三钱，一起捣匀，搽患处。

15. 小儿疳虫病（病人喜食土和某些生物）。用绿矾研细，加猪胆汁调成丸子，如绿豆大，每服五至七丸，米汤送下。

16. 甲疽（剪趾甲时误伤肌肉，或趾甲长入肉内，都能形成疮肿，流黄水，烂五趾，痛如火烧）。用绿矾五两，煅到汁尽，研细收存。先以盐水洗疮，后以矾粉厚敷疮上。每到如此洗敷，十日可治好。

凝水石

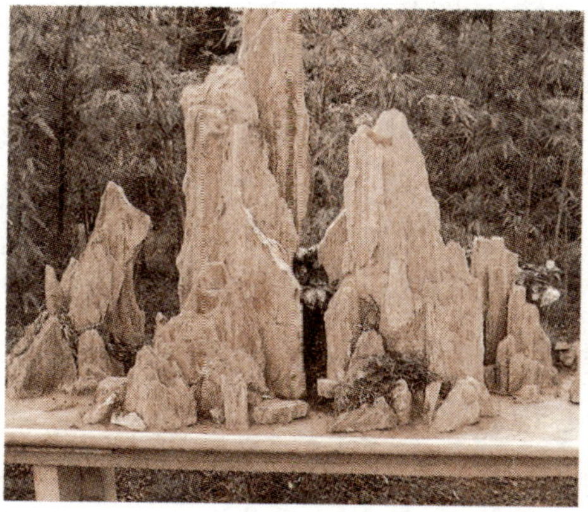

凝水石

释名

亦名卤盐、寒石、石碱。从碱地掘取,用作硝皮。

性味

辛、寒、无毒。

主治

1. 男女转脬,小便困难。用寒水石(此处指凝水石)二两、滑石一两、葵子一合,共研为末,加水一斗,煮成五升。每服一升。

2. 牙龈出血,有洞。用凝水石粉三两,丹砂二钱,甘草、脑子各少许,共研为末,干敷。

3. 汤火灼伤。用凝水石烧过,研细,敷伤处。

4. 小儿丹毒(皮肤热赤)。用凝水石半两、白土一分,共研为末,米醋调涂。